Nina Riggs • Die Helle Stunde

NINA RIGGS

Die Helle Stunde

Ein Buch vom Leben und Sterben

Aus dem Amerikanischen von
Antoinette Gittinger und Gabriele Würdinger

btb

Für meine Jungs: John, Freddy und Benny
und
in Gedenken an meine Mom Janet Angela Riggs,
1947–2015

Ich bin euphorisch über die feucht-warme, funkelnde, knospende und wohlklingende Stunde, welche die engen Wände meiner Seele niederreißt und sich pulsierend bis zum Horizont ausdehnt. Das ist der Morgen; in dieser hellen, leuchtenden Stunde aufzuhören, Gefangener dieses kränklichen Körpers zu sein und so groß zu werden wie die Welt.

Ralph Waldo Emerson, 1838

Prolog: Fahrradfahren

»Sterben ist nicht das Ende der Welt«, scherzte meine Mom gern, nachdem sie erfahren hatte, dass sie todkrank war. Mir war erst überhaupt nicht klar, was sie damit meinte. Doch dann kam der Tag – einige Monate nach ihrem Tod –, als ich mit 38 Jahren erfuhr, dass mein Brustkrebs Metastasen gebildet hatte und nicht mehr heilbar war. Da verstand ich: Es gibt so vieles, das schlimmer ist als der Tod: Verbitterung, ein fehlendes Selbstbewusstsein, Verstopfung oder der Ausdruck auf dem Gesicht meines Mannes, wenn er den Inhalt meines Drainagebeutels in einen Messbecher füllt.

Es ist Sonntagvormittag. Die Sonne taucht unsere Körper in ihr warmes Licht, mein Mann John und ich sind draußen vor unserem Haus auf dem Gehsteig, um unserem Jüngsten das Fahrradfahren beizubringen.

»Nicht loslassen!«, brüllt Benny.

»Aber du kannst es, du kannst es«, rufe ich, während ich neben ihm her renne. Ich halte ihn hinten am Fahrradsattel und merke, dass er schon viel sicherer geworden ist. »Du fährst ja jetzt schon alleine.«

»Aber ich bin noch nicht so weit!«, kreischt er.

Freddy, unserem älteren Sohn, mussten wir das Fahrradfahren nicht beibringen. Eines Tages flehte er uns an, endlich die Stützräder abzumontieren, und kurz darauf drehte er seine ersten Runden rund um den Garten. Nicht aber Benny.

Wenn es nach ihm ginge, dürften wir ihn niemals loslassen.

»Hältst du mich auch fest?«, fragt er mich die ganze Zeit.

Die Wochenendluft ist wie Medizin für mich, und ich merke, wie meine Kräfte langsam zurückkehren: Eine monatelange Chemotherapie liegt hinter mir, und die sechswöchige Bestrahlung ist fast geschafft. Wir steuern auf das etwa 50 Meter entfernte Stoppschild an der Ecke zu, der Weg ist leicht abschüssig.

»Fest treten«, sagt John, »nach vorne schauen und den Lenker gerade halten.«

Ein junges Paar mit Hund wechselt die Straßenseite, um uns Platz zu machen. Die beiden lächeln Benny an. Ich lächle zurück und versuche, Johns Blick aufzufangen. Jetzt ist Benny gleich so weit. Ich schaue nicht nach unten, sondern nach vorne.

Dann bleibe ich mit der Fußspitze hängen und stolpere über eine Fuge im Gehweg.

Das ist der Moment, in dem etwas tief in meinem Inneren zerbirst. Benny hört mich schreien und fährt alleine weiter. Ich kann mich nicht halten, John fängt mich auf. Der Schmerz umfängt mich in einer ganz neuen Dimension. Doch ich sehe auch, wie Benny seine Schlingerfahrt fortsetzt und immer weiter fährt.

»Es tut mir leid, Mom! Ist alles okay bei dir?«, brüllt er über seine Schulter. »Guck mal, ich fahre immer noch!«

Da ist mir klar: Diese schöne, pulsierende, lebendige Welt dreht sich immer weiter und weiter.

Am nächsten Tag bin ich im Krankenhaus für ein MRT. Das Gerät gibt Geräusche von sich, die an eine Alien-Punkband erinnern. Ich muss an einen Radiobericht denken. Ein Unternehmen in Südkorea hat sich eine außergewöhnliche Übung einfallen lassen, um die Teamfähigkeit und Arbeitsmoral seiner Mitarbeiter zu verbessern. Die Angestellten sitzen in lange Gewänder gekleidet an Schreibpulten. Sie müssen einen Abschiedsbrief an ihre Liebsten verfassen. Schluchzen und hemmungsloses Heulen sind erlaubt. Neben jedem Schreibpult befindet sich eine große hölzerne Truhe. Doch es ist keine gewöhnliche Truhe, sondern ein Sarg.

Wenn die Angestellten ihren Brief geschrieben haben, legen sie sich in den Sarg. Eine weitere Person, die den Part des Todesengels übernimmt, nagelt den Sargdeckel fest. Ungefähr zehn Minuten lang liegen sie in ihren Särgen und versuchen, sich möglichst ruhig zu halten. Dahinter steckt die Idee, dass sich ihnen durch die Auferstehung nach ihrem vermeintlichen Begräbnis eine völlig neue Perspektive eröffnet, die es ihnen ermöglicht, mit mehr Leidenschaft ans Werk zu gehen und ihrem Leben einen höheren Wert beizumessen.

Um mich herum andere Patienten, nur mit Krankenhauskitteln bekleidet, die flach auf dem Rücken liegend, in enge, laute Röhren gepresst werden. Und weitere Patienten, die zwischen den dunklen Kellerräumen hin- und hergeschoben werden.

Wir üben schon einmal, denke ich. Während die Maschine eine Stunde lang scheppert und summt, werde ich zum Engel der Stille.

Vergiss den Engel des Todes, sage ich mir. Das Kontrastmittel brutzelt in meinen Venen, und ein anderer Engel, der blecherne Engel des MRT, vor dem mich der Radiologieassistent gewarnt hat, kommt mir gefährlich nahe, schafft es aber nicht, mich zu berühren. Als das Geräusch endlich verstummt, höre ich eine andere Maschine im Nebenraum: EIN-ATMEN. ATEM ANHALTEN. WEITERATMEN.

Im MRT-Kontrollraum strahlt mir ein Bild aus der Dunkelheit entgegen: ein Tumor, der meine Wirbelsäule zerfrisst. Die Ärzte bezeichnen die Fraktur als pathologisch, da ihr eine andere Erkrankung zugrunde liegt. Es ist das MRT, das zeigt, dass der Krebs in meine Knochen gestreut hat. Es ist das MRT, nach dem klar ist, dass ich noch 18 bis 36 Monate zu leben habe.

Eine halbe Stunde später liege ich in einem durch einen Vorhang abgetrennten Krankenabteil. Eine junge Radioonkologin drückt meine Hand, tätschelt meine Glatze und erklärt mir unter Tränen, dass die Schmerzen, die ich bereits seit zwei Monaten verspüre, und die man fälschlicherweise auf meine durch die Chemotherapie geschwächte Rumpfmuskulatur zurückgeführt hat, von einem weiteren Krebs kommen, den ich nicht mehr besiegen kann.

STADIUM EINS

1. *Ein kleiner Punkt*

Der Anruf erreicht mich, als John auf einer Konferenz in New Orleans ist. Gesprenkelte Lichtstrahlen fallen schwach in unser Schlafzimmer, draußen klammern sich die letzten Blätter zitternd an die Äste der Weiden-Eiche. Noch lassen sie nicht los, aber bald. Ich falte rasch noch einen Schwung Wäsche. Die Heizungsrohre scheppern. Der Hund kratzt sich träge am Vorderbein. Das neue Jahr hängt wie ein Fragezeichen in der Luft. Da klingelt das Telefon auf dem Bett.

Es ist fast Mittag, die Kinder sind in der Schule. Wahrscheinlich stellen sie sich gerade in Zweierreihen auf, um in die Pause zu gehen, während sich ihre Finger wie kleine Forscher den Weg in ihre Handschuhe bahnen.

Brustkrebs, sagt der Pathologe, der die Biopsie durchgeführt hat. *Ein kleiner Punkt*. Ein kleiner Punkt. Genau diese Worte wiederhole ich gegenüber John, der kurz seine Sitzung verlässt, als er meine Textnachricht liest. Ich wiederhole sie gegenüber meiner Mom, die antwortet: »Das ist nicht dein Ernst, nicht du, nicht jetzt schon!«

Ich wiederhole sie gegenüber meinem Dad, der mir Hühnersuppe vorbeibringt. Ich wiederhole sie gegenüber meiner besten Freundin Tita, und sie wiederholt sie mir gegenüber, als wir auf der Couch sitzen und wie besessen jedes einzelne Wort des Pathologen analysieren. Ich wiederhole sie beim Zähneputzen, beim Abholen der Kinder, beim Öffnen meines BHs, beim Einschlafen, im Supermarkt, und als ich in dieser engen, lärmenden Höhle von MRT liege, während sich die Ärzte das Ding genauer anschauen. *Ein kleiner Punkt.*

Es wird zu einem Mantra, einer Parole. Ein kleiner Punkt ist greifbar. Ein kleiner Punkt ist ein Lebensjahr. Niemand stirbt an einem kleinen Punkt.

»Oh, Brustkrebs«, höre ich meine Großtante sagen, bevor sie mit 93 an Herzversagen starb. »Das hatte ich in den siebziger Jahren auch mal.«

2. *Eine dunkle Zukunft*

Eine warme Nacht, einige Wochen vor dem Anruf: John und ich trinken ein Glas Whisky auf unserer Veranda und beobachten, wie die Sonne untergeht – sie taucht uns und die ganze Welt in Orange, um dann hinter dem Dach unseres Nachbarn gegenüber unterzugehen. Er sitzt draußen auf seiner Schaukel – der emeritierte Professor, der sich nicht mehr an den Namen seines Hundes erinnern kann. Seine Frau huscht am Küchenfenster vorbei, und er nickt uns zu. Alles, was er vom Himmel sieht, ist die Dunkelheit, die langsam hereinbricht.

Eine dunkle Zukunft – das habe ich unseren Kindern prophezeit, sollten sie aufstehen und uns nach draußen folgen.

3. Das Punnett-Quadrat

»Mein Großvater väterlicherseits hatte Brustkrebs.«

Jeder, der meine Krankengeschichte dokumentiert, schaut spätestens bei diesem Satz erstaunt auf. »Er hatte eine radikale Mastektomie in den siebziger Jahren, wie seine Schwester auch – sie starb mit Mitte fünfzig. Ebenso eine seiner Nichten. Und seine Tochter – meine Tante.«

Ich sitze in der Beratungsstelle für Humangenetik, und die Ärztin skizziert mit Feuereifer meinen Stammbaum auf ein Blatt Papier. Ich sehe viele Vierecke und Kreise, die Krebsopfer sind mit einem großen X gekennzeichnet. Es sind viele X.

Mütterlicherseits: Beide Großeltern hatten Krebs, allerdings keinen Brustkrebs. Meine Tante, die Schwester meiner Mom, erkrankte jung an Hautkrebs. Und nicht einmal sechs Monate nach dem Gespräch in der Beratungsstelle wird meine Mom an einem Multiplen Myelom, einer Art Blutkrebs, sterben.

Während die Ärztin ihre Grafiken zeichnet, erinnere ich mich an eine ganz ähnliche Darstellung aus dem Biologieunterricht in der siebten Klasse, das Punnett-Quadrat: ein wenig wie ein Blick in die Kristallkugel, besser als diese Quija-Bretter oder »Himmel und Hölle« – ein Blick in die Zukunft, und das in einer empfindlichen Lebensphase, in der das Erwachsenwerden in greifbare Nähe rückt und zugleich unerreichbar erscheint. Man sucht sich einen x-beliebigen Jungen aus der Klasse aus und kann damit voraussagen, ob die Kinder, die man mit ihm haben würde, braune oder blaue Augen bekommen. Oder eben Krebs – zumindest, wenn es nach dem Diagramm der Ärztin in der Beratungsstelle geht.

Nach dem Punnett-Quadrat bekämen zwei meiner Mitschüler, Mike Henninger und Christina Stapelton, zu einhundert Prozent ein blauäugiges Baby. Für eine Siebtklässlerin ein überaus aufregender Gedanke: Zukünftiges schien bereits festgelegt zu sein. Es gab Gewissheit – gesetzt den Fall, dass Christina und Mike sich ineinander verliebten. Und sie zusammen Kinder haben wollten. Und Christina schwanger würde. Und dieses Baby wohlbehalten auf die Welt käme.

Väterlicherseits: Seine ältere Schwester ist Trägerin einer BRCA2-Mutation, das sogenannte Brustkrebsgen. Nachdem sie ihre Diagnose in den 1990er Jahren bekommen hatte, war sie die Erste von uns, die getestet wurde. Ihre Tochter, die bislang nicht an Krebs erkrankt ist, hat die Genmutation ebenfalls, genauso wie mindestens einer der noch lebenden Brüder meines Dads.

Wie sich herausstellt, liegt bei mir keine Mutation vor. Zwar habe ich eben mit 37 Jahren die Diagnose Brustkrebs bekommen, doch das Brustkrebsgen habe ich nicht.

»Ich lasse Ihnen eine Studie zu diesem Thema zukommen«, verspricht mir die Ärztin. »Die Forschungsergebnisse könnten angesichts Ihrer Situation interessant sein.«

Wissenschaftler haben herausgefunden, dass in Familien, in denen die Brustkrebsgene BRCA1 oder BRCA2 vorliegen, auch Familienmitglieder ohne eine dieser Genmutationen ein höheres Risiko haben, zu erkranken.

»Letzten Endes bedeutet das, dass es einige Gene gibt, die wir noch nicht erfolgreich identifiziert haben«, erklärt mir die Ärztin. »Wir sehen noch nicht das ganze Bild, sondern einen Teil davon.« Sicher ist offenbar nur: Es gibt unendlich vieles, worüber wir uns nicht sicher sind.

Heute gehen wir davon aus, dass etwa elf Prozent der Brustkrebserkrankungen genetisch bedingt sind, was bedeutet, dass uns die restlichen 89 Prozent so zufällig wie der Blitz treffen.

Mein Großvater, derjenige mit Brustkrebs, starb zwei Jahre nach meiner Großmutter. Ich war damals sieben Jahre alt. Beide starben an Krebs. Bei ihm hatte vielleicht der Brustkrebs gestreut, vielleicht war es auch etwas ganz anderes. Wir wissen es nicht genau – es war zu Beginn der 1980er Jahre.

»Hast du mal die Narben von seiner Mastektomie zu Gesicht bekommen?«, fragt mich einer meiner Onkel, nachdem ich meine Diagnose erhalten habe.

Ich habe sie tatsächlich einmal gesehen, auch wenn ich damals dachte, dass er sie sich im Krieg zugezogen hätte. Ich war damals fünf oder sechs Jahre alt, und wir waren am felsigen Strand unterhalb unseres Ferienhauses auf Cape Cod. Sachem, das Pferd meiner Großmutter, steckte mit dem Huf zwischen zwei großen Steinen fest. Beim Versuch, sich selbst zu befreien, brach er sich das Bein und musste erschossen werden. Da sein Kadaver zu schwer war, um abtransportiert zu werden, sollte Sachem unter einem Berg von Felsen begraben werden, der in schweißtreibender Arbeit errichtet wurde und höher war als ich.

Großvater hatte den für unsere Familie typischen Körperbau: mager, kräftig und zäh – doch sein Oberkörper wirkte völlig fremdartig: sein Brustkorb, deformiert, ausgehöhlt wie eine hölzerne Barke und überzogen von verschlungenem Narbengewebe.

Ich erinnere mich, dass ich damals dachte, *Erwachsene sind voller Überraschungen. Wie werde ich wohl als Erwachsener sein?*

Jahre später fanden wir Sachems Gebeine an einer etwas entlegenen Stelle wieder, wo das felsige Steilufer in eine wild bewachsene Bucht ausläuft – abgeschliffen, ausgebleicht und so riesig, dass mir zunächst der Gedanke durch den Kopf schoss, sie gehörten einem prähistorischen Ungetüm. Ein Knochen liegt nun auf dem Tisch am Kaminsims, gleich neben dem furchteinflößenden Kiefer eines Blaufischs, der alten Haut einer Königsnatter, einer Sammlung von brüchigen Wellhornschneckenhäusern sowie zwei hölzernen Gedenktafeln, in welche die Daten meines Großvaters geritzt sind.

Manchen Dingen ist es vorbestimmt, immer und immer wieder zu uns zurückzukommen.

4. Nichts Gutes

»Ich kann es den Jungs nicht sagen, bevor ich es nicht selbst begriffen habe«, sage ich zu meiner Mom, einen Tag nach der Diagnose. Freddy ist gerade acht geworden, Benny ist fünf.

»Okay«, antwortet sie, »aber bedenke, dass es den perfekten Zeitpunkt nicht gibt.«

Acht Jahre zuvor, als meine Mom gerade erfahren hatte, dass sie an einem Multiplen Myelom litt und mich von der Arztpraxis aus anrief, saß ich auf der Bettkante und war dabei, mein zwei Wochen altes Baby zu stillen.

Ich erinnere mich noch genau an ihre Worte: »Verdammt noch mal, ich bin so wütend, dass das passiert.«

Ich weinte nicht. Ich sagte ihr, sie solle sich keine Sorgen machen und jetzt erst einmal vorsichtig nach Hause fahren. Ich versprach ihr, dass ich meinen Bruder Charlie, der in einer anderen Stadt aufs College ging, anrufen würde. Doch als ich ihm die schlechte Nachricht überbringen wollte, bekam ich kaum ein Wort heraus.

»Was soll das heißen?«, fragte mich Charlie immer wieder.

»Nichts Gutes«, war alles, was ich herausbrachte.

Glücklicherweise hat er es nach wenigen Nachfragen verstanden. Es dauerte eine ganze Weile, bis ich wieder aufstehen konnte. Mein Baby lag satt getrunken auf meinem Schoß. Sein Strampelanzug war völlig durchnässt.

5. *www.heyninariggsalleswirdgut.com*

Am Montag nach der Diagnose haben die Kinder keine Schule. John nimmt sich den Tag frei und macht mit ihnen einen Ausflug, damit ich die Information langsam sacken lassen kann. Ich liege auf dem Bett und versuche mir vorzustellen, krank zu sein. *Worüber denken Kranke nach? Wie merkt man, dass man krank ist?*

Ich bin erstaunt über die ungewohnte Ruhe, die sich in den letzten Tagen über mich gelegt hat – seit der Arzt am Telefon das Wort *Krebs* ausgesprochen hat. Während ich den Schrecken in Johns Augen aufflackern sah, fühlte ich mich irgendwie erleichtert. *Jetzt ist sie passiert*, denke ich die ganze Zeit, *die schreckliche Sache. So fühlt sich die schreckliche Sache also an.* Irgendwo in meiner Brust hat sich ein beschaulicher, ruhiger Raum geöffnet, ein kleiner tiefer Teich, mitten im Dickicht.

Mein altes Ich – selbst die Nina Riggs, die ich noch vor einer Woche war – hätte schon längst Dr. Google zum Thema Sterberaten bei Brustkrebs befragt. In den letzten zehn Jahren habe ich mindestens hundert Forschungsprojekte zu verschiedenen Horrorszenarien durchgeführt – meistens Schicksalsschläge, die meine armen Kinder ereilen könnten: die Wahrscheinlichkeit, am Biss eines tollwütigen Tieres zu sterben, die Wahrscheinlichkeit, an grünlichem Durchfall zu sterben, die Wahrscheinlichkeit, an zu großen Ohrläppchen zu sterben, die Wahrscheinlichkeit, durch den Verzehr von Spielplatzmulch oder eine unnatürlich große Begeisterung für Deckenventilatoren und kleine Kätzchen zu sterben.

Ich erinnere mich, dass ich einmal gelesen habe, dass Eierstockkrebs oft lange unentdeckt bleibt, weil die Frauen keine eindeutigen Symptome haben. *Ich habe auch keine eindeutigen Beschwerden, also muss ich Eierstockkrebs haben,* schloss ich logisch. John schüttelte den Kopf: »Du bist unglaublich verrückt«, sagte er. »Na ja, du weißt schon. Dafür, dass du nicht verrückt bist.«

Schon als kleines Mädchen überlegte ich mir vor dem Einschlafen immer einen Fluchtweg, wenn ich irgendwo anders übernachtete. John ist der Typ Mensch, der sich erst Sorgen macht, wenn der Raum voller Rauch ist, irgendjemand ihn wachrüttelt und die Flammen schon unter der Türe hervorlecken: *Okay, vielleicht sollten wir mal die Feuerwehr rufen.*

Mein dunkelstes Geheimnis: Eines Tages – ich war schon viel zu lange allein mit dem Baby, es war längst dunkel draußen und John immer noch im Büro – ließ ich Freddy, damals neun Monate alt, am Ladekabel meines Laptops nuckeln. Jedes Mal, wenn er einen kleinen Stromschlag auf die Zunge bekam, kicherte und wimmerte er gleichzeitig, während ich im Internet Informationen darüber suchte, ob und mit welcher Wahrscheinlichkeit ein gesundes, sprachlich früh entwickeltes Kind an Autismus erkranken könnte.

Vor ein paar Jahren verhalf mir ein Therapeut zu der Erkenntnis, dass meine zahllosen Internetrecherchen einzig und allein auf diesen Treffer abzielten: eine Website mit dem Titel »Mit Freddy und Benny ist alles okay. Mit dir und John auch«. Ich musste laut über mich selbst lachen. Und doch hielt mich diese Einsicht nicht davon ab, hinter jeder Ecke eine Katastrophe zu vermuten oder von Zeit zu Zeit im Internet nach der magischen Website zu suchen, um auch sicherzugehen, dass sie nicht doch existiert.

»Sie können nicht lockerlassen«, erklärte mir der Therapeut. »Sie denken, dass es Ihren Untergang bedeuten würde, wenn irgendetwas Schlimmes passiert.«

Doch während ich hier im Bett liege, fühlt sich der Untergang wie ein Stück Frieden an, als ob ich kurz davor wäre, in den Schlaf hinüberzugleiten. *Da ist sie, die schreckliche Sache.*

Währenddessen sind John und die Kinder im Park, im Supermarkt und in der Bücherei. Wieder zu Hause kommt John leise zu mir hoch und setzt sich ans Bettende. »Ich muss mit dir reden«, sagt er.

»Okay«, sage ich.

»Ich würde dir das gerne ersparen, also versuch bitte nicht gleich auszuflippen.«

»Okay«, sage ich wieder.

»Ich glaube, Freddy hat Diabetes.« John ist seit fast 20 Jahren Typ-I-Diabetiker. Ihm wurde gesagt, es sei nicht vererbbar.

»Okay.« Etwas anderes bringe ich nicht heraus.

»Mir fiel auf, dass er am Trinkbrunnen in der Bücherei Unmengen von Wasser trank, und er erinnerte mich an mich selbst, als ich die Diagnose bekam. Ich habe seinen Blutzucker mit meinem Gerät getestet. Er ist viel zu hoch.«

»Okay.«

»Ich wüsste nicht, was es sonst sein sollte«, murmelt er.

Es bedarf keiner weiteren Worte. Ich ziehe mir etwas an, wir packen das Auto, rufen den Kinderarzt an und fahren in die Klinik. In Freddys Augen spiegeln sich Angst und Erschöpfung. »So ein Riesenmist«, schimpfe ich und ziehe ihn an mich heran, während wir hinaus zum Auto gehen. »Aber glaube mir, du wirst es überleben.«

Auf dem Weg in die Klinik erreicht mich ein Anruf, dass die Ergebnisse des MRTs nun vorliegen. Also legen wir einen Stopp am Brustzentrum ein, das zum selben Klinikkomplex gehört. Die Rezeptionistin überreicht mir die Ergebnisse in einer großen pinken Tragetasche. »Gratis!«, sagt sie.

Ein kleiner Punkt, bestätigt der Ausdruck. Kurz bekomme ich wieder Luft, doch dann bleibt sie mir gleich wieder weg, als ich die Kinderstation betrete. An meiner Schulter baumelt immer noch die pinke Tragetasche.

Freddy hält sich tapfer in der Klinik, doch als ihm der Venenzugang für die Infusion gelegt wird, ist es aus. Die Schwester muss ihn mehrmals in seine kleine Hand stechen, und er hasst es, was er sie auch deutlich wissen lässt.

»Finden Sie es eigentlich in Ordnung, dass Sie einem Kind solche Schmerzen zufügen?«, schnauzt er sie an, nachdem er nach einigen Fehlversuchen schon richtig in Fahrt ist. »Sind Sie sich sicher, dass Sie schon einmal eine Infusion gelegt haben?« Und: »Gibt es nicht andere Patienten, die Ihre Hilfe nötiger haben als ich?«

Die geduldige Schwester rollt mit den Augen, und John macht sich auf den Weg, um Freddy Chicken Wings und Suppe von seinem Lieblingschinesen zu holen – kohlenhydratarmes Essen, das seinen Blutzuckerspiegel nicht noch weiter in die Höhe treibt. Während John unterwegs ist, rufe ich meine Mom an.

»Ich weiß, das hört sich jetzt so an, als hätte ich mir das ausgedacht«, sage ich zu ihr. Dann teile ich ihr die Ergebnisse meines MRTs mit und erzähle von Freddy. Sie wollen uns drei oder vier Tage hierbehalten, um seinen Blutzucker unter Kontrolle zu bringen, seine Nieren zu stabilisieren und uns zu zeigen, wie wir ihn spritzen müssen – obwohl John schon längst Profi in diesem Bereich ist.

Benny darf nicht auf der Station bleiben. Es ist Grippezeit, und John bringt ihn nach dem Abendessen nach Hause. Später am Abend telefonieren wir.

»Ich wollte es dir wirklich nicht sagen«, sagt er. »Ich dachte sogar kurz daran, ihn direkt in die Klinik zu bringen und dir zu erzählen, dass ich mit den Kindern spontan wegfahre. Irgendwie schien es mir wichtig, dich damit nicht zu belasten.«

Freddy ist endlich eingeschlafen. Ich liege neben ihm auf meinem Liegesessel in dem dunklen Krankenzimmer – nur der hell blinkende Herzmonitor sendet wie ein Leuchtturm ein beständiges Signal hinaus in die Nacht: *vorerst alles okay, vorerst alles okay, vorerst alles okay.*

»Ich bin so froh, dass du es warst, der ein Auge auf ihn hatte«, sage ich. »Ich denke, es wäre mir entgangen. Ich fühle mich, als hätte ich eine Lobotomie gehabt.«

»Na ja, auch das wollte ich dir nicht erzählen, aber ich habe dafür gesorgt, dass sie gut aufpassen. Es schien mir das Beste zu sein.«

6. *Konsterniert*

Der Mitarbeiter vom Duke Cancer Center teilt mir mit, dass ich mich sehr glücklich schätzen könne, weil er mich in den Terminplan einer ganz besonderen Ärztin quetschen konnte: der Königin des dreifach negativen Mammakarzinoms.

John und ich machen ein Selfie im Untersuchungsraum, während wir auf die Königin warten.

»Zwei völlig verängstigte Menschen, die versuchen, so zu tun, als hätten sie alles unter Kontrolle«, sage ich zu John und lasse ihn einen Blick auf das Foto werfen.

»Was denkst du, wie viele Leute werden dich heute begrabschen?«, fragt er.

Der erste Termin ist um 9.20 Uhr, aber wir verlassen die Klinik erst um 18.00 Uhr. Dr. Cavanaugh ist eine kluge und äußerst elegante Frau. Sie trägt kniehohe Stiefel zu ihrem weißen Arztkittel und wirkt völlig aufgeräumt. Ganz im Gegensatz zu mir.

Sie scheint alle Menschen in ihrer Umgebung in Angst und Schrecken zu versetzen, aber John und ich lieben sie von der ersten Minute an. Sie ist mit meinem Fall bis ins Detail vertraut und stellt meinem Krebs »sehr gute Heilungschancen« aus. Sie erklärt uns, dass sie die Kombination der verschiedenen Chemotherapie-Medikamente lieber als »Rezeptur« bezeichnet, nicht als »Cocktail« wie manch andere Onkologen. Die Assoziation mit einem Drink so früh am Tag sei doch etwas irreführend und enttäuschend zugleich. Vielleicht sind wir doch nicht so gegensätzlich.

»Ich finde es toll, wie konsterniert sie in Anbetracht der ganzen Sache ist«, sage ich zu John, als die Ärztin den Raum verlassen hat und ich mich wieder in meinen Sport-BH quäle. Auf meiner Brust prangt immer noch ein riesiger Bluterguss von der Biopsie, und ich muss mich ständig selbst daran erinnern, dass er nicht vom Tumor stammt, sondern nur eine Begleiterscheinung ist. »Mein Krebs lässt sie völlig kalt. Man könnte sogar sagen, sie ist gelangweilt. Ich finde das gut.«

»Ich denke, dass ›konsterniert‹ nicht die richtige Bezeichnung für das ist, was du eigentlich meinst«, antwortet John, während er gleichzeitig eine Sprachnachricht aus dem Büro auf seinem Handy abhört.

»Wirklich?«, frage ich. Ich habe meinen Pullover verkehrt herum angezogen. Er hilft mir dabei, ihn wieder über den Kopf zu ziehen.

»Bedeutet es nicht gleichgültig? Dass sie sich durch nichts mehr aufregen lässt?«

»Nein, eher das Gegenteil.« Er fummelt mit einer Hand unter meinem Pullover herum, während er mit der anderen das Wort auf seinem Handy googelt. »Ich glaube dir nicht«, knurre ich ihn an. Er hält mir sein Handy mit der Definition vor die Nase.

»Oh«, sage ich, und schlage seine Hand weg. »Dann mag ich es eben, wie un-konsterniert sie ist. Und ich bin wirklich konsterniert über dein Verhalten in diesem Untersuchungszimmer.«

Den restlichen Tag verbringen wir mit: Untersuchungen, Warten, einem Termin beim klinischen Pharmazeuten, noch mehr Warten. Außerdem lernen wir den Rest des Teams kennen: den Radioonkologen und den Chirurgen. Dieser bringt mich mit einem Freudschen Versprecher zum Lachen: Ich hätte die Wahl zwischen einer Lumpektomie und Mastektomie, aber letztlich sei es meine »Einschneidung«.

7. *In der Chemo-Schule*

Jeder gibt sich betont optimistisch, als wir lernen, dass wir keinen rohen Thunfisch essen sollen, wie wir ein Kopftuch binden und welches Mundwasser gut bei Mundgeschwüren hilft.

Da sitze ich, irgendwo in den Gedärmen des Duke Cancer Center, an einem Tisch zusammen mit einer freundlich dreinblickenden Krankenschwester und weiteren Krebs-Anfängern, die meisten irgendwo zwischen siebzig und achtzig. Wir sind so viele, ich habe das Gefühl, keine Luft zu bekommen.

»Das wird ein Riesenspaß, oder?«, sagt eine ältere Dame mit großzügig aufgetragenem Lippenstift und spielt mit ihrem Gehstock herum.

»Auf alle Fälle«, piepst ihr Mann und grinst erst die Schwester und dann mich breit an.

Ich simse Tita, die mir angeboten hatte mitzukommen. »Ich wünschte, du wärst doch mitgekommen. Du würdest es lieben hier.« Tita ist Romanautorin und beschäftigt sich bevorzugt damit, wie die Dinge funktionieren: die Menschen, ihr Seelenleben, Beziehungen oder eben Selbsthilfegruppen. Sie liebt es, Dinge bis ins kleinste Detail zu zerlegen und zu analysieren. Wir können Stunden damit verbringen, eine sonderbare Begegnung im Supermarkt, das eigenartige Verhalten eines Kellners oder die emotionalen Herausforderungen zu diskutieren, die eventuell auf die Mom des Exfreunds ihrer Schwester zukommen könnten. »Ich fühle mich, als hätte ich gerade das Mekka der unerwarteten Intimität betreten«, schreibe ich.

»BITTE. SCHREIB. ALLES. AUF«, textet Tita zurück.

Die Krankenschwester betont, wie wichtig es sei, in der zweiten Phase der Chemotherapie Kondome zu benutzen, und alle starren in meine Richtung. Ich schreibe übereifrig mit und unterstreiche das Wort »Kondom« zweimal, vielleicht sogar dreimal.

»Ich habe zwar Krebs, aber der Krebs hat mich noch lange nicht«, sagt irgendjemand, und wir nicken alle.

Als wir gerade darüber sprechen, ob man während der Chemo Krustentiere essen darf, erklärt ein Herr mit grauem Gesicht und Golfjacke, dass es ihn sexuell erregt, wenn er eine Garnele beim Schwanz packt und ihr die Schale abzieht.

»Oh mein Gott, nicht schon wieder diese Geschichte«, stöhnt seine Frau. Für einen kurzen Moment herrscht Stille, dann brechen wir alle in Gelächter aus.

Zusammen wiederholen wir laut und deutlich die Telefonnummer des Krebszentrums und wünschen einander viel Glück.

Prüfung bestanden. Jetzt sind wir gewappnet.

8. *In der Chemo-Bucht*

Der Behandlungsraum hat keine Türen. Hier und da ein zugezogener Vorhang, man spricht mit gedämpfter Stimme; doch letztlich treiben wir hier auf offener See und warten gemeinsam darauf, das giftige Zeug zu bekommen, von dem wir hoffen, dass es uns heilt. Hier ticken die Uhren langsamer – wir verbringen so viel Zeit mit Warten, so viel Zeit mit der Behandlung. Alles wird doppelt überprüft, ständig die Armbänder gescannt. Um die Nebenwirkungen gering zu halten, bekommen wir Zofran, Steroide, und der Zugang wird mit Kochsalzlösung gespült. Und immer wieder: *Bitte wiederholen Sie Ihren Namen und Ihr Geburtsdatum. Wollen Sie eine Kleinigkeit essen? Etwas Wasser?* Der aufmerksame Blick der Schwestern in Schutzkleidung, das beständige Tröpfeln der Infusion, Gelächter, der Geruch von Fritten, das leise Zischen beim Öffnen der Ginger-Ale-Dosen und das Pling-Pling der überall eintrudelnden Textnachrichten.

»Geht es dir gut?«, frage ich mich selbst in der Chemo-Bucht.

»Ich denke schon«, antworte ich.

9. Verdächtige Gegend

Kurz nach der Diagnose ist es mir schier unmöglich, zu lesen. Ich kann keinen klaren Gedanken fassen, und es fehlt mir die Geduld, mich auf die Ideen oder Metaphern anderer einzulassen.

»Ach, das hatte ich auch«, meint meine Mom, als ich ihr davon erzähle. »Ich habe sehr viel Zeit damit verbracht, die Wände anzustarren. Und ich habe mir alle Folgen von Navy CIS angeschaut. Es ist ein wenig so, als würde man ein Baby bekommen. Mach dir keine Sorgen, das legt sich wieder.«

Ich erinnere mich an Weihnachten vor einigen Jahren, als meine Mom sich sehr krank und verloren fühlte. Wir verbrachten ein frostiges Wochenende am Strand und unterhielten uns über eine Biografie von Michel de Montaigne. Das hat ihr geholfen. Ich krame die alte Studienausgabe mit Montaignes Essays hervor und beginne zu lesen.

In einem meiner Lieblingsessays schreibt er über den plötzlichen Tod seines Bruders, der mit 23 Jahren von einem Tennisball tödlich getroffen wurde.

Er setzte sich deswegen auch nicht nieder und ruhte nicht; starb aber fünf oder sechs Stunden darauf an einem Schlagfluss, welchen ihm dieser Wurf zugezogen hatte. Da uns nun diese häufigen und ganz gemeinen Beispiele vor Augen schweben: Wie ist es möglich, dass wir uns der Vorstel-

lung des Todes entschlagen können und dass wir nicht alle Augenblicke denken, er habe uns bei der Krause?

Im Frankreich des 16. Jahrhunderts kam Montaigne oft mit dem Tod in Berührung. Er verlor fünf seiner sechs Töchter noch im Kindesalter, sein bester Freund starb in seinen Armen an der Pest, und er selbst litt lebenslang an zermürbenden Nierenkoliken.

Und folglich haben wir, wenn wir uns vor demselben fürchten, beständige Ursache zu einer Marter, die auf keine Art gelindert werden kann. Es ist kein einziger Ort, von welchem sie nicht herkommen sollte. Wir können, wie in einer verdächtigen Gegend, den Kopf immerfort herumdrehen.

Verdächtige Gegend – langsam wird mir dieser Ort vertraut.

Sicher wäre »Verdächtige Gegend« auch der treffendere Name für diesen Laden in der Stadt namens *Perückenland*. Die Kunden: Menschen, die eine Chemotherapie machen oder an Haarverlust leiden. Hier gibt es Hüte, bunte Kopftücher, Perücken, Cremes für gereizte Kopfhaut und sogar traurige, schon leicht vergilbte Packungen mit Augenbrauen aus Echthaar.

Als ich zum ersten Mal dort war, hatte ich ein Rezept meiner Onkologin in der Hand, auf dem »Kopfprothese« stand. Noch benebelt vom Schock der Diagnose warf ich das erste Rezept weg, weil ich dachte: *Das muss für jemand anders sein. Meinen Kopf habe ich nicht verloren.*

Katrine, die »Stylistin«, rasierte mir in einem Hinterzimmer die letzten Haarflusen vom Kopf und half mir, die richtige Perücke zu finden. Tita schoss ein Foto nach dem anderen, und wir konnten nicht aufhören zu lachen.

Montaigne schreibt: *Wir wollen, wenn das Pferd stolpert, wenn ein Dachziegel herunterfällt, wenn wir uns nur im Geringsten mit einer Nadel stechen, gleich die Betrachtung anstellen: Wenn nun dies das Leben kostete?*

Das Schnipp-Schnapp der Schere, metallisch-kühl und unerwartet. Das Brummen des Haarschneidegeräts. Der Moment, in dem die neue Perücke aus der Schuhschachtel auftaucht, glatt und wohlgeordnet.

Was ich an Montaigne besonders mag, ist, dass er ungeachtet des ständigen politischen Aufruhrs und der umherziehenden Diebesbanden angeblich sein Schloss niemals bewachen ließ und seine Türen niemals abschloss. Er war sich über den Schrecken, der jederzeit über ihn hereinbrechen konnte, bewusst. Er erkannte seine Präsenz an, ließ ihn ein und schaffte es auf diese Weise, mit ihm zu leben: *Der Tod mag mich immer über den Kohlpflanzen finden: wenn ich mich nur nicht über denselben und noch viel weniger über meinen noch unvollkommenen Garten gräme.*

Meine Perücke riecht stark nach Chemie. Ich fühle mich wie ein Bankräuber, wenn ich sie trage. Doch vielleicht wird sie mir auf meinem Weg durch die verdächtige Gegend als schützender Mantel dienen.

10. I Believe (When I fall in love it will be forever)

Einen Tag nach seiner Entlassung aus der Klinik kann es Freddy kaum erwarten, wieder in die Schule zu gehen.

Vollbepackt mit Messgeräten, Insulinpens, Alkoholtupfern, Glukagon-Notfall-Sets und Behandlungsplänen kreuzen wir bei der Schulkrankenschwester auf. Freddy gewinnt dem Ganzen auch etwas Gutes ab: Er darf jetzt so viel Trockenfleisch essen, wie er möchte. Doch ich sehe, dass er jetzt anders durch die Welt geht – es scheint, als hinge die ganze Zeit eine Tasche an seiner Schulter. Eine Tasche, schwer beladen mit den Wörtern: *Injektionen. Chronische Krankheit. Glykämischer Index. Ketontest. Klinik.*

Ich muss an eine Nacht zu Beginn der 1980er Jahre zurückdenken. Mein Dad und ich waren mit seinem alten weißen Transporter irgendwo nördlich von Boston unterwegs, als der Motor überhitzte und wir mitten in einem Gewitter auf dem Standstreifen des Highways strandeten.

Zu dieser Zeit musste man bei einer Autopanne noch losziehen und ein Telefon suchen. Ich war ungefähr acht – nicht alt genug, um nachts alleine in einem Transporter am Highway zurückgelassen zu werden. Also stapften mein Dad und ich in einer Regenpause quer über eine hohe, nasse Wiese auf ein paar dunkle Häuser zu, die wir in der Ferne erahnen konnten.

Durch das Gewitter war bei vielen der Strom ausgefallen,

und wir mussten ein paar Häuser abklappern, bis wir jemanden mit einem funktionierenden Telefon fanden, von dem aus wir meine Mom anrufen konnten. Natürlich machte sie sich bereits Sorgen. Dann wanderten wir wieder zum Transporter zurück und warteten darauf, dass sie uns abholen würde.

Die Autobatterie funktionierte noch, also legten wir Dads damalige Lieblingskassette ein – *Talking Book* von Stevie Wonder. Die Fenster waren beschlagen, und ich kann mich noch daran erinnern, wie es im Auto roch: nach Sägemehl, Orangenschalen, Schmutz und Kaffee. Genauso wie mein Dad.

Ich nickte immer wieder ein und lehnte meinen Kopf müde gegen die kratzigen Sitzbezüge, während Stevie immer und immer wieder »I believe when I fall in love it will be forever« sang. Dann spulten wir die Kassette zurück, und mein Dad sang jedes Mal den Refrain mit dieser fistelnden Kopfstimme mit. Da saß ich, hätte schon längst im Bett sein müssen, zählte in der Dunkelheit die Autoscheinwerfer und war die glücklichste kleine Abenteurerin auf der ganzen Welt. Irgendwann holte uns meine Mom mit unserem kleinen Golf ab, brachte uns sicher nach Hause und steckte mich ins Bett.

Freddy ist jetzt ungefähr im selben Alter wie ich damals. Ich versuche, ihm gegenüber offen zu sein, was seine Krankheit, meinen Krebs, die Behandlung, die Dinge, die mich selbst beunruhigen, anbelangt – um dem Ganzen seinen Schrecken zu nehmen. Ich weiß nicht, ob es mir gelingt, ihm seine größte Angst zu nehmen, aber vielleicht schaffe ich es zumindest bei seinen kleineren Sorgen.

Ich suche an ihm die ersten Anzeichen einer Traumatisierung, von Wut oder Stress. Jeden Tag frage ich ihn unzählige Male, wie er sich fühlt, und versuche damit, meine eigenen diffusen Schuldgefühle und meine Unsicherheit zu kompensieren.

Am darauffolgenden Tag zupft er am Schorf meines Venenzugangs herum und gesteht mir: »Manchmal vermisse ich die Klinik so sehr, dass ich weinen könnte.«

Die Klinik. Die piepsenden Maschinen. Das fahle Licht auf den Gängen um drei Uhr morgens. Die schmale Vinyl-Couch. Meine verfilzten Haare. Meine Habseligkeiten, wahllos über einen Stuhl geworfen, die pinke Tragetasche vom Brustkrebszentrum. Die Urinflasche mit dem Teststreifen, den ich ängstlich nach Anzeichen von Ketonen beäuge. Mein Sohn inmitten des Gewirrs von Schläuchen und Sonden. Die vier Stunden und zwölf Minuten, als die Ärzte dachten, dass er einen bislang unentdeckten Herzfehler hat. Das schier endlose Kommen und Gehen der Krankenschwestern und Pfleger. *Diese* Klinik?

»Es war so toll, die ganze Zeit Videospiele spielen zu dürfen«, erklärt er. »Und erinnerst du dich daran, wie du zu mir ins Bett gekommen bist und wir die ganze Nacht gekuschelt und geredet haben?«

Ach so. *Diese* Klinik. Der Geruch seiner verschwitzten Locken unter meinem Kinn. Seine Hand, die, immer wenn jemand Neues in den Raum kam, ganz fest die meine drückte. Seine ruhigen Atemzüge, über die ich nachts wachte – etwas, das ich zuletzt als frischgebackene und nervöse Mutter gemacht habe.

Jetzt verstehe ich es: Kann es sein, dass mein Dad damals im Gegensatz zu mir nicht den Spaß seines Lebens hatte – als er mitten in der Nacht durch den Regen fuhr, sein Kind zu den Häusern von Fremden mitschleppte und sich dann mit dem Gedanken anfreunden musste, seinen kaputten Wagen über Nacht auf einem vielbefahrenen Highway zurücklassen zu müssen?

War er vielleicht stattdessen in Sorge, erschöpft und am Rande der Überforderung? Ruft »I believe when I fall in love it will be forever« bei ihm nicht die Erinnerung an ein spannendes Abenteuer hervor? Singt er es nicht immer lauthals mit, wenn er alleine im Auto unterwegs ist? Fühlt er sich dabei nicht jedes Mal glücklich, geliebt und voller Vorfreude, auf was auch immer kommen mag?

Vor einiger Zeit fragte ich ihn, ob er sich an diese Nacht erinnere. »Na klar, ich war fix und fertig, als wir endlich zu Hause waren.«

Ich brannte ihm eine CD mit *Talking Book*, da seine Kassette schon vor langer Zeit den Geist aufgegeben hatte. Als er sie eines Abends bei sich zu Hause in der Küche auflegte, musste ich feststellen, dass er den Song immer noch genau so schmachtend-schnulzig mitsang wie 30 Jahre zuvor. Mir wird klar: Wenn man seine Kinder liebt, dann ist es wie in diesem Song. It will be forever, dann ist es für immer. Und diese Liebe trägt einen durch solche Nächte, in einem kaputten Auto, doch voll mit dem Gefühl von Sicherheit, dem Gefühl, dass alles in Ordnung ist – und mit Stevie Wonder.

Oder durch Nächte in einem Krankenhausbett, in dem zwei Menschen eng aneinandergekuschelt liegen. Und ich spüre, dass es meinem Kind, egal was auch passiert, gut gehen wird.

11. Dancing with Myself

Vor jedem Chemo-Termin schicken mir Tita und ihr Mann Selfies, auf denen sie Grimassen wie Billy Idol ziehen. »Rock 'n' Roll, Baby«, schreibt Tita. »Du rockst das!«

Einmal stehe ich mitten im Behandlungszimmer und versuche mir mein blaues Krankenhaushemd zuzuhalten, während ich ein Grimassen-Selfie mache. Da platzt ein Pfleger, ohne anzuklopfen, ins Zimmer. »Hoppla, alles okay bei Ihnen, Miss Riggs? Sie wirken ein bisschen neben der Spur.«

»Alles bestens bei mir«, sage ich und unterdrücke ein Lachen. »Ich habe für meine Freundin nur kurz den Rockstar gespielt.«

»Oh, alles klar«, meint der Pfleger. »Ähm, ich komme gleich noch mal mit einer Schwester vorbei, nur für den Fall. Setzen Sie sich doch so lange hin, und drücken Sie den blauen Knopf, wenn irgendetwas ist.«

12. Der Poesie-Fuchs

Eines Tages entdecken John und ich im Krankenhaus einen Mann in einem Fuchskostüm. Er sitzt in der Lobby mit einer Schreibmaschine. Gibt man ihm ein Stichwort, beginnt er wie wild zu tippen und schreibt ein Gedicht, während man wartet.

Ich verbringe viel Zeit mit Warten im überfüllten Duke Cancer Center. John macht sich auf den Weg, um Mittagessen zu besorgen. Auf seinem Rückweg schaut er beim Poesie-Fuchs vorbei.

Die Frau vor John bekommt ein ausuferndes Prosagedicht, in dem der Poesie-Fuchs eine Kindheitserinnerung verarbeitet. Jemand anders erhält einen Limerick rund um den Begriff »Hoffnung«: *Dung, Sprung, Zumutung*. Der Fuchs scheint ein wenig erschöpft zu sein. Als John an der Reihe ist, schlägt er dem Fuchs »konsterniert« vor.

»Konsterniert«, wiederholt dieser. »Also gut.« Obwohl auch er die Definition von *konsterniert* nicht zu kennen scheint, bleiben seine Verse in Erinnerung.

Bleibe / konsterniert. Lass / sie sich ruhig daran abarbeiten,/ dich / zu knacken, schreibt Poesie-Fuchs unter anderem.

»Du wirst es lieben«, meint John, als er mit dem Gedicht wieder auftaucht.

»Hm. Das entspricht nicht wirklich meiner emotionalen Haltung«, sage ich. »Ich liebe es, aufgeknackt zu werden.«

»Trotzdem ist es kein schlechtes Mantra für eine Chemotherapie«, erwidert John. »Vor allem, wenn man bedenkt, dass es von einem Mann in einem Fuchskostüm stammt.«

»Kein schlechtes Argument«, meine ich. Das ganze Kriegsvokabular im Kontext mit Krebs – kämpfen, überleben, gewinnen oder verlieren –, es hat für mich noch nie richtig geklungen. Aber die Idee, dass er mich nicht knacken wird, gefällt mir.

»Ich werde die härteste kleine Nuss auf der ganzen Welt sein«, verspreche ich John. »Grün und steinhart. Der Albtraum eines jeden verdammten Eichhörnchens.«

»Nur ein kleiner Punkt«, murmelt John und drückt meine Hand.

13. Dasein

John und ich lernten uns auf einem Friedhof kennen. Es waren Semesterferien, und wir arbeiteten beide als pädagogische Hilfskräfte in einem Sommercamp für hochbegabte Kinder in Carlisle, Pennsylvania. Ich gab einen Kurs in kreativem Schreiben und John einen zum Thema Existentialismus. Manchmal trafen sich unsere Gruppen zufällig auf kleinen Exkursionen zum nahegelegenen historischen Friedhof. Offenbar tickten wir ähnlich.

»Wie läuft es bei dir im Kurs?«, fragt mich John, als wir über den Friedhof gehen und Handouts verteilen. Er hat tiefblaue Augen und ein umwerfendes Lächeln, trägt ein Bad-Religion-T-Shirt und eine zerfledderte Ausgabe von Sartres *Das Sein und das Nichts* – auf Französisch. Mit wenigen Worten: Widerstand zwecklos.

»Nicht schlecht«, antworte ich. »Ich bin trotzdem froh, wenn das hier vorbei ist. Es ist nicht ohne, den ganzen Tag so zu tun, als wüsste ich, wovon ich rede. Diese Kinder sind wirklich schlau.«

»Ja, verstehe. Versuch mal, mit ihnen über Kant zu sprechen«, schlägt John vor.

»Nein, das kant ich nicht«, kontere ich.

Ich erzähle ihm, dass mir aus Versehen *Killer* statt *Kinder* herausgerutscht ist, als ich mit ihnen sprach.

»Du wirst bestimmt mal eine tolle Mom«, antwortet er.

Unsere Aufgabe für diesen Ausflug auf den Friedhof: *Nimm Namen und Daten von einem Grabstein und entwirf eine Charakterskizze. Schildere eine Szene, die du hier siehst, ohne den Schauplatz zu verraten. Stelle dir deinen eigenen Tod vor und beschreibe ihn. Schreibe das erste Kapitel einer Liebesgeschichte, die auf diesem Friedhof ihren Anfang nimmt.*

Auch Johns Schüler verteilen sich zwischen den Gräbern, lassen sich nieder und lesen Kierkegaard, dabei starren sie sich in Handspiegeln an. Der Rasen auf dem Friedhof ist so trocken, hart und übersät mit Ameisenhügeln, dass es fast unmöglich ist, sich zu setzen. Es ist völlig windstill, nicht einmal eine schwache Brise bringt die Veteranenfahnen zum Flattern. Die Stille wird, abgesehen vom gelegentlichen Aufheulen eines Motors, nur vom Summen der Bienen durchbrochen. Große, laute, verzweifelte Bienen und ihre leiseren, kleinen, metallisch glänzenden Kolleginnen, die sich auf unsere Knöchel stürzen. Schweißbienen nennt man sie. An einem anderen Tag, als sich unsere Kurse wieder auf dem Friedhof treffen, sitze ich gerade am Molly-Pitcher-Denkmal, über mir ihr riesiger grauer Rock und ihr erhobener Ladestock, als drei Mädchen aus meinem Kurs zu mir gelaufen kommen. Sie berichten aufgeregt, dass sie gerade einen Mann dabei beobachtet hätten, wie er eine Falle mit einem Murmeltier in seinen Transporter hievte. Das Murmeltier sei wie wild in seinem Käfig herumgesprungen, doch dann habe der Mann so lange mit einer Schaufel auf das Tier eingeschlagen, bis es sich nicht mehr bewegte. Eines der Mädchen weint.

»Du lieber Himmel«, sage ich. »Aber jetzt habt ihr zumindest einen wunderbaren Twist für eure Geschichte, oder?« Verstört ziehen sie ab. Ich beschließe, dass es langsam Zeit wird, ins Klassenzimmer zurückzugehen.

»Bis später in der Mensa«, verabschiede ich mich von John und werfe ihm einen vielsagenden Blick zu, »wenn du überhaupt existierst.« Er verdreht die Augen und fährt damit fort, einem rothaarigen Dreizehnjährigen in handgestrickten Shorts Heideggers *Dasein* zu erklären.

Ich habe Molly Pitcher, die weibliche Heldin des Unabhängigkeitskriegs, schon immer geliebt. Jeder Viertklässler kann in seinem Geschichtsbuch nachlesen, wie sie unerschrocken in den Kampf zog, Eintopf kochte, Wunden versorgte und Blutflecken auswusch.

Sie war es, die an einem sengend heißen Tag eine Quelle fand und den Soldaten während der nicht enden wollenden Schlacht bei Monmouth frisches, kaltes Wasser brachte. Am Nachmittag starb ihr Mann neben seiner Kanone an Erschöpfung, und es heißt, sie habe daraufhin seinen Stopfer genommen und die Britische Armee bis nach Sandy Hook, New Jersey, zurückgebombt.

Der Legende nach hat ihr eine britische Musketenkugel, die zwischen ihre Beine hindurchschoss, den Rock zerfetzt, worauf Molly angeblich rief, *Nun ja, es hätte auch schlimmer kommen können!*

In letzter Zeit geht mir Molly Pitcher nicht mehr aus dem Kopf – immer wenn ich mich fühle, als stünde ich mit klopfendem Herzen und einem klaffenden Loch in meinem Kleid auf einem Schlachtfeld. Als mir unter der Dusche plötzlich mein ganzes Schamhaar ausfällt und im Ausfluss liegt wie eine kleine, ersoffene Bisamratte. Als ich in die Grundschule zitiert werde, weil mein Ältester sich danebenbenommen hat und eine Erzieherin in Tränen ausbricht, als sie mich auf dem Flur erblickt. Als ich mit den Kindern Ostereier färben will und mir stattdessen wegen des Essiggeruchs im Badezimmer die Seele aus dem Leib kotze. Als ich morgens mit Nesselausschlag, zugeschwollenen Lippen und Augen aufwache und aussehe, als hätte man mich fast zu Tode geprügelt.

Meine Freundin Melissa, die Molly Pitcher im realen Leben wohl am nächsten kommt, holt meine Kinder regelmäßig von der Schule ab, passt stundenlang auf sie auf, während sie sich nebenbei um ihr eigenes Geschäft kümmert. Sie hat ein paar Freunde organisiert, die Abend für Abend bei uns zu Hause auftauchen und Essen vorbeibringen: Suppe, gegrilltes Hühnchen oder mit Parmesan überbackene Auberginen. Anfangs versuche ich noch wie ein Mensch auszusehen, wenn jemand vorbeischaut, aber irgendwann lasse ich auch das sein. Der Krebs macht jeden unserer manchmal noch so seltsamen Abgrenzungsversuche zunichte. Eine *Scheiß-Mastektomie*, schimpft meine Mom. Dieses ganze »Oh, danke. Mir geht es wunderbar« wandert früher oder später zusammen mit einer Tüte Krankenhausabfällen in den Müll.

Eines Morgens war ich mit meinen Schülern wieder auf dem Friedhof von Carlisle unterwegs. In der Nähe von Molly Pitchers Statue stieß ich auf das Grab einer Frau namens Molly McCauley. Später schlug ich den Namen in der Stadtbibliothek nach und stellte fest, dass sie die echte Molly war: ein aus Carlisle stammendes Dienstmädchen, das überall dafür bekannt war, wie ein Soldat zu fluchen. Und dass Molly Pitcher ein Hirngespinst ist – vielleicht eine seit Jahrhunderten überlieferte Sage, vielleicht aber auch einfach eine Lügengeschichte, die sich der Autor der Geschichtsbücher hat einfallen lassen, als seine Frau ihn darum bat, ihr beim Wäschefalten zu helfen.

Irgendwann nervte mich der Mythos im Namen der echten Molly. Dafür begeisterte ich mich immer mehr für die weniger bekannte Geschichte einer Frau, die sich bewaffnet mit einer Handvoll Schimpfwörtern und harter Arbeit durchs Leben kämpfte und in aller Stille überlebte.

Ich gewann sogar die Schweißbienen lieb – auch wenn sie mich einige Male stachen.

Sie lieben nichts mehr als verschwitzte Menschen und ihr süßes Blut. Darin sind sie uns genau genommen sehr ähnlich: Genau zwei Jahre später heirateten John und ich.

Ich liebe diese mutige, heldenhafte Superfrau aus Zement genauso, wie ich das echte, vulgäre Dienstmädchen mit ihrem gehäkelten Häubchen liebe, die irgendwo unter diesem schiefen, anonymen Grabstein beerdigt ist. Ich liebe es, dass mich die Musketenkugel nicht getroffen hat, und ich liebe die Musketenkugel. Ich liebe *gottverdammtes Arschloch*, und ich liebe *Nun ja, es hätte auch schlimmer kommen können.*

14. Der transparente Augapfel

Steroide: Ich wache mit dem öligen Geschmack der Chemo-Medikamente in meinem Mund auf – sogar das Aroma des starkes Kaffees kann sich nicht auf meiner glitschigen Zunge halten. Ich gehöre nicht ins Bett, aber in die Welt da draußen gehöre ich auch nicht. Ich fühle mich wie eine kaputte Kamera: Ich fokussiere irgendetwas am Horizont (die Zukunft, meine Heilung, einen Rückfall, den Tod) und zoome dann ohne Vorwarnung auf einen Grashalm *(was ist das für ein seltsamer Geschmack in meinem Mund, ist das ein neuer Knoten, danke für diese wunderschöne Karte, das tolle Essen, hat jemand an das Pausenbrot für die Kinder gedacht).* Dann zoome ich wieder in die Ferne, dann wieder zurück, dann wieder in die Ferne. Ich weiß einfach nicht, worauf ich fokussieren soll.

Ich weiß nur, dass ich es keine Minute länger hier drinnen aushalte, und gehe in den Wald. Hier ist alles so brutal grün und lebendig, dass es fast wehtut, und ich bin berauscht vom Geruch der Glyzinien. Anfangs renne ich fast – ich kann einfach nicht langsam gehen –, es fühlt sich an, als würde Strom durch meine Brust und meine Fingerspitzen pulsieren, und ich höre meinen Herzschlag in den Ohren. Doch dann lasse ich meine Atmung den Rhythmus vorgeben, und ich verlangsame meine Schritte über die Blätter, die Wurzeln und das Moos, das den Waldweg säumt.

Es gibt eine bemerkenswerte Zeichnung des Transzendentalisten, Künstlers und Schriftstellers Christopher Pearse Cranch aus den späten 1830er Jahren. Sie verbildlicht Ralph Waldo Emersons Konzept des »Transparenten Augapfels« aus seinem Essay *Natur*. Nach Emerson kommt der Mensch Gott über die Natur am nächsten. Außerdem ging er davon aus, dass eine adäquate Wertschätzung der Natur nicht nur ihre Beobachtung und Bewunderung voraussetzt, sondern auch die Fähigkeit, die Natur Herrin über die eigenen Sinne werden zu lassen. Daher reflektiert der transparente Augapfel das Wahrgenommene nicht, sondern er absorbiert es.

> *Wenn ich auf dem kahlen Erdboden stehe – meinen Kopf in die heitere Luft getaucht und in den unendlichen Raum erhoben –, schwindet alle eitle Selbstgefälligkeit dahin. Ich werde zu einem durchsichtigen Augapfel; ich bin nichts; ich sehe alles; die Ströme des universellen Wesens durchwogen mich; ich bin ein Teil oder ein Splitter Gottes.*

Cranchs Illustration zeigt einen riesigen Augapfel auf langen, schlaksigen Beinen. Er steht auf einer ausgedehnten Wiese, am Horizont sind Hügel zu erkennen. Die Figur trägt einen Hut und eine Weste, wie sie Emerson zu tragen pflegte. Es ist ein lustiges, wunderschönes Bild und drückt genau aus, wie ich mich unter dem Einfluss der Medikamente fühle: wie dieser lächerliche Augapfel: Ich blende nichts aus, alles fließt durch mich hindurch, und ich nehme alles in mir auf. Emerson würde sich bei dem Gedanken im Grabe umdrehen: Ich komme Gott mit Steroiden und Chemotherapeutika am nächsten.

Eines Nachmittags kommt mein Dad auf dem Weg von der Arbeit bei mir vorbei und erzählt mir, dass er im Radio gehört habe, dass jeder Mensch in seinem Blickfeld einen blinden Fleck habe, der sich etwa 30 bis 40 Zentimeter vor dem Gesicht befinde. Mein Dad war früher Bauarbeiter und betreut nun als Hausmeister mehrere Wohnanlagen in der Stadt. Er trägt stets einen Pager mit sich und wird zu jeder Tages- und Nachtzeit angepiept, um eingetretene Türen, kaputte Toilettensitze oder Schlösser auszutauschen oder nach einem Wasserschaden einen neuen Küchenboden zu verlegen. Es macht ihm überhaupt nichts aus. Ich glaube sogar, dass er seine Arbeit liebt. Er hasst es, still zu sitzen, und durch seinen Job kann er ständig kreuz und quer durch die Stadt flitzen, Radio hören, schnell in den Baumarkt oder in irgendjemandes Leben sausen und genauso schnell wieder hinaus.

»Mir wird nie langweilig«, behauptet er. »Meistens bin ich sowieso in meiner eigenen Welt – und das ist genau der Ort, wo ich hingehöre.«

Mein Dad wirkt immer ein wenig abwesend und gibt manchmal verrückte Dinge, ohne jeden Zusammenhang, von sich. An einem fast schon legendären Abend, ich war etwa Anfang zwanzig, rauchten meine Mom, John und ich zusammen einen Joint, bevor wir in einem schicken Restaurant essen gingen. Mein Dad machte nicht mit – er hatte in den 1960er und 1970er Jahren den ein oder anderen Joint zu viel geraucht. Wir alle drei waren uns darüber einig, dass mein Dad noch nie so klar und nachvollziehbar war, wie an jenem Abend.

Zurück zum blinden Fleck: Dad erklärt mir, dass dieser Fleck diejenige Stelle im Gesichtsfeld ist, wo der Sehnerv durch die Sehnervenpapille geht, genau da, wo sich die ganzen Lichtrezeptoren befinden. Wir nähmen ihn kaum wahr, da oft das andere Auge das Sehen einfach übernehme. Wenn sich die blinden Flecken beider Augen überlappen, ergänze das Gehirn die fehlende Information einfach.

»Cool, oder?«, fragt mein Dad. »Interessante Metapher. Wir sind perfekt unperfekte Wesen.«

Cool – außer man selbst existiert in Form eines riesigen Augapfels. Der blinde Fleck wird immer größer.

Wir googeln den Begriff und stoßen auf einen Onlinetest, der den blinden Fleck simuliert – auf weißem Hintergrund erscheinen ein Pluszeichen und ein Kreis direkt nebeneinander. Tatsächlich verschwindet der Kreis, als ich ein Auge schließe und in einem Abstand von ungefähr dreißig Zentimetern auf den Bildschirm schaue.

»Ich frage mich, ab welcher Größe das Gehirn den blinden Fleck nicht mehr genau ergänzen kann«, sage ich.

»Ich mag den Gedanken, dass er ganz unabhängig von seiner Größe immer ungenau bleibt«, antwortet mein Dad. »Man muss immer ein bisschen raten, egal wo man hinsieht.«

Während der Chemotherapie würde ich mich gerne innerhalb des blinden Flecks verkriechen, egal wie groß er ist – ich würde gerne meinen Körper zusammenknüllen und einfach verschwinden. *Das*, stellt sich das Gehirn dann vor, *ist ein Regentropfen auf der Windschutzscheibe, der Hinterleib einer Biene, eine Prachtmeise auf einem hohen Ast, ein Sichelmond – nein, warte mal – ein Vollmond.*

Das Blöde an blinden Flecken ist: Man sieht sie nicht kommen. Am Abend seines Highschool-Abschlusses hatte mein Dad einen Frontalzusammenstoß mit einem Auto, das er einfach nicht gesehen hatte. Als später seine Sehkraft überprüft wurde, stellte sich heraus, dass er fast blind war. Er war das jüngste von sechs Kindern. Sein Vater war ein Workaholic und selten zu Hause. Seine Mutter entstammte einer der vornehmsten Familien Neuenglands und tat nur, wozu sie sich berufen fühlte. Sie verbrachte ihre Zeit lieber damit, ihre Pferde statt ihre Kinder zu bändigen, doch für Hausangestellte war die Familie viel zu puritanisch. Mein Dad war also die meiste Zeit sich selbst überlassen, niemand hatte ein Auge auf ihn – seine Sehkraft wurde niemals untersucht, seine Lernschwäche niemals diagnostiziert. Geschweige denn, dass sich jemals jemand dafür interessiert hätte, ob er überhaupt irgendetwas lernte. Seine Eltern hatten ihm noch nicht einmal einen Zweitnamen gegeben.

»Ich kam nicht aus dem Staunen heraus, als ich sah, dass Äste voller kleiner Blätter waren und Ziegelmauern aus Hunderten roten Steinen bestanden«, erinnert sich mein Dad. »Als ich nach dem Unfall meine erste Brille bekam, fühlte sich alles wie eine ganz neue Welt an.«

Irgendwie hat mein Dad überlebt. Irgendwie ist er zu einem der fähigsten Menschen herangewachsen, die ich kenne. Er kann reiten, ein Huhn grillen, eine Waschmaschine reparieren, einen Motor wieder zum Laufen bringen, während eines Sturms ein Boot festbinden, Foxtrott tanzen, ein Baumhaus bauen, eine Melodie auf dem Klavier komponieren, ein Baby beruhigen und beim Rommee gewinnen. Er hat sich noch nie beschwert, auch nicht, als er vom Blitz getroffen wurde, von einer braunen Einsiedlerspinne gebissen wurde und seine Lebenspartnerin verlor.

Meine Eltern haben sich Anfang der 1970er Jahre in San Francisco kennengelernt. Meine Mom wohnte damals im legendären Hippie-Viertel Haight-Ashbury und erholte sich von ihrer ersten Ehe, die gerade in die Brüche gegangen war. Als sie eines Tages früher von der Arbeit nach Hause gekommen war, hatte sie ihren Mann in Unterwäsche zusammen mit einem anderen Mann im Wohnzimmer erwischt.

»Um ein Haar wäre es damals gar nicht aus gewesen. Stell dir das mal vor!«, hat mir meine Mom einmal gestanden. »Ich war drauf und dran zu sagen, *Ist nicht so schlimm!* Ich war so naiv. Er musste mich quasi dazu drängen, mit ihm Schluss zu machen.«

Mit 18 hatte sie ihr behütetes Zuhause am Panamakanal hinter sich gelassen, wo sie als Tochter eines cholerischen Schiffskapitäns und einer schwer depressiven Krankenschwester aufgewachsen war, und ging nach San Francisco. Eine rebellische Zeit, in der sie enge Freundschaften schloss, einen guten Job als medizinische Sekretärin fand – und irgendwann auch meinen Dad, der damals für eine Fred-Astaire-Tanzschule arbeitete. Er warb eine Immobilienmaklerin und ihre Mitbewohnerin – meine Mom – an, weil ihm das 20 Dollar Vermittlungsprämie von der Tanzschule einbrachte.

Sie hatten eine stürmische Romanze: Mein Dad, jung, albern und gutherzig, rebellierte gegen den Krieg und seine überhebliche Yankee-Familie. Und meine Mom, schon ein wenig reifer und gequält von der Ungewissheit, welche Rolle das Leben für sie wohl vorsah.

»Nach unserer ersten gemeinsamen Nacht wurde ich frühmorgens durch wildes Hupen geweckt«, erinnerte sie sich gerne. »Er sprang aus dem Bett, schmiss zwei Unterhosen und eine Zahnbürste in eine Papiertüte und erklärte mir, dass er jetzt zum Rafting nach Colorado fahre und in einer Woche wieder zurück sei. Ich hätte sofort aus diesem Bett steigen und für immer gehen sollen.«

Tat sie aber nicht. Sie heirateten standesamtlich. Sie hatten viel Spaß zusammen, waren aber sehr unterschiedlicher Ansicht darüber, was es bedeutete, »sein Leben in den Griff zu bekommen«. 1977 wurde ich geboren. Mein Dad arbeitete auf dem Bau, meine Mom weiter als medizinische Sekretärin, als sie sich 1982 grundsätzlich auf einen Lebensentwurf einigen konnten. Und so brachen wir eines Tages mit unserem Golf und einem kleinen Anhänger Richtung Osten auf – genauer nach Concord, zurück in die Arme der Familie, der mein Dad fünfzehn Jahre zuvor den Rücken zugekehrt hatte. Meine Großeltern überließen uns ein kleines Häuschen auf ihrem Anwesen, um uns dort ein neues Zuhause zu schaffen.

Meine Großeltern väterlicherseits sind Emersons, und Ralph Waldo Emerson ist mein Ururgroßvater. Es ist nicht gerade einfach, mit jemandem verwandt zu sein, der einen so großen Schatten wirft. Wie viele andere Mitglieder meiner großen Familie auch, bin ich immer noch auf der Suche nach einer Möglichkeit, aus diesem Schatten herauszutreten: Einerseits fasziniert er mich, doch im selben Moment stößt er mich ab. Besonders dieser Monolith der amerikanischen Literatur, sein Essay *Selbstvertrauen*: »*Vertraue dir selbst! Jedes Herz vibriert mit dieser eisernen Saite.*«

Auf der einen Seite ist dieser Kult-Essay ein Handbuch für Genies und Aufruf zu verschrobenem Individualismus. Auf der anderen Seite eine Anleitung zu ungehemmter Egozentrik und der Albtraum aller Eltern: »*Was ich tun muss, ist alles, was mich angeht, und nicht das, was die Leute denken.*«

»Die Leute« – so nennt uns Freddy, wenn er nicht mit uns einverstanden ist. »Benny, *die Leute* sagen, dass wir heute

Abend nicht fernsehen dürfen.« Auch die beiden stammen schließlich von Emerson ab – alles in allem ein weiterer, großer blinder Fleck.

Emerson lässt mich nicht aus seinen Fängen – eine neue Runde Chemotherapie, und schon stapfe ich wieder durch den Wald. *Nur ein kleiner Punkt*, lautet mein Mantra. Der große Augapfel rollt knirschend über den Waldweg, als ob mich das Wiederholen dieses kleinen Satzes ein wenig stärker an den sich drehenden Erdball binden würde. Aber ich muss auch daran denken, was in *Kreise,* meinem Lieblingsessay aus der Feder dieses berühmten Mannes, steht: *»Das Universum ist fließend und flüchtig.«* Ich habe ihn immer und immer wieder gelesen. *»Dauer ist nur ein Wort für Grade.«*

Ich versuche, beide Gedanken wie zwei kleine Magnete in Händen zu halten: seinen und meinen. *Ein kleiner Punkt* und *Das Universum ist fließend und flüchtig.* Sie stoßen sich gegenseitig ab. *Ein kleiner Punkt* bedeutet, sich ständig darum zu bemühen, die Dinge unter Kontrolle zu halten. *Das Universum ist fließend und flüchtig* ist zwar furchteinflößend, impliziert aber, dass es einfach Dinge gibt, die wir nicht kontrollieren können. Diese beiden Gedanken wirbeln herum, und ich kann sie nicht mehr voneinander trennen.

33 Jahre zuvor: Ich bin fünf Jahre alt und stehe zusammen mit meinen Cousinen an einem Hang. Es ist Emersons 100. Todestag, wir scharen uns um sein Grab und halten einen riesigen Kranz. Wir sind seine Ururenkel. Ein Journalist macht ein Foto von uns. Ich kann mich noch erinnern, wie schwer dieser Kranz war und wie beißend kalt mir die Frühlingsluft von Massachusetts um die Beine strich. Ich hatte mich geweigert, eine Strumpfhose zu tragen.

»Das Auge ist der erste Kreis, der Horizont, den es bildet, ist der zweite;«, schreibt Emerson zu Beginn seines Essays. Kreise – wie Zellen, Planeten, Familien, wie die flimmernden Lichtpunkte, die einem beim Aufwachen vor Augen tanzen.

Emerson schreibt: *»Unser Leben ist eine Lehrzeit für die Erkenntnis der Wahrheit, dass um jeden Kreis ein anderer gezogen werden kann; dass es in der Natur kein Ende gibt, sondern jedes Ende ein Anfang ist; dass auf jeder Mittagsstunde ein neuer Tag ersteht und dass unter jeder Tiefe sich noch eine tiefere Tiefe auftut.«*

Hier ist der kleine Punkt, hier die härteste Nuss. Hier ist das Loch der Musketenkugel, die Nacht, die die Gefühlswelt deines Kindes für immer prägen wird, da bist du, wie du dein Kind eng umschlungen hältst. Da ist der dunkle Teich mitten im Dickicht. Hier ist die Sonne, die direkt vor deinen Augen untergeht.

33 Jahre zuvor: Meine Mom wirft mir einen bösen Blick zu. *Du hättest die Strumpfhose anziehen sollen.* Nach der Zeremonie renne ich zusammen mit meinen Cousinen über den Friedhof. »Komm hierher«, zischt mir jemand zu. Es ist meine Cousine Bonnie, auch fünf Jahre alt. Sie hat ein Versteck für uns beide gefunden. Wir kauern hinter einem Grabstein. »Wenn sie uns hier finden, dann werden wir uns totlachen«, flüstert sie – klingt nach der besten Idee, die ich jemals gehört habe.

15. Rasur

Meine Haare fallen mir ungleichmäßig aus, es ist ein nicht einmal annähernd hübscher Anblick.

»So fühlst du dich nicht wohl, oder?«, fragt mich Tita. »Ich denke, ein krasser Sinead O'Connor-Look wäre jetzt genau das Richtige für dich.«

Meine erste offizielle Rasur verpasst mir John mit seiner elektrischen Haarschneidemaschine auf der Veranda, wo ich sonst den Jungs immer die Haare schneide. »Jetzt streck dein Kinn nach oben und versuche, nicht tief einzuatmen oder so etwas.«

»Kein Problem«, antworte ich. »Ich habe schon seit Jahren nicht mehr tief durchgeatmet.«

16. Leeres Meer

Während der Chemotherapie finden sie bei mir keine Venen mehr. Es ist eine Nebenwirkung der Medikamente, alles, was mit ihnen in Kontakt kommt, verschmort. Aber Dr. Cavanaugh ist immer noch dagegen, mir einen Port zu legen: »Ich will nicht, dass Ihr Immunsystem zurzeit von irgendetwas, was nicht unbedingt nötig ist, durcheinandergebracht wird.«

»Es ist, wie in einem großen, leeren Meer zu fischen«, seufzt eine der Krankenschwestern, während sie meinen Arm mit einem Hightech-Venenfinder untersucht. Ich starre aus dem Fenster. »Hier ist absolut nichts. Es tut mir leid, aber ich kann beim besten Willen keine Vene finden.«

Unweit des Behandlungsbereichs ist eine Dachterrasse mit ein paar Tischen, bequemen Sesseln und riesigen, üppig bepflanzten Blumenkübeln. Eine Familie ist gerade dabei, ihr Picknick vom Imbiss auszupacken.

»Kann ich mich ein wenig nach draußen setzen, wenn die Infusion läuft?«, frage ich die Schwester. »Die Sonne würde mir guttun.«

Im Brustkrebszentrum ist es immer kühl, und man lernt schnell, dass man das Angebot einer angewärmten Decke niemals ausschlagen sollte. Wahrscheinlich sind die Decken sogar das Beste an dem Laden.

»Nein«, antwortet sie. »Es tut mir leid. Patienten dürfen da nicht raus. Nur Familienmitglieder. Lächerlich, nicht wahr?«

Eines der Kinder auf der Terrasse bricht seine Pommes in kleine Stücke und wirft sie über die Brüstung. Die Mom hat den Kleinen auf ihrem Schoß sitzen, bemerkt es aber nicht. Sie spricht aufgeregt in ihr Handy und hat den Blick starr auf uns Patienten im Behandlungsbereich gerichtet. Da schaut die Oma des Kleinen auf und entdeckt, was er treibt. Sie lächelt und applaudiert jedes Mal, wenn ein Stück über das Geländer fliegt.

Immer wenn ich Chemo bekomme, kann ich meine Mitte nicht mehr finden. Es fühlt sich an wie ein riesiges, leeres Meer.

17. Feueralarm

»Was machen sie mit dir bei der Chemotherapie?«, fragt mich Benny, als ich mit den Jungs vor der Schule noch eine Runde im Bett kuschle. Jeden Morgen kommen die beiden aus dem Kinderzimmer angerannt und krabbeln zu mir ins Bett, um ausgiebig mit mir zu schmusen, während John unter der Dusche ist. Freddy will, dass ich mit dem Finger Bilder auf seinen Rücken zeichne, die er dann erkennen soll. Benny imitiert jeden Morgen Babytiere, die ich erraten muss.

Heute schnüffelt er mit gekräuselter Nase, wackelt mit dem Po und macht zarte, jaulende Geräusche. »Ein Babywüstenfuchs«, tippe ich. »Bravo, Mom«, ruft Benny.

Kleine Randbemerkung: Ich bin deutlich im Vorteil. Auch die letzten sechs Tage war er schon ein Wüstenfuchs.

»Sie setzen mich in einen Stuhl und geben mir Medizin«, erzähle ich ihnen und fahre mit meinen Fingern über Freddys Rücken. »Es ist wirklich nicht schlimm.«

Die Jungs mögen die Chemo-Tage nicht. Morgens, bevor sie das Haus verlassen, bin ich einigermaßen normal und kann ihnen mit dem Frühstück und allem anderen helfen. Wenn sie von der Schule nach Hause kommen, bin ich blass, unleidlich und will meine Ruhe.

»Ich würde abhauen«, meint Freddy. »Ich würde Benny sagen, er soll den Feueralarm auslösen, und dann würde ich heimlich weglaufen.«

»Aber ich will die Medizin«, entgegne ich. »So wie damals, als wir die Medizin wollten, damit sie dir mit deinem Diabetes hilft.«

»Ach, das vergesse ich immer«, seufzt Freddy. Gerade habe ich einen Heißluftballon auf seinem Rücken fertig gezeichnet. »Ist es vielleicht ein Herz? Ich meine nicht das Symbol, sondern ein richtiges Menschenherz mit Venen, die rein- und rausgehen?«

»Nein. Aber ich finde deinen Vorschlag besser«, sage ich, und lösche mit meinen Fingerspitzen das Bild von der Tafel aus weicher Haut.

18. Patientenverfügung

Mehr denn je habe ich das Gefühl, mich in einer verdächtigen Gegend aufzuhalten: Was wohl Montaigne davon halten würde, ein Testament, eine Patientenverfügung oder eine Gesundheitsversorgungsvollmacht zu unterschreiben – was er wohl halten würde von den Notaren und ihren Stempeln, dem Geruch von frisch gebrühtem Kaffee, den Dokumenten und den Kopien von den Kopien von den Kopien, den neuen Kugelschreibern, die quer über dem Tisch im Konferenzraum verstreut liegen?

John und ich fahren mit dem Aufzug in den 19. Stock des Gebäudes, in dem John einmal als Rechtsanwalt gearbeitet hat. Ich trage ein Sommerkleid, aber plötzlich friere ich und hätte gerne einen Pullover. Unser guter Freund Adam – er hat sich auf Vermögensverwaltung spezialisiert und betreut normalerweise wesentlich wohlhabendere Kunden – arbeitet für die Kanzlei und erwartet uns schon vor der Lifttür.

Mit Adam und seiner Frau Melissa sind wir so gut befreundet, dass wir sie sogar als potentiellen Vormund für unsere Kinder bestimmt haben. Ihre Kinder sind die besten Freunde unserer Kinder. Ich bin mit Adam und Melissa zur Uni gegangen. John und Adam haben später zusammen das Jurastudium durchgezogen, unsere vier Jungs sind ungefähr gleich alt, und wir wohnen nur einen Steinwurf voneinander entfernt. Wir fahren zusammen in den Urlaub, machen samstags gemeinsame Kochabende und versorgen, umarmen und schimpfen die Kinder der jeweils anderen, als wären es die eigenen.

»Oje«, sagt Adam, als er uns sieht. »Hallo. Tut mir leid, dass ihr hier sein müsst.«

»Jeder mit ein wenig Glück und Grips kommt irgendwann hierher«, kontert John.

Adams Assistentin bringt stapelweise Ausdrucke, und als sie damit fertig ist, machen wir es uns in den behaglichen Bürostühlen bequem. »Möchten Sie vielleicht eine Diät-Cola oder irgendetwas anderes?«, fragt sie uns. Aber wir brauchen nichts.

»Gibt es eigentlich Leute, die richtig verrückte Sachen in ihr Testament schreiben«, frage ich Adam, während alles sortiert wird, »und ihr Vermögen etwa ihrem Hund oder einer Bedienung vermachen? Oder es auf einer einsamen Insel vergraben?«

»Yup«, antwortet Adam knapp. Mehr ist nicht aus ihm herauszubekommen. Adam kennt die bestgehüteten Geheimnisse der Stadt und würde sich eher die Zunge abbeißen, als eines zu verraten – nicht einmal nach einem Glas zu viel plaudert er.

Adam und Melissa haben beide Kurse in literarischem Schreiben belegt, aber ich habe Zweifel an Adams schriftstellerischen Instinkten.

»Ich könnte auf das ganze Drama rund um diesen Job verzichten«, gestand er mir einmal auf einer Party. »Die Fehden, die unehelichen Kinder, die verschmähten Ex-Frauen und die Zwanzigjährigen, die plötzlich ein riesiges Vermögen erben. Ich versuche das alles zu verdrängen.«

»Bist du verrückt?«, antwortete ich. »Ich würde mir jedes

Mal Notizen machen. Ich würde Melissa jeden Abend damit unterhalten und Millionen scheffeln mit einem seichten, pikanten Bestseller nach dem anderen.«

»Na ja. Ich denke, du würdest als Rechtsanwalt nicht sehr lange durchhalten«, meinte Adam.

Wir gehen die Unterlagen zusammen durch, doch bevor wir unterschreiben, muss uns Adam mit ein paar schwierigen Fragen konfrontieren. Der düsterste Multiple Choice Test, den die Welt je gesehen hat. »Du musst jeweils eine der Optionen wählen«, liest Adam vor: *Ich möchte SOWOHL künstliche Flüssigkeitsversorgung ALS AUCH künstliche Ernährung. Ich möchte NUR künstliche Flüssigkeitsversorgung UND KEINE künstliche Ernährung (beispielsweise über Sonden). Ich möchte WEDER künstliche Flüssigkeitsversorgung NOCH künstliche Ernährung.*

Ich wähle, und Adam liest die nächste Frage vor mit dieser ruhigen Stimme, als würde er fragen: *Wollt ihr Wein oder Bier?*

Falls ich einwilligungsunfähig bin, KÖNNEN meine medizinischen Betreuer lebensverlängernde Maßnahmen unterlassen oder abbrechen, oder MÜSSEN sie diese unterlassen oder abbrechen.

Ich schaue mit einem leichten Nicken zu John und setze einen Haken unter MÜSSEN. KÖNNEN oder MÜSSEN? Eines liegt in jedem Fall auf der Hand: Es bringt die Sache nicht auf den Punkt.

Montaigne fragt: »*Woher kommt es, dass unsere Landessprache, deren wir uns bei allen anderen Gelegenheiten so bequem bedienen können, bei Verträgen und Testamenten dunkel und unverständlich wird.*«

Ich erahne die Antwort. Ich bin sicher, dass auch Montaigne sie erahnt hat, als er sich länger mit all diesen Gedanken befasste – dem Tennisball, der durch die kühle Morgenluft zischte, den Köpfen, die sich immerfort herumdrehen. Es verhält sich damit genauso wie mit dem makellosen Konferenzraum, den Papierstapeln, dem Kaffee, dem Notar, den Zeugen oder Adam mit seiner Krawatte.

> *Ich, NINA ELLEN RIGGS, die Erblasserin, unterschreibe diese Urkunde nach ordnungsgemäßer Vereidigung und erkläre hiermit dem untenstehenden Bevollmächtigten, dass diese Urkunde mein letzter Wille und Testament ist, dass ich sie willentlich unterschreibe, älter als 18 Jahre bin sowie Aussageinhalt und Zweck freiwillig, im Vollbesitz meiner geistigen Kräfte sowie ohne Zwang oder Vortäuschung falscher Tatsachen verfasst habe.*

Acht Stunden später sickert die Bedeutung dieser Worte in unserer ganz selbstverständlichen Sprache zu mir durch. Die Küche liegt im Dunkeln, die Kinder schlafen. Ich ziehe mich neben dem Bett aus, suche nach dem Haken mit dem Nachthemd, betaste den Knoten, der sich genau über der Brustwarze hart durch die Haut drückt, starre mich im Spiegel an. *Ich bin weg. Das sagen diese Worte. Ich war da – genau hier – siehst du die Tinte, das geschwungene N meines Namens –, und jetzt bin ich nicht mehr da und hinterlasse dir, meinem Gatten, JOHN A DUBERSTEIN, alles, weil du mich überlebt hast.*

19. Im Dunkeln

Ein warmer Sommerabend. Party auf der Veranda – Kerzenlicht, auf dem Tisch nur noch eine gute Flasche Wein, die Kindermeute spielt im Garten Dart.

Später, die Teller sind längst angetrocknet, John zerrt mir gerade das Shirt über den Kopf, als Freddy plötzlich in der Türe steht und meint, dass da irgendetwas »Unheimliches« über seinem Bett sei. Ich sehe gerade noch, wie eine Fledermaus vom Kinderzimmer ins Treppenhaus flattert – wahrscheinlich war das Fliegengitter nicht ganz geschlossen.

Mich lässt das Gefühl nicht los, dass diese Fledermaus verrückt sein muss, ausgerechnet an diesem lauten Abend hereinzukommen – und sich dann mühsam durch die Vorhänge, Jalousien und Fliegengitter zu arbeiten, um nach oben zu gelangen.

Nach einer chaotischen Jagd haben wir sie in den Windfang getrieben, doch dann entwischt sie in das undurchdringliche Durcheinander unseres Zuhauses. Sie könnte sich in jedem Schrank, Handtuchstapel oder Werkzeugkasten versteckt haben.

Stundenlang halten John und ich im dämmrigen, später stockdunklen Garten Wache. Ich habe mich mit einem Rechen bewaffnet und versuche im beleuchteten Hauseingang ein Flattern, einen braunen Fleck, das Aufschimmern von Gewissheit zu erspähen.

Im dunklen Rasen sitzt ein unruhiges Publikum, Grillen und Zikaden pfeifen rastlos um die Wette. Nachts ist die Zeit der Insekten. Noch mehr Fledermäuse machen sich von ihren Schlafplätzen in Bäumen und Kaminen auf und beginnen ihre Ortungsflüge und Ultraschallrufe: ein neutrales, hohles Geräusch, das nicht nach einem Säugetier klingt, das Geräusch eines Gedankens, ein Geräusch, das dich darum bittet, die Nacht als Ganzes bestehen zu lassen; das Klappern einer Schlange, nur viel langsamer, ein Fahrrad im Leerlauf, das bergab rollt, ein unsichtbares Kind, das einen Stock an einem Lattenzaun entlangschleift, das Schlaflied, das ich mir in unzähligen schlaflosen Nächten für Benny ausdachte, als er ein Baby war:

Die Fahne macht flap, flap flap,
der Ventilator macht summ, summ, summ,
die Lichtschalter machen klick, klick, klack,
klick, klick, klack.

Ich habe dieses Lied nie besonders zart oder anmutig gesungen, dafür aber voller Überzeugung.

20. Noch mehr Steroide

Ich habe den Windfang neu tapeziert und die Arbeitsgeräte sowie die Werkzeugwand im Schuppen neu sortiert. Ich habe im Garten neben der neuen Terrasse eine Feuerschale aufgestellt. Und einen Sitzplatz mit Kiesbelag angelegt. Ich habe Kräuter, Paprika und Kürbis gepflanzt. Außerdem drei neue Hortensien, eine Gardenie und einen Japanischen Ahorn. Ich habe ein Rankgitter aufgebaut und eine Clematis eingesetzt. Und neben der Weiden-Eiche ein paar Schattenpflanzen. Blumenkästen voll mit Geranien. Ich habe einen Schaukelstuhl zusammengeschraubt und 15 Säcke mit Rindenmulch verteilt. Und ich höre nur deswegen auf, weil ich dem Kassierer im Gartencenter nicht mehr über den Weg laufen will. »Schön, dass Sie wieder da sind, Nina«, begrüßt er mich jedes Mal, wenn ich durch das Eingangstor laufe. Er kennt meinen Namen von meiner EC-Karte. Und ich kenne seinen vom Namensschild. »Hi, Clark«, murmle ich und meide seinen Blick.

Jeden Tag, wenn John von der Arbeit nach Hause kommt, schleife ich ihn hinaus in den Garten und strahle ihn erwartungsvoll an. »Bitte, hör damit auf«, sagt er. »Es ist wunderschön, aber du musst mal eine Pause einlegen.«

»Zwing mich doch«, sage ich trotzig. Tränen fließen sturzbachartig über mein Gesicht.

»Hast du den Schaukelstuhl schon getestet?«, fragt mich John und umarmt mich.

Abends bleibe ich lange wach, um Montaignes Essays und Gartentipps auf Pinterest zu lesen. Außerdem Bücher über Krebs: *9 Wege in ein krebsfreies Leben. Wahre Geschichten von geheilten Menschen*, die beeindruckenden Memoiren von Paul Kalanithi, Claudia Emersons brutalen Gedichtband *Late Wife*. Und *Tschernobyl. Eine Chronik der Zukunft* von Swetlana Alexijewitsch, weil ich es einfach nicht aus der Hand legen kann – auch wenn es unser Lesekreis als zu düster abgelehnt hat. Stattdessen haben wir uns auf *Das geraubte Leben des Waisen Jun Do* von Adam Johnson geeinigt, und so lese ich weiter, bis spät in die Nacht.

21. Lesekreis

Seit Jahren hält meine Mom einmal im Monat einen Lesekreis bei sich zu Hause ab. Sie hat es gern, wenn sie nicht rausmuss. Zu dem Kreis gehören sie und drei ihrer besten Freundinnen: Linda, Anne und Teresa. Außerdem Tita und ich. Meine Mom sitzt immer in dem riesigen Ledersessel im Wohnzimmer, doch Appetit hat sie keinen. Sie nimmt an einer Studie mit einem neuen Medikament teil, und davon ist ihr oft übel. Nichtsdestotrotz legt sie immer noch Wert auf ihre Kleidung, ist fröhlich und hat Lust auf ein oder zwei Gläser Wein. Der Rest von uns sitzt auf der Couch und isst kleine Kanapées mit Räucherlachs und Salat.

»Es war wirklich die richtige Entscheidung, *Das geraubte Leben des Waisen Jun Do* zu lesen statt irgendwas Düsterem«, witzelt Tita. »Gibt es vielleicht etwas ähnlich Erbauliches wie *Schindlers Liste*, das wir als Nächstes angehen könnten?«

»Ach, komm schon«, sagt meine Mom. »Warum haben alle solche Angst vor dem Dunkeln?« Sie meint das nicht nur als Witz.

»Vielleicht haben wir gar keine«, sage ich. »Vielleicht haben wir nur das Gefühl, dass wir Angst davor haben sollten.« Doch ich spüre, dass nicht alle einverstanden sind.

»Die lustigsten Gespräche haben wir meist dann, wenn wir die schrecklichen seichten Bücher zerlegen«, wirft Linda ein.

»Stimmt«, antwortet Anne, die einen ähnlichen Geschmack wie ich hat. »Bei den schönen, tiefsinnigen ist es fast so, als würden sie einem den Mund verbieten. Aber für mich geht das in Ordnung.«

»Für mich auch«, sagt Teresa, die anspruchsvolle Sachbücher zu historischen Themen liebt.

»Ich weiß nicht so recht«, wirft Linda ein. »Grundsätzlich stehe ich schweren Themen schon offen gegenüber, aber was ich nicht haben kann, sind grausame Szenen mit Tieren. Keine gequälten Hunde oder Pferde, bitte. Da ist für mich die Grenze.«

»Ganz deiner Meinung«, stimmt Tita zu. Wir nicken alle.

»Es ist schon seltsam, oder?«, meint meine Mom. »Gefolterte Männer, vergewaltigte Teenager, sterbende Mütter: Alles kein Problem. Aber bei einem halb verhungerten Hund: Keine Chance!«

Wir einigen uns für den nächsten Monat auf *Factory Man*, ein Buch über den Niedergang der Möbelindustrie in Virginia.

22. *Zwei verrückte Tiger*

Zwei Nächte vor den Kontrolluntersuchungen nach der Chemo habe ich einen Traum, der mich sogar noch am nächsten Tag nicht loslässt:

Ich liege in einem abgedunkelten Ultraschallraum, von oben bis unten mit Ultraschallgel beschmiert. Ein Lagerungskissen aus Schaumstoff stützt meine rechte Körperhälfte, meinen Arm halte ich verdreht nach oben abgewinkelt. Wie ein kleiner Junge, der mit seinen Matchboxautos spielt, lässt der Arzt den Ultraschallkopf über meinen Brustkorb und in meine Achselhöhle rasen. Ich schaue auf den Bildschirm, auf dem ich normalerweise nur eine fremdartige Welt voller gespenstischer Schatten erkennen kann, die angeblich mein Innenleben darstellt – stattdessen aber sehe ich zwei Tiger, die in meiner Brust entlangschreiten.

Dieser Anblick ist mir nicht völlig fremd. In Greensboro leben in der Tat zwei Tiger. Zwei beeindruckende, etwa 180 Kilo schwere Tiger, halb bengalisch, halb sibirisch, die von irgendwoher gerettet wurden – vielleicht stammen sie von Zirkustigern ab – und jetzt in einem Gehege in den Wäldern neben der Lawndale Avenue am Naturwissenschaftszentrum hausen.

Verrückte Tiger, nannte sie einer meiner Jungs immer.

Vieles an den Tigern ist faszinierend, einiges aber auch beunruhigend: wie sie ihren Blick auf die Räder der Kinderwagen und die vor dem Zaun herumtollenden Kleinkinder heften; die Lautstärke, mit der sie beide brüllen, wenn das Männchen das Weibchen besteigt (was ziemlich häufig vorkommt); dass ihr Gehege so nah an die beschauliche Vorortsiedlung grenzt; dass das Weibchen ununterbrochen von ihrem Aussichtsfelsen herabspäht, während das Männchen im Schatten ein Nickerchen hält; sowie die Tatsache, dass einen an manchen Stellen nur ein Zaun von ihnen trennt, der nicht höher ist als der des Baseballfelds an der Grundschule.

Doch am befremdlichsten finde ich den Gang dieser *verrückten Tiger*. Dieses verhaltene, zwanghafte, nervöse Herumtigern, wie Hunde während eines nächtlichen Gewitters und wie manche Menschen während einer schlaflosen Nacht vor einer wichtigen Untersuchung.

Die Wärter erklären sich das Hin- und Herschleichen der Tiger mit deren Sehnsucht nach Menschenkontakt – beide wurden mit der Flasche aufgezogen und vermissen angeblich menschliche Nähe. Daher hielten sie sich auch so gerne am Zaun ihres Geheges auf. Denn da stehen ja die Leute.

Ich weiß nicht recht. Stimmt das? Für mich sieht es vielmehr so aus, als wären sie wahnsinnig geworden. Jahrzehnte bevor bei der Lyrikerin Jorie Graham Brustkrebs diagnostiziert wurde, schrieb sie über den heißen, trockenen Scirocco in Italien:

Wer ist
der fahrige Geist
dieser Welt,
der es nicht lassen kann,
immer und immer wieder
durchzusehen,
was er längst kennt

Vielleicht handelt es sich nicht um Wahnsinn im eigentlichen Sinn. Vielleicht ist es einfach nur eine Reaktion darauf, keinen Kontakt mehr mit Menschen haben zu dürfen. Oder eine Reaktion auf ganz andere Dinge wie Untersuchungsergebnisse, Behandlungspläne oder die Zukunft.

Die verrückten Katzen schleichen also in meiner Brust auf und ab. Gestern machte ich kurz vor einem Regenschauer mit einer guten Freundin einen gemütlichen Spaziergang, vorbei an prächtig blühenden Gärten. Innerhalb eines Jahres hat sie beide Eltern verloren, und kürzlich ist ihr Hund gestorben. Da kam mir der Traum wieder in den Sinn. Auf einmal dachte ich: *Hier in den Wäldern gibt es Tiger, die nicht ganz dicht sind, aber das ist nun einmal der Ort, an dem wir leben.*

STADIUM ZWEI

1. *Grau wie die Trauer*

Der erste Ultraschall meines Lebens: Ich bin in der 16. Woche schwanger. Ein abgedunkelter Raum, John an meiner Seite. Wir starren auf den Bildschirm. Dann kommt ein Arzt aus einem anderen Zimmer, und noch einer. Wir beobachten, wie sie unermüdlich in das graue Meer meines Leibs eintauchen und darin auf unseren heranwachsenden Jungen stoßen. Sein Rückgrat wölbt sich wie Treibholz, sein Herz pocht lautstark. Noch nie haben wir etwas so Seltsames gesehen. Wir können den Blick nicht von dem Bildschirm, dem grauen Meer wenden. Von ihm.

Aber sie machen zu viele Bilder. Zu viele Messungen. Seine Füße. Seine Beine. Sein Gehirn. Sein Herz. Und wieder seine Füße. Niemand sagt ein Wort, bis plötzlich jemand bemerkt: »Nun, vermutlich ahnen Sie inzwischen, dass etwas nicht stimmt.«

Wir tun es nicht wirklich, doch so langsam kommt uns der Gedanke, dass etwas nicht stimmt. Wir waren noch nie zuvor hier. Ich erinnere mich plötzlich, wie wir mit unserem alten Hund Zilch zum ersten Mal ans Meer fuhren.

Er sprang ins Freie und stürzte auf den Strand zu. Er zog Kreise im Sand, schnüffelte an den scharf riechenden Überresten der Flut, am Seetang, an den verfaulenden Krebsschalen und der getrockneten schwarzen Eikapsel eines Rochens.

Schließlich erreichte er das Ufer. Es war gerade Ebbe, das Wasser plätscherte sanft über den Sand. Als das Meerwasser die feuchte Hundeschnauze berührte, erstarrte Zilch, als merke er erst jetzt, dass er es hier nicht mit seinem Wassernapf im Hinterhof zu tun hatte.

Wir beobachteten, wie er die Vorderpfoten in den Sand stemmte, dann wachsam den Kopf hob, um seine Umgebung zu mustern – das Meer, das sich in alle Richtungen ausbreitete, so gewaltig und unergründlich wie der Schlaf oder eine schlechte Nachricht.

Zilch wich ein paar Schritte zurück, blieb stehen und knurrte. Die Welt war sogar noch seltsamer als zuvor. Ein grauer Schatten, grau wie die Trauer, legte sich über seine Augen. Dann fing eine niedrig fliegende Möwe seinen Blick, und er jagte ihr hinterher.

Talipes equinovarus, erklären sie uns im Anschluss an die Ultraschalluntersuchung – Klumpfuß. Das hört sich an wie etwas aus dem finsteren Mittelalter. Mein Gehirn durchforstet den *Beowulf*.

Idiopathisch, sagen sie. Klingt wie der Narr aus einem shakespeareschen Drama, doch wie sich herausstellt, ist es eine gute Nachricht: nicht Teil eines größeren beängstigenderen Problems. Es geht nur um den Fuß. Den rechten Fuß.

Das ist kein Weltuntergang, doch der Boden schwankt. Alles ist seltsamer als zuvor. *Wird er gehen können?* Sie faseln etwas von Chirurgen und Eingipsen und Stützapparaten, davon, seine Achillessehne kurz nach der Geburt zu verlängern. Dabei haben wir gerade erst erfahren, dass er ein Junge ist. *Reparabel*, wiederholen sie ständig.

Als wir später wieder zu Hause sind, verbietet mir John,

mich gleich auf Google zu stürzen. Doch er erklärt sich bereit, mir eine Liste der Personen vorzulesen, die mit einem Klumpfuß geboren wurden. Wie sich herausstellt, handelt es sich nicht nur um undurchsichtige, menschenverachtende Diktatoren. Es sind auch Sportler darunter: Troy Aikman. Kristi Yamaguchi. Mia Hamm. Freddy Sanchez von den Pittsburgh Pirates, Johns Team, der 2006 als bester Batter ausgezeichnet wurde und nach dem die Umrisse auf dem Ultraschallbild bald benannt werden sollten, die acht Jahre später trotz Klumpfuß, Eingipsen und Stützapparaten auf dem Baseballfeld eine Runde nach der anderen ziehen.

Heute, bei der Untersuchung nach der Chemotherapie, liege ich wieder auf dem Behandlungstisch. Die Situation erinnert mich stark an meinen düsteren Traum, also erzähle ich der Radiologin von den Tigern.

»Hmmmm – zwei Tiger?«, bemerkt sie. Sie misst und macht Aufnahmen – klickt auf der Tastatur herum. Und misst wieder. Es sind zu viele Bilder.

»Nun, ich kann leider nicht behaupten, dass mir gefällt, was ich sehe«, sagt sie schließlich.

Ein Schatten. Grau wie die Trauer.

Der Tumor ist immer noch da, er ist nicht kleiner geworden. Er ist sogar größer, als sie zunächst angenommen hatten. Er scheint sich in alle Richtungen auszubreiten. Außerdem ist ein weiterer Tumor ein paar Zentimeter vom ersten entfernt aufgetaucht, irgendwo aus der Tiefe, war vorher nicht erkennbar gewesen.

Der zweite Tiger.

»Wir müssen weitere Tests machen«, erklärt sie.

Der Boden schwankt, wie damals. Ich schicke John eine

SMS ins Wartezimmer und weiß, dass auch der Boden unter seinen Füßen ins Wanken gerät. Alles ist seltsamer als zuvor.

Zilch und das Meer wurden nie wirklich Freunde. Er war klein, kleiner als die Wellen – ein Beagle-Corgi-Mix, vorne niedriger als hinten. Doch später an jenem Nachmittag jagte er einen Moment lang eine Möwe hinaus aufs Meer, ohne den Blick auf das Wasser, das seine Beine umspülte, zu senken.

2. *Okkulter Tumor*

Das Duke Aesthetic Center, in dem sich die Praxis meines Brustchirurgen befindet, ist sehr modern – versteckt hinter zwei sanft geschwungenen Hügeln, die in ihrer Form an das perfekte Paar Brüste erinnern. Die gesamte Anlage ist neu und so unwirklich schön, dass es mich sehr an den Film *Die Truman Show* erinnert. Wir sind etwas spät dran für meinen Termin, und es scheint fast so, als hätten die Gärtner diesen Aufschub genutzt, um schnell noch ein paar Buchsbäume einzupflanzen, während wir den Weg zur Praxis suchen.

Das Wartezimmer ist ruhig und gemütlich. Zwei Frauen blättern in Zeitschriften. Sie schweigen, blicken nicht auf und werden auch nicht aufgerufen. Sie sehen verdächtig nach Statisten aus. Später erklärt mir die Arzthelferin, dass die Frauen eine Brustvergrößerung wollen. Sie kommen nach den Krebspatienten dran.

Als der Chirurg das Untersuchungszimmer betritt, sagt er: »Da haben Sie uns aber eine böse Überraschung beschert, junge Dame.« Der neue Tumor ist bösartig, und Chirurgen lasten dies gerne ihren Patienten an. »Wir müssen jetzt eine Mastektomie statt einer Lumpektomie vornehmen. Es liegt ganz an Ihnen, ob sie beidseitig erfolgen soll.«

Montaigne vertritt Platons Auffassung, dass Ärzte im Idealfall all die Krankheiten, die sie zu heilen versuchen, am eigenen Leib erleben sollten: *»Es ist billig, dass er sich krätzig mache, wenn er die Krätze heilen will.«* Das klingt leicht verschroben, aber er hatte immer wieder mit Nierensteinen zu kämpfen, und ich kann mir vorstellen, dass man dadurch anfällig für Verschrobenheit wird.

Ich frage den Chirurgen, ob er zu einer beidseitigen Mastektomie raten würde, wenn ich seine Frau wäre. Die Frage, die man immer in einer solchen Situation stellen sollte. Er weicht aus.

»Das ist von Fall zu Fall unterschiedlich«, erwidert er. Er erklärt uns, dass die beiden Tumoren die Form einer Hantel haben, wobei jeder von ihnen eines der Gewichte an den Enden der Hantel ist. Und dass sich zwischen ihnen ein vier Zentimeter langer Knoten aus Krebsgewebe befindet – zumindest sieht es so aus, eine hundertprozentige Gewissheit gibt es nicht. Er bezeichnet diese neue Geschwulst als *okkulten Tumor* – er war beim vorherigen Screening nicht erkennbar gewesen.

Ich gewinne langsam den Eindruck, dass die Ärzte hier im Aesthetic Center einen leichten Hang zum Dramatischen haben.

»Mit dieser Wendung habe ich wirklich nicht gerechnet«, bemerkt er ernst, wobei in seiner Stimme etwas Aufregung mitschwingt.

Unwillkürlich denke ich an einen Chirurgen, von dem mir einst eine der Chemo-Schwestern berichtete. Sie hatte in den 1970er und frühen 1980er Jahren in der Strahlentherapie gearbeitet und Einsicht in sämtliche Patientenakten gehabt. Der Arzt empfahl all seinen Patientinnen eine radikale Mastektomie – eine entstellende OP, bei der nicht nur das gesamte Brustgewebe, sondern auch der darunter liegende Brustmuskel entfernt wird.

Auch wenn diese Form der Mastektomie jahrzehntelang die übliche Praxis gewesen war, wurde die traumatisierende Prozedur Mitte der 1970er Jahre dank des medizinischen Fortschritts immer unbeliebter. Doch dieser Arzt empfahl weiterhin die radikale Brustentfernung – bis zu jenem Tag, an dem bei seiner Frau Brustkrebs diagnostiziert wurde.

»Nicht bei ihr«, sagte die Schwester. »Und er führte seine erste einfache Mastektomie durch.«

Als John und ich das Gebäude verlassen, ist der Parkplatz immer noch leer. Und ich kann auf dem großen Schild beim Eingang den Namen keiner einzigen weiteren Praxis entziffern – zu tief sind die Schatten. John tritt kräftig aufs Gaspedal, als wir von der Zufahrt auf den leeren Weg einbiegen. Ich bin mir nicht sicher – fliehen wir vor dieser neuen, dunklen Magie, oder lassen wir uns auf das Okkulte ein?

3. Stimmen aus der Dunkelheit

Apropos Dunkelheit: Es ist nach Mitternacht, und wir liegen im Bett. »Ich kann es nicht erwarten, dass alles wieder normal wird«, sagt John auf einmal auf seiner Seite des Bettes.

Ich weiß nicht, was ich darauf antworten soll. Mir war nicht bewusst gewesen, wie sehr ich mittlerweile von dem Gedanken beherrscht werde, dass wir uns trotz allem irgendwie vorwärts bewegen und es durchaus sinnvoll ist, dass wir mit alldem zurechtkommen.

»Ich kann es nicht ertragen, dass du das sagst«, bemerke ich nach kurzem Schweigen, obwohl ich weiß, dass er nicht versucht, Streit vom Zaun zu brechen. »Wenn du das denkst, stellt das mein ganzes Leben infrage. Ich muss diese Tage genauso lieben, wie ich jeden anderen Tag liebe. Vielleicht gibt es künftig kein *normal* mehr.«

Er ist verärgert. Ich spüre die kalten Ziegelsteine einer unsichtbaren Wand, die sich zwischen uns aufbaut. Ich wende mich dem Fenster zu. Ein schwerer orangefarbener Dunstschleier hat sich über die Bäume gelegt. Draußen ist es nicht so dunkel, wie es sein sollte.

»Ich glaube dir nicht«, sagt er. »Ich glaube nicht, dass du ehrlich bist.« Es ist genau dieselbe Tonlage wie damals, als ich ihm erklärte, dass ich ihn für einen lausigen Vater hielt. Oder dass ich, was auch immer geschehen mochte, vermutlich nie Spaß daran haben würde, ein Hockeyspiel anzuschauen. Wut, die aus Kränkung entsteht. »Ich glaube eher, dass du gerade irgendeine verdammt abgefahrene Phase des Nicht-Wahrhaben-Wollens durchlebst, wenn du dir einredest, diese Tage seien angenehm.«

»Diese Tage sind einfach Tage«, erwidere ich ruhig, auch wenn ich innerlich koche. »Wir entscheiden, wie wir sie verbringen. Gute Nacht.«

Gegen vier Uhr morgens spüre ich seine Hand auf meinem Rücken. »Ich habe solche Angst, dass es mir die Kehle zuschnürt«, flüstert er.

»Ich weiß«, erwidere ich und rücke etwas näher an ihn heran, das Gesicht immer noch dem Fenster zugewandt. »Mir geht's genauso.«

Montaigne: *»Ich lerne daraus, meinen Gang überhaupt vorsichtiger einzurichten und aufmerksamer zu gehen.«*

Er glaubt auch an lautstarke Streitgespräche vor dem Abendessen und daran, Kinder nur vor dem Einschlafen zu zeugen. Wir machen alles falsch.

4. Sag »bitte«

Meine Kinder finden, dass ich von dem Wort »bitte« besessen bin. *Warum ist es so wichtig*, meckern sie, *was ist daran so besonders?* Eines Abends schreibe ich eine Liste für sie. Sie werden sie vermutlich die nächsten zwanzig oder dreißig Jahre nicht verstehen, aber ich versuche, es trotzdem in Worte zu fassen:

Weil ihr feststellen werdet, dass die Frucht vom Baum fällt, aber selten in euren Mund.

Weil der Wasserhahn im Bad klemmt und »bitte« die stärkere Hand unterstützt.

Weil sich in Sommernächten der Himmel wie ein Laken über die Bäume breitet, Stürme uns Tornados aus dem Süden schicken, die Weiden-Eiche im Garten hinter dem Haus ein Ungeheuer ist und wir jeden Abend zu ihren Füßen liegen. Weil wir euch nie beigebracht haben, wie man zu Gott betet.

Weil ihr nachts durstig seid.

Weil eure Kinder irgendwann auf der anderen Seite der Wand noch lange nach dem Zubettgehen in der Dunkelheit kichern werden.

Weil ich gerade jetzt durchs offene Fenster das junge Ehepaar von nebenan hören kann, wie sie im Schein der Lampen hinter dem Haus eine Terrasse anlegen. Sie knien nebeneinander im Garten und beraten, wie sie die Steinplatten verlegen sollen. Die Platten, die sie einander reichen, sind schwer und seltsam geformt. Jede einzelne muss waagerecht und auf einer Höhe mit den anderen ausgerichtet werden. Sie klopfen, rücken und reden ihnen so lange gut zu, bis sie sich einpassen. Dann gehen sie hoch in ihr Schlafzimmer.

Weil das »e« in »bitte« so zart klingt wie das Seufzen eines Babys in seinem Bettchen.

Weil ihr Menschen seid und es in eurem Wesen liegt, mehr zu verlangen.

Weil *wollen, brauchen* – diese dunklen Sackgassen – ohne das schmückende »bitte« zu gefährlich sind.

5. *Mutter und Tochter auf Italien-Tour*

Auf Dr. Cavanaughs Drängen entscheide ich mich für eine einseitige Mastektomie. *Halbiert das Risiko einer Komplikation*, bemerkt sie. Halbieren, teilen, durchschneiden – das ist unsere neue Sprache: Zellen, Statistiken, Operationen, Hausarbeit, Angst. Aber wenn wir versuchen, alles zu halbieren, machen wir irgendwie immer mehr daraus.

Am meisten Kopfzerbrechen bereitet mir die Asymmetrie einer einseitigen Mastektomie. Sie ist auffälliger – und weder Fisch noch Fleisch. Ich stelle mir ständig einen Vulkan vor – den Vesuv, der drohend am Horizont aufragt.

Während des Colleges verbrachte ich ein Auslandssemester in Florenz. Ich wohnte in einem kleinen Apartment, das jeden Abend durch den langen Schatten des Doms verdunkelt wurde und morgens vom Glockengeläut von San Lorenzo erzitterte. Ich lernte, wie man einen Akt malt, lernte Pietas und Fresken schätzen. Ich nahm die Fähre zur Insel Elba und fuhr mit alten Zügen, in denen es nur noch Stehplätze gab, nach Venedig, Rom und zu weiteren Zielen, nur mit meinem Walkman und einem kleinen Lederrucksack als Gepäck. Ich fuhr per Anhalter in die Toskana und schlenderte mit fremden Jungs durch die dunklen Gassen von Florenz, um Marihuana von nordafrikanischen Drogendealern zu kaufen, die sich auf dem ruhigen Platz neben der Piazza Uffizi herumtrieben. Ich war 19 und der wohl weltoffenste Mensch der Welt. Oh – und eine Expertin für Chianti und Brunello.

Dann, nach fast zwei Monaten allein in Italien, kam meine Mom zu Besuch.

Fast vom ersten Augenblick an stritten wir. Sie fand meine Wohnung erschreckend chaotisch, meine Haut fettig, meine Kleidung unmöglich und ermahnte mich, nicht ständig in aller Öffentlichkeit auf den Stadtplan zu schauen.

Wir waren beide am Boden zerstört wegen unseres Zerwürfnisses. Seit Wochen hatte ich die Tage bis zu ihrer Ankunft gezählt. Ich hatte sie so sehr vermisst, dass ich nachts nicht schlafen konnte. Die sonntäglichen Anrufe zu Hause waren mein wöchentliches Highlight. Ich steckte meine Telefonkarte in das einzige Kartentelefon in der schäbigen Eingangshalle meines Wohngebäudes, freute mich über jede Minute, die ich mit ihr sprechen konnte, und bedauerte gleichzeitig, dass es schon wieder eine Minute weniger Guthaben auf meiner Karte war.

Ich war erstaunt, dass ich für sie nicht der Star des italienischen Universums war, für den ich mich selbst hielt. Und da war noch etwas – etwas, das wir viel später gemeinsam begriffen: ihr verzweifeltes Bedürfnis, immer noch meine Mom zu sein, und mein verzweifeltes Bedürfnis, ihr zu beweisen, dass ich keine Mom mehr brauchte.

Wir stritten uns, streiften durch die Uffizien, an der *Davidstatue* vorbei, zur Spanischen Treppe, zum barocken Fresko in der Kirche St. Ignazio, besuchten ein Restaurant in einer Höhle in Orvieto und ein Vivaldi-Konzert.

Mitte 20 versuchte ich, ein Gedicht über diese Erfahrung zu schreiben: wie wir beide, immer im Clinch miteinander, durch die alten, holperigen Straßen von Pompeji spazierten, der Vesuv drohend im Hintergrund. Es ist ein seltsames Gedicht, eines, bei dem ich nie das Gefühl hatte, es wirklich gut hinbekommen zu haben. Aber Jahre später erklärte sie mir, sie wünsche sich, dass ich es bei ihrer Beerdigung vorlese.

Sie wird sterben.

Es fühlt sich komisch an, das zu schreiben – als würde ich hinter ihrem Rücken etwas Böses über sie sagen. Aber es stimmt. Und niemand weiß es besser als sie.

Acht Jahre lang Krebs. Als sie die Diagnose erhielt, gab man ihr noch fünf. Ständig kommen neue Medikamente auf den Markt, und einige davon haben sogar gewirkt – eine Zeit lang. Eine Stammzellentransplantation. Chemotherapie. Sie erlebte die Hochzeit meines Bruders und das Heranwachsen meiner Kinder. Zahlreiche Krankenhausaufenthalte, endlose Steroidgaben, Blut- und Blutplättchen-Transfusionen, fünf Knochenmarkbiopsien, täglich Übelkeit und Durchfall, drei gescheiterte klinische Studien. Fünf Tage, an denen sie sich miserabel fühlt, gegenüber zwei Tagen, an denen es ihr im Wesentlichen gut geht.

Wir haben zusammen Atul Gawandes *Sterblich sein* gelesen. Seine klaren Worte über die Pflege am Ende des Lebens erschütterten mich wie ein Sommergewitter. Ich leihe das Buch jedem, den ich kenne. Gawandes Erörterung dreht sich vor allem um die Entscheidung, die Behandlung von Krebsarten einzustellen, bei denen keinerlei Aussicht auf Heilung besteht. Viele der Beispiele, die er schildert – darunter den Tod seines Vaters, der einen spinalen Tumor hatte –, sind nicht leicht zu lesen. Aber das Ziel, auf das er mit seinen schwierigen Studien hinarbeitet, ist zweifellos lohnenswert: wie man das, was jedem von uns am wichtigsten im Leben ist, herauskristallisiert, um auf sinnvolle und befriedigende Weise unseren Weg zu Ende zu gehen.

Im Gegensatz zu den Begeisterungsstürmen anderer Leser ließ sich meine Mom davon wenig beeindrucken. »Das habe ich schon immer gesagt«, bemerkte sie. »Du warst nur nicht bereit, zuzuhören.«

Unter anderem geht Gawande der Frage nach, wie man herausfindet, was das Leben eines Menschen lebenswert macht, damit dieser die richtigen Entscheidungen trifft, wenn sich das Ende nähert. Ein Mann in dem Buch sagt, er wolle am Leben bleiben, wenn er Schokoladeneis essen und sich im Fernsehen Fußball anschauen könne. Dafür würde er sogar starke Schmerzen in Kauf nehmen. Andere freuen sich zu leben, solange sie *keine* Schmerzen ertragen müssen. Und wieder ein anderer will alles Menschenmögliche tun, um bei einer Hochzeit in der Familie dabei sein zu können.

Meine Mom und ich sitzen auf der Couch und reden darüber. Sie sagt, ihr gehe es um Klarheit: Sie wolle fähig sein, eine Unterhaltung zu führen, eine Verbindung zu spüren. Das kann uns helfen zu entscheiden, wie lange wir auf Bluttransfusionen und eine Elektrolytsubstitution drängen sollen, damit ihr Kopf weitestgehend klar bleibt, nachdem das Myelom gesiegt hat.

Sie wird von der Leukemia and Lymphoma Society gebeten, bei einem Dinner vor einem Triathlon-Wettkampf in Washington, D.C., eine Rede zu halten. Die Sportler im Ballsaal sind sichtlich ergriffen. Moms Worte: *Manchmal ist es am wichtigsten zu wissen, wann man aufgeben soll. Manchmal ist es mutig, den Moment zu erkennen, wann man sagen muss: genug ist genug.*

Man bittet sie nicht, im Jahr darauf wiederzukommen. Vielleicht wissen sie, dass sie nicht mehr hier sein wird.

Ihre letzte Neuigkeit: Die klinische Studie, an der sie teilnimmt, erweist sich als völlig wirkungslos. Das Blutbild ist katastrophal. Und diese Woche wird sie sagen: Genug ist genug. Sie möchte keine weitere Behandlung mehr.

Meine Mom: meine Landkarte, meine Sixtinische Kapelle, mein *Lonely-Planet*-Reiseführer, mein Vulkan.

Nächste Woche hat sie am selben Tag, an dem bei mir die Mastektomie ansteht, einen Termin bei ihrer Onkologin Dr. Gasparetto, einer weiteren hervorragenden Ärztin. Sie ist über 1,80 Meter groß, ihr fülliges schwarzes Haar fällt schwer auf ihre Schultern, und sie liebt High Heels. Dank ihres italienischen Akzents klingen sogar die giftigsten Chemo-Medikamente wie eine herzergreifende Arie. Mom will sie fragen, wie genau man an einem Multiplen Myelom stirbt. Was immer sie antworten wird, es wird sich wie ein Lied anhören.

Und ich werde fünf Stockwerke darüber sein und durch das traumlose Traumland der Anästhesie driften. Ich muss immer an meine Lehrerin in Florenz denken, die mich in einem Atelier mit Glasdecke an der Via dell'Alloro in Aquarellmalerei unterrichtete.

»Ihr müsst mir versprechen, dass ihr diesen Rat nur bei der Malerei befolgen werdet – bei keiner anderen Sache in eurem Leben – nun, vielleicht noch beim Kochen«, erklärte sie uns. »Verstärkt die Farben langsam. Verwendet viel Wasser und tragt dann eine Schicht Farbe auf. Dann tretet ihr einen Schritt zurück und lasst die Farbstoffpigmente wirken und auf dem Papier trocknen. Danach tragt ihr einen etwas intensiveren Farbton auf, immer wieder, bis ihr mit der Farbschattierung zufrieden seid. Was auch immer ihr tut, tut es ohne Eile. Die Farben entfalten ihre Wirkung am besten, wenn ihr einen Schritt zurück tretet und ein wenig Abstand gewinnt.«

Die Operation, die Anästhesie: in gewisser Weise auch wie ein wenig Abstand gewinnen. Eine Pause von der Behandlung einlegen: definitiv Abstand gewinnen. Aber mit der Behandlung aufhören, das ist etwas völlig anderes. Sie hat uns nie verraten, wie wir wissen können, wann das Gemälde vollendet ist.

Und natürlich ließ sie uns, eine Gruppe junger Mädchen aus Amerika, versprechen, ihren Rat nur *bei der Malerei* zu befolgen.

Je mehr ich darüber nachdenke: Pompeji und der Krebs haben tatsächlich viel gemeinsam, obwohl wir auf dieser Reise weit weniger streiten. Beides ist erfüllt von Geistern und überraschenden, greifbaren Erinnerungen an ein Leben, das plötzlich unterbrochen wurde: Brotlaibe im Herd, die noch nicht fertig gebacken sind, unvollendete Kunst und der Vesuv, der über der Stadt thront und immer noch nicht ganz erloschen ist.

Die letzten Zeilen meines missglückten Gedichts: *Du hast die Hand nach mir ausgestreckt, um Halt zu finden / auch wenn wir schwiegen / und eine Minute später musste ich dasselbe tun.*

6. *Pilgrim*

Die Frühlingstage sind kühl, und ich trete aus unserem Haus in den Regen, spaziere über den Waldweg zum Park.

Neulich gingen Tita und ich morgens genau diesen Weg entlang. Die Natur war herrlich: Blüten, Sonnenschein und duftendes Stroh, und durch mein Blut strömten Steroide. Wir ließen uns Zeit, redeten über zweite ärztliche Meinungen, psychologische Beratung für die Kinder, Meditation, die ein- oder beidseitige Mastektomie, wie dadurch der weibliche Körper entstellt und der tägliche Blick in den Spiegel zu einem Grauen wird, das Für und Wider einer Brustrekonstruktion.

Ich war außer Atem, mein Kopf war voll, und ich war dankbar für ihre Freundschaft und dieses Gespräch.

Heute gehe ich den Weg allein. Alles wirkt ganz verändert. Im Gras sitzt ein braunes Kaninchen, still wie Gartenschmuck. Und mir fallen die winzig kleinen Schlammpfützen ins Auge, die über den Namen THOMAS schwappen, den irgendjemand in den zementierten Weg eingeritzt hat, und ein Beet mit purpurroten Lilien, die größer sind als Kinder. Auch der Bach wirkt anders von dem vielen Regen. Die starke Strömung unter der Fußgängerbrücke wird zu einer tosenden Stromschnelle.

Ralph Waldo Emerson schreibt in seinem Essay *Natur*:

»Wer kann in einer gedankenvollen Stunde einen Fluss anschauen, ohne an das Fließen aller Dinge erinnert zu werden?«

Meine Eltern legten keinen besonderen Wert darauf, dass wir sonntags in die Kirche gingen. Aber die Natur ist eine Kirche, glaubte mein Ururgroßvater – und ich wurde dazu erzogen, in den Wald zu gehen. *»Die Natur spricht immer vom Geist, deutet auf das Absolute hin, ist beständige Wirksamkeit. Sie ist ein großer Schatten, der immer auf die Sonne hinter uns hinweist. Der glücklichste Mensch ist derjenige, der von der Natur die Verehrung lernt.«*

Er ließ seine Kinder zur Kommunion in den Wald gehen – und diese wiederum lehrten ihre Kinder dasselbe und so weiter.

»Im Grunde genommen hasse ich die Natur«, gestand ich einst meiner Mom nach einer verrückten Woche im Sommercamp. Ich war damals etwa neun Jahre alt und zog es vor, es mir mit einem Buch gemütlich zu machen oder mit meinen Stofftieren Szenen aus *Betty und ihre Schwestern* von Louisa Mary Alcott nachzuspielen.

»Ha«, lachte sie. »Lass das ja niemanden von Dads Familie hören, sie würden dich wahrscheinlich exkommunizieren.«

Vermutlich wäre Emerson damit klargekommen. Sein Sohn schrieb, dass Emerson *»der Meinung war, dass jeder für sich selbst entscheiden müsse, wo für ihn der ideale Gottesdienst stattfinde – im einsamen Wald, in seiner Kammer, bei einem Gespräch mit dem besten Freund oder bei der Predigt«.*

Um ehrlich zu sein, war mir Emerson in meiner Kindheit und Jugend ziemlich gleichgültig. Auf Abbildungen sah er herrisch und ein wenig streng aus. Ich verstand seine Essays und Gedichte überhaupt nicht, obwohl meine Lehrer glaubten, ich würde sie verstehen, als sie meine Verwandtschaft zu ihm entdeckten. Mit den ersten schriftstellerischen Ambitionen als Jugendliche begann ich, detailliert Buch über meine Gedanken und eine Liste aller Bücher, die ich las, zu führen, wie auch er es getan hatte. Und ich lernte eine Reihe seiner Gedichte auswendig. Aber ich war eine Lügnerin: Mich interessierte viel mehr, was in der *Babysitters-Club*-Serie passierte und wie ich mit einem Lockenstab meinen Pony frisieren konnte.

Im College veränderte sich dann etwas. Ich fing wieder an, spazieren zu gehen – auf den tiefen waldigen Wegen, die Chapel Hill umgaben –, und belegte ein Seminar zur amerikanischen Literatur des 19. Jahrhunderts. Diesmal erwähnte ich meine Verbindung zu Emerson nicht. Ich entdeckte die schöne, intime, chaotische Ehrlichkeit seiner Tagebücher und begann sein Werk zu lieben.

Als ich heute Morgen den Bach entlanggehe, der durch den Regen fast über die Ufer tritt, und die Natur von neuer Energie erfüllt zu sein scheint, denke ich über einen Essay von Annie Dillard nach, auch eine meiner Lieblingsschriftstellerinnen. In ihrem Buch *Naturkunden: Pilger am Tinker Creek* schreibt sie: *»Es geht nur darum, die Augen offen zu halten.«* Annie Dillard betrachtet die Natur durch Emersons Augen – andächtig, ekstatisch – fast kirchlich. Sie mahnt uns immer wieder aufs Neue, uns frei von Erwartungen zu machen, zu versuchen, zu sehen, ohne zu verstehen.

Das englische Wort *pilgrim* ist sehr schön. Ich liebe den kurzen »i«-Laut in beiden Silben. Und die erstaunliche Ernsthaftigkeit von »grim« (grimmig, düster, trostlos). Es ist aus dem lateinischen *peregrinus* abgeleitet, was fremd bedeutet. Besitzt dieselbe Wurzel wie peregrine, der Wanderfalke. Ein Raubvogel, der schnellste Vogel im Tierreich. Abenteuer, Stärke, Willenskraft – und auch etwas Fremdartiges.

Da ich in Massachusetts aufwuchs, bedeutete *pilgrim* für mich zuallererst feierliche Umzüge mit Liedern, Hüten aus Bastelpapier und weißen Kragen. Ausflüge zur Plymouth Plantation, beengte alte Schiffe und zu viele Karamellbonbons auf der Rückfahrt im Bus.

Als wir später auf dem College *Pilgerreise* von John Bunyan durchnahmen – diese verzweifelte, qualvolle Reise –, verstand ich unter Pilgern mehr und mehr die Vorstellung, mit heiliger Absicht zu reisen. Die Vorstellung des Suchens. Jeden Roadtrip in meinen Zwanzigern rechtfertigte ich auf diese Weise. Emerson nannte das Gästezimmer in seinem Haus die Pilgerkammer. Einige der bekanntesten Besucher waren Margaret Fuller und Thoreau.

»Nach Tausenden von Jahren sind wir immer noch Fremde der Dunkelheit, ängstliche Fremdlinge in einem feindlichen Lager, die Arme über der Brust verschränkt«, schreibt Annie Dillard in ihrem Essay *Sehen*, als sie beobachtet, wie die Abenddämmerung sich über Tinker Creek senkt und die Nacht eine *»augenlose Maske über ihr Gesicht«* webt.

Wenn wir mit Krankheit, Sterben und Tod konfrontiert werden – diesen dunklen Seiten des Lebens –, scheinen wir immer noch durch und durch Plymouth-Pilger zu sein – voller Angst, Ärger und Abwehr und dem starken Gefühl unserer eigenen Fremdheit in einem feindlichen Land. Wir wissen nicht, was wir mit uns anfangen sollen. Wir verschränken die Arme über der Brust und versuchen, positiv zu denken, während wir dahindarben.

Ich glaube, die Tumore in meiner Brust werden nicht kleiner, sondern größer. Sie tun weh und treten hervor. Zumindest bilde ich mir das ein. Noch einen Monat: Ich kann es kaum erwarten, dass sie herausoperiert werden.

Zu dem Besten, was ich über diese puritanischen Pilgerväter gelesen habe, gehört, dass sie, abgesehen von Gott, Wein und saubere Wäsche liebten.

Meine Lieblingspilgerin ist die Dichterin Anne Bradstreet. Sie wurde aus ihrer Heimat und ihrer Familie gerissen und verbrachte auf der Überfahrt nach Amerika drei Monate seekrank unter Deck. Sie bekam Pocken, Lähmungserscheinungen und litt an Tuberkulose. Innerhalb von zehn Jahren brachte sie acht Kinder zur Welt, die alle überlebten. Mit 38 veröffentlichte sie als erste Frau in der Neuen Welt einen Gedichtband, obwohl sie von ihrer Gemeinschaft auf eine hauptsächlich häusliche Rolle verwiesen wurde. Sie gab ihren Gedichten wunderbar gediegene Titel: »By Night when Others Soundly Slept« (Nachts, wenn die anderen tief schliefen), und »Verses upon the Burning of our House, July 10th, 1666«, (Verse über unseren Hausbrand am 10. Juli 1666) und »A Letter to her Husband, Absent upon Public Employment« (Ein Brief an ihren Ehemann, der in öffentlichen Angelegenheiten unterwegs war).

Sie und ihr Mann kamen am 14. Juni 1630 auf dem Flaggschiff *Arabella,* das dreimal mehr Alkohol als Wasser über den Atlantik beförderte, mit Gouverneur John Winthrop und seiner puritanischen Gesellschaft aus England an. Als sie in Salem, Massachusetts, ihre meerüberdrüssigen Füße an Land setzten, waren die gesamten 37 800 Liter Wein, die sich an Bord befanden, bis auf den letzten Tropfen ausgetrunken worden.

Bevor sie in England in See stachen – sie befanden sich schon an Bord des Schiffes, das in Küstennähe vor Anker lag, und warteten auf die idealen Witterungsbedingungen für die Überfahrt –, trotzte eine kleine Gruppe von ihnen den mit weißem Schaum gekrönten Dünungen und ruderte zurück nach Yarmouth, um ihre Leinenhalstücher ein letztes Mal sauber zu schrubben, bevor sie ihr Ziel, Neuengland, anstrebten. Mir gefällt das, denn es ist eine wunderbar pragmatische Art, sein Schicksal zu bewältigen.

Saubere Wäsche und Wein.

Heute Abend ist John mit ein paar Freunden in einer Kneipe verabredet. Notfall-Bier. Er braucht dieses Bier genauso sehr, wie ich die Mastektomie brauche. Ich kann spüren, wie die *Arabella* durch die Nacht auf mein Küchenfenster zusteuert. Stapel von Geschirr müssen abgetrocknet, meine Kinder zu Bett gebracht werden, doch Anne Bradstreet kommt herein: In dieser Küche sind wir beide weit entfernt von zu Hause. Keine von uns spürt den Boden unter den Füßen. Wir stehen am Esszimmer-Tisch und sortieren die saubere Wäsche. »Diese Handtücher sind so weich und warm«, wundert sie sich und nippt an ihrem Glas. Ihr Mann ist oben an Deck und hält Ausschau nach einem grün bewachsenen Ufer, und meiner ist in einer Bar, wie eine Nadel auf einer Landkarte von einem Ort, den ich besucht habe.

John Winthrop notierte in seinem Tagebuch, dass sie den Duft der Neuen Welt einatmeten, noch bevor sie sie erblickten: *»eine so angenehme süße Luft, die sehr erfrischend war, und vom Ufer her wehte ein Duft, der nach Garten roch.«*

Pilger. *Peregrinus*. Fremder. Ich versuche, in der Dunkelheit meine Arme zu lösen und die Augen offen zu halten.

Als ich heute am frühen Nachmittag auf der Veranda hinter dem Haus saß, hörte ich plötzlich auf den oberen Ästen einer riesigen Eiche ein Mordsgezeter. Zwei oder drei Krähen griffen lautstark einen Falken an. Dieser saß auf dem Ast und ignorierte stoisch das ganze Getue. *Was ist hier los?*, überlegte ich. *Konnte der Falke, wenn er wollte, nicht in Sekundenschnelle Hackfleisch aus diesen Krähen machen?* Doch dann war der ganze Spuk im Nu vorbei – die Krähen waren weitergeflogen, und der Falke thronte immer noch auf dem Ast. Seine scharfen Augen suchten den Horizont ab.

Ich habe Angst. Mir geht's gut. Die Welt hat sich verändert und ist doch noch genauso wie zuvor. Krähen hängen in meinen Haaren. Ich habe keine Haare mehr. Bring mir einen Krug Wein. Bring mir ein Halstuch, um es makellos rein zu schrubben.

7. *Damaged Goods*

Meine Freundin Ginny, die in Charleston lebt, hat dieselbe Art von Brustkrebs wie ich. Wir schreiben uns per SMS Ideen für morbide Dankeskarten, die Krebspatienten anderen schicken können, vornehmlich solchen Personen, die Ginny die »Auflauf-Schlampen« nennt. Sie ist Anwältin für Treuhandvermögen, also Expertin für Auflauf-Schlampen und deren Augenaufschlag.

Unsere Firma soll »Damaged Goods« heißen, und wir wollen unsere Kinder damit zu reichen Erben machen.

Danke für den Taco-Auflauf. Er wirkt noch effektiver als meine Stuhlweichmacher.
Gedanken und Gebete sind großartig, aber Lorazepam und Marihuana sind besser.
Danke für die Blumen. Ich hoffe, sie sterben vor mir.
All die Nachrichten, wie sehr es dich mitnimmt, was mit mir los ist, haben mir wirklich dabei geholfen, die Dinge ins rechte Licht zu rücken!

Als Ginnys Krebs ein paar Wochen nach meinem diagnostiziert wurde, hatte er bereits auf einen ihrer Lymphknoten übergegriffen. Ginny machte genau wie ich ihr Examen an der University of North Carolina, und sie benannte den bösartigen Krebsknoten nach Christian Laettner, einem ehemaligen Basketballspieler und damals unser erklärter Erzfeind, weil er und seine Mannschaft unser Campus-Team in einem legendären Spiel so vernichtend wie ungerecht geschlagen hatten. Den anderen Tumor taufte sie Bobby Hurley, noch ein berühmter Basketballspieler. »Die Chemo wird diese Scheißkerle vernichten«, simst sie mir.

8. *Drama*

21 Uhr. Mein älterer Sohn, der den ersten Milchzahn verloren hat, hängt nach seiner abendlichen Insulinspritze in unserem Schlafzimmer herum. Er tut so, als wolle er mir von seiner Idee für ein Comic-Heft erzählen, wirft aber immer wieder verstohlene Blicke auf den Fernseher, wo das Netflix-Standbild auf die nächste Folge der Serie, die ich zurzeit nonstop schaue, hinweist.

Chasing Life: 12. Folge. Aprils Tumor wird kleiner, aber ihr Wiedereinstieg in das Arbeitsleben gestaltet sich nicht ganz reibungslos. Leo liegt im Koma.

»Du siehst dir eine Sendung über Krebs an?«, bemerkt er schließlich kleinlaut. »Warum?«

»Ich weiß nicht«, erwidere ich. »Ich glaube, dadurch fühle ich mich etwas normaler. Außerdem sind die Texte so grauenhaft, dass ich lachen muss.«

»Wie grauenhaft?«, will er wissen.

»Grauenhaft, weil zum Beispiel die Figuren brüllen: *Nun, vielleicht hast du es vergessen, aber ich habe KREBS!!!!*«

»Oh«, erwidert er. »So grauenhaft. Wie *Beruhig dich. Wir wissen es. Es tut uns leid, dass du Krebs hast, aber hör auf herumzuschreien.*«

»Ja«, sage ich. »Genau so.«

9. *Geografie*

Bei der letzten Mammografie hatte ich den Eindruck, nachts aus einem Flugzeug herunterzuschauen. Die beiden Tumore sind in der Dunkelheit leuchtende Städte – sagen wir Greensboro und Winston-Salem. Und der vier Zentimeter lange Streifen dazwischen ist die Interstate 40, von Scheinwerfern beleuchtet. Wir wissen nicht genau, wie befahren die I-40 ist, bis der Chirurg sich auf die Fahrbahn begibt.

Laut Dr. Cavanaugh ist dies eine törichte Verhaltensweise für einen Tumor. Ein cleverer Krebs bringt sich wie eine Atombombe selbst zur Explosion – breitet sich pilzförmig so weit wie möglich aus und springt auf den Lymphknoten-Zug auf, um zu entfernten Stellen im Körper zu gelangen und dort teuflische Satellitenlager einzurichten. Ein dummer Krebs erzeugt einen Tumor, langweilt sich, schlängelt sich durch die Gegend, bildet einen weiteren Tumor. Es gibt Hoffnung.

Dr. Cavanaugh scheut sich nicht, Dinge in den Mund zu nehmen wie: *hoffentlich geheilt* und *vermutlich keine weitere Chemo*. Aber sie schickt mich auch zu weiteren Untersuchungen, in ein brechend volles Wartezimmer, in dem ängstliche Frauen zwischen 20 und 90 sitzen, alle im selben grauen Morgenmantel. Die Hälfte schreibt ständig auf dem Handy, die andere Hälfte strickt. Noch ein paar Untersuchungen – *einfach, um die Geografie zu bestätigen*, wie sie es auszudrücken pflegt. Als wäre der Weg mit einer Landkarte weniger zugeschneit.

10. Die Wolfsschanze

So finden die Ärzte heraus, ob dein Krebs gestreut hat oder nicht: Am Tag vor der Operation wird in einem kalten Zimmer im Untergeschoss eine Tomografie durchgeführt. Über eine Nadel wird ein blauer radioaktiver Isotopen-Farbstoff in den Tumor injiziert.

Während das Brennen nachlässt, liegst du ganz ruhig da. Die Maschine spricht als Einzige zu dir – eine Roboterstimme, die dir befiehlt zu atmen.

Dann schickt man dich weg, um etwas zu essen. Du sitzt in der Sonne im Hof des, wie ich es nenne, Krebs-Cafés, isst dein Truthahn-Sandwich und beobachtest ein Paar, ungefähr so alt wie deine Eltern. Beide sitzen im Rollstuhl. Der Mann hängt an einem Sauerstoffgerät, und sein Rollstuhl hat sich in den Schläuchen verheddert. Seine Frau löst die Schläuche behutsam vom Reifen und hält dabei ihre Zigarette hoch.

Später, zurück im Untergeschoss, verfolgt ein Radiologe den Weg des Isotops mit einem Geigerzähler. Die umliegenden Lymphknoten, die dann aufleuchten, sind die im Abflussgebiet des Primärtumors liegenden Wächterlymphknoten, also diejenigen, die am ehesten von Metastasen betroffen sind. Sie werden immer noch leuchten, wenn der Chirurg am Tag darauf zu ihnen vordringt.

Das ist das Gewebe, das er entnehmen und zum Pathologen schicken wird, der in einem abgedunkelten Raum unter dem Mikroskop auf einem Glasplättchen daran herumschneidet und es einfärbt, so wie deine beiden Söhne, wenn sie nachts mit der Taschenlampe Bücher über Dinosaurier lesen und Baseballkarten auswendig lernen.

Während des Wächterlymphknoten-Mappings leuchtet nur ein Knoten auf. Der einsame Wächter am Schlosstor.

»Ist das schlecht?«, frage ich den chirurgisch-technischen Assistenten.

»Es gibt weder gut noch schlecht«, erwidert er. Er klingt müde. »Es bedeutet lediglich, dass Sie einen Wächterlymphknoten haben.«

»Ich habe keine andere Haus- oder Schildwache, als welche die Sterne für mich stellen«, sagte Montaigne, als er feststellte, dass die schwer bewachten Häuser seiner Nachbarn häufig Angriffen ausgesetzt waren – und seines nicht. *»Einem jeden, der anklopft, steht mein Haus offen. Zu meiner ganzen Beschützung habe ich nichts weiter als einen Türsteher nach altem Brauch und alter Sitte, welcher nicht sowohl dazu dient, meine Tür zu verteidigen, als sie freundlicher und anständiger zu eröffnen.«*

Ich schätze, dass Montaigne meinen Wächter ebenfalls weggeschickt hätte – hinaus in die nebelige Nacht Aquitaniens. Für ihn gibt es keine Türschlösser. Keine Wächter oder Vorkoster.

Ich lese gerade noch einmal Montaignes Biografie. Auch für ihn war das 38. Lebensjahr ein sehr bedeutsames: Nach dem Tod seines Vaters ein paar Jahre zuvor zog er sich aus dem öffentlichen Leben in Bordeaux zurück, wo er ein bekannter Staatsmann gewesen war. Er ließ sich auf dem Landsitz seiner Familie nieder und begann, seine berühmten Essays zu schreiben.

»Findest du es nicht irre, dass Montaigne nie einen Vorkoster hatte, obwohl er in einer so unruhigen Zeit als Politiker im Rampenlicht stand?«, frage ich John.

»Das sieht ihm ähnlich, Montaigne, der Stoiker«, erwidert er. »Ich wette, dass auch deine puritanischen Vorfahren keine Vorkoster hatten. Nichts hilft besser gegen eine Dosis Gift als Unerschütterlichkeit und ein strammer Spaziergang.«

John mag Montaigne genauso sehr wie ich. Er war der Erste, der mich auf sein Werk aufmerksam machte. »Aber ehrlich, ich glaube, nur richtige Despoten haben Vorkoster. Kaiser Claudius, Hitler, Wladimir Putin, vermutlich auch Donald Trump. Die, die Dreck am Stecken haben.«

Eines Morgens verliere ich mich im Internet in einem Artikel über das Leben von Margot Woelk, die Einzige von Hitlers 15 Vorkostern – seiner zwangsverpflichteten »Gifttruppe« –, die den Krieg überlebte. Sie ist inzwischen fast hundert:

»Spargel, Paprika, alles, was man sich vorstellen kann«, erklärt sie dem Journalisten, der sie über den Speiseplan im Bunker befragt. Die frischen Aromen aus Friedenszeiten. »Das Essen war köstlich, aber wir konnten es nicht genießen.«

Jeden Morgen holte sie ein mit Sicherheitskräften besetzter Bus vom Haus ihrer Schwiegermutter ab. Sie wurde zu einer Kaserne in der Nähe der Stadt gefahren, wo das Essen zubereitet und dann in Hitlers *Wolfsschanze*, sein Hauptquartier, gebracht wurde. Das Vorkosten fand täglich zwischen elf und zwölf Uhr mittags statt.

Sie saß mit den anderen Mädchen an einem Holztisch

unter ständiger Bewachung von SS-Leuten und erinnert sich, wie sie bei jedem Bissen ängstlich wimmerte. Das ging zweieinhalb Jahre so. Manchmal fiel ein Mädchen leblos vom Stuhl, doch aus Angst, nicht infolge von Gift.

Sieben Jahrzehnte später hat Margot offensichtlich immer noch die Angewohnheit, vorsichtig kleine Bissen zu sich zu nehmen. In einem Artikel lese ich, dass sie während des Interviews Kuchenkrümel knabberte.

Obwohl sie Hitler nie zu Gesicht bekam, sagt sie, dass sie den Menschen, für den sie täglich ihr Leben riskierte, zutiefst verachtete. »Er war wirklich ein abstoßender Mann. Und ein Schwein.«

Bisher habe ich mich von Montaignes Metapher *»lass das Schloss unverschlossen«* leiten lassen, aber nun kann ich nicht mehr daran festhalten. Bin ich Hitler? Oder ist Hitler der Tumor? Das ist nicht einmal eine Metapher, oder? Es ist lediglich eine andere Geschichte. Aber Margot und ich haben eines gemeinsam: Unsere Körper gehören uns nicht. Ihrer wurde von der SS beschlagnahmt, meiner von der Krankheit, der Medizin.

»Was geschieht mit deiner Brust?«, fragt Freddy. »Nachdem sie sie weggeschnitten haben.«

»Vermutlich landet sie irgendwo im Duke in einem Labor im Untergeschoss«, sage ich. »Sie werden den Tumor wahrscheinlich für weitere Tests behalten, aber ich vermute, sie werfen die Brust weg.«

Später zieht mich John auf. »Das ist ein tolles Bild für ein Kind. Das emotionale Trauma ist vorprogrammiert.«

»Aber was, um Himmels willen, hätte ich denn sagen sollen?«, frage ich. Ich weiß nie, was ich sagen soll. Ehrlich gesagt: John weiß es ebenso wenig. Wir sehen uns nach Therapeuten für die Kinder um. »Es wäre wirklich toll, wenn *irgendjemand* die richtigen Worte finden würde«, simse ich Ginny. Ihre Kinder sind zwei Jahre älter als meine. Ihre Tochter, elf, ist fast so weit, das ganze Ausmaß der Situation zu verstehen.

»Amen«, antwortet sie. Nach der Operation gehen John und ich zusammen einen Flur im Duke entlang, als er plötzlich mit unheimlich wirkender Fistelstimme ruft: »Niii-na, wo bist du? Hier ist deine Brust. Ich vermisse dich. Hilfff miir, Niii-na.«

Versuche zu sehen, ohne zu verstehen. Ungefähr eine Woche vor der Mastektomie sehe ich im Warteraum der Brustklinik das erste Mal eine Wunddrainage aus der Nähe. Ich habe keine Ahnung, was das ist. *Es geht in erster Linie darum, die Augen offen zu halten.* Eine sehr junge Frau, vielleicht 25, die sich gerade mit der Empfangsdame unterhält, hat zwei durchsichtige Beutel an einem glitzernden Gürtel an ihrer Jeans befestigt, und von jeder Hüfte hängt ein mit einer Flüssigkeit gefüllter Schlauch herab und verschwindet dann unter ihrem Shirt. Die Schläuche enthalten eine glänzende orangerote Flüssigkeit, die an Gatorade erinnert. Sie lacht laut auf, reißt sich dann zusammen und berührt behutsam die mit Flüssigkeit gefüllten Schläuche. »Oje«, witzelt die Empfangsdame. »Ist schon übel, wenn man nicht einmal mehr lachen kann.« Unsere Arme sind über der Brust verschränkt.

11. *Elefantengedächtnis*

Wie ein Fischschwarm oder ein Löwenrudel wird im Englischen eine Elefantenherde auch *Gedächtnis* genannt. Ein Elefantengedächtnis also.

Daran ist zunächst nichts Sensationelles – der Begriff Elefanten*herde* wirkt natürlich deutlich eindrucksvoller. Elefantengedächtnis hingegen lässt an Elefanten denken, die sich bei Sonnenaufgang friedlich an einer Wasserstelle versammeln. Zwar immer noch groß, verzehrend und in gewisser Weise unheimlich, aber gleichzeitig auch ätherisch.

Ähnlich wie eine Anästhesie. Alle Empfindungen werden vorübergehend abgeschaltet, und du erwachst mit Schnittwunden, starken Schmerzen und frischen Verbänden, die dein Körper nicht verstehen kann, und du fühlst dich gezwungen, dem Ganzen durch das Heraufbeschwören massiver und unerschütterlicher traumähnlicher Gewissheiten Sinn zu geben.

Die Operation verläuft problemlos. Bevor meine Mom zu ihrem Termin bei Dr. Gasparetto geht, schauen meine Eltern kurz bei mir vorbei, um sich zu verabschieden, bevor ich in das wirbelnde Nichts befördert werde.

Als ich aufwache, sitzt John direkt neben mir. Ich schlafe wieder ein, wache wieder auf und versinke erneut in einen Dämmerzustand. Johns Mutter kam mit dem Flieger aus Oregon, um auf unsere Kinder in Greensboro aufzupassen.

»Es geht ihnen bestens«, sagt er. »Sie haben einen Mordsspaß, haben kein einziges Mal nach dir gefragt.«

Er streichelt meine Hand, lächelt über meine Benommenheit und macht sich auf Facebook über mich lustig: *Nina geht es großartig, sie ist so high wie ein ganzer Gary-Busey-Fanclub. Als sie gerade das erste Mal an sich herabschaute, hielt sie einen Finger hoch und sagte:* »uno«, *nicht* »dos«.

Wie aus einer fernen Welt dringt die Live-Übertragung vom Spiel der Pirates von einem Fernseher aus einem der Nachbarzimmer zu mir herüber und sickert wie Licht durch die Jalousien des Krankenhauszimmers, während ich langsam in die Welt zurückkehre.

Und dann erscheint mein Chirurg, der auf mich herunterblickt und mir erklärt, welch gute Arbeit er geleistet hat und dass mein Wächter-Lymphknoten negativ aussieht. Er macht Scherze, die ich nicht verstehe, obwohl ich mir ziemlich sicher bin, dass es dieselben sind, die er bereits vor der Operation gemacht hat.

Was die Elefanten angeht: Der Aufwachraum scheint voll von ihnen zu sein – eine Elefantenherde, ein Elefantengedächtnis.

Da ist der Krebselefant: Was wird die pathologische Untersuchung des Knotens bringen? Noch ein Elefant: Wo befindet sich meine fehlende Brust? Ich habe *uno*, nicht *dos*. Und dann der Elefant meiner Mom, dieses unberechenbare Tier, das schrumpft und wächst. Manchmal sieht es vertraut aus, doch andere Male so seltsam und grobschlächtig, dass ich denke, es ist in Wahrheit ein Nashorn.

»Puh«, sagt meine Mom, als sie die gute Lymphknoten-Nachricht hört. »Ich könnte es nicht ertragen, mich aus diesem Leben zu verabschieden, ohne zu wissen, dass mit dir alles gut werden wird.«

Ich habe noch keinen Blick unter die Bandagen geworfen – dieses fremde Land, diese neue Welt. Die Wunde blutet offensichtlich nicht nach, ist nicht geprellt oder geschwollen (der Chirurg hat tatsächlich gute Arbeit geleistet). Aber ich weiß nicht, was es ist. Es sieht flach aus, ist nach innen gewölbt – wie der Grund eines Sees, aus dem einst eine Elefantenherde trank. Es ist jetzt nur noch ein Nichtvorhandensein, eine Erinnerung. Ich weiß noch gar nicht, wie ich mich mit dieser neuen Situation fühlen soll, als befänden sich meine Gefühle auf einem Regal gerade außer Reichweite. Im Moment ist der Fokus völlig körperlich, fast geografisch. Ich spüre die Drainage in meiner Brust, die wunde Achsel, die Art, wie mein Krankenhaushemd auf einer Seite durchhängt.

Aber da sind auch all die anderen Dinge – die ausgelöschte Weiblichkeit, das verdrehte Selbst, die Fremdheit des Körpers. Mir fehlen die richtigen Worte, um diesen Teil zu verstehen. Vermutlich fühlt er sich deswegen so elefantenartig an. Wie der sprichwörtliche Elefant im Raum: Er ist definitiv vorhanden, aber keiner traut sich, darüber zu sprechen. Ich weiß einfach nicht, was ich dazu sagen soll.

Im Moment richte ich also den Blick auf meine einzige Gewissheit: Ein Ärzteteam wird mich morgen früh untersuchen. Und inzwischen braut sich ein Gewittersturm am Horizont zusammen.

12. Die Erkundung des Randes

Bevor mein Urgroßvater Raymond Emerson in die elterliche Investmentfirma eintrat, arbeitete er als Bauingenieur und Sachverständiger bei der American West Airlines.

Ich habe ihn nicht gekannt – er starb in dem Jahr, in dem ich zur Welt kam –, aber mein Dad erinnert sich an ihn als an einen seltsamen, großartigen, aufregenden Mann, der später an Demenz erkrankte. Vielleicht verlor er aber auch den Verstand, weil er gezwungen war, in die zugeknöpfte Ostküsten-Gesellschaft zurückzukehren. Oder weil er lebenslang unter den Folgen eines alten Bleigeschosses litt.

Meine einzige konkrete Erfahrung mit ihm ist das Haus, das er entwarf und in den 1930er Jahren an einem abgelegenen Steilhang auf einer Insel vor der Küste von Massachusetts baute, und in dem ich dann jeden Sommer verbrachte. Es ist ein einfaches Haus – länglich, robust und rustikal, mit einer großen Dachverkleidung und ausladenden Veranden –, an einem spektakulären, einsamen Ort, mit einem Panoramablick, der bis zum Horizont im Westen reicht. Es sieht eher so aus, als würde das Haus besser in eine Prärielandschaft passen oder an den Rand eines Canyons als an einen Ort mit Blick auf Segelboote und Martha's Vineyard.

Wenn ich dort bin, stelle ich mir vor, wie er, in Gedanken versunken, aus dem Haus tritt, durch das hohe Gras auf den verwaisten Hügel geht und seine Füße die Konturen und die Herausforderungen des Landes kennenlernen. Das Haus wurde offensichtlich von jemandem entworfen, der das Leben in der freien Natur viel mehr liebte als das Innere des Hauses. Über dem Kamin im Wohnzimmer prangt ein Porträt seines respekteinflößenden Großvaters Ralph Waldo Emerson.

Ein paar Meter vom Haus entfernt befindet sich ein Abhang hinunter in die Puget Sound Bucht, den jeder in meiner Familie als wichtige Grenze kennengelernt hat – eine Stelle, wo wir im Dunkeln vorsichtig unsere Schritte bemessen. Wo ich mir vor vielen Jahren überlegt habe, dass es in der Dunkelheit keinen Felsvorsprung gibt, nur mich und das Geräusch der Klippe, nur das Ende und den Beginn von etwas Neuem.

Obwohl die Insel in der Familie meiner Urgroßmutter Amelia Forbes – Raymond Emersons Frau – vererbt wurde, kam Ralph Waldo Emerson einige Male in seinem Leben auf die Insel, als Freund der Familie und Angeheirateter. Ich bin mir nicht sicher, ob er diese nüchterne, exponierte Küste seinen ruhigen Wäldern in Concord, Massachusetts, vorzog, aber er schrieb immerhin sein Gedicht *Waldeinsamkeit* hier, welches das Gefühl göttlicher Einsamkeit und Besinnlichkeit im Wald wiedergibt. Die Kirche im Wald.

Ähnlich wie mein Urgroßvater Emerson kam meine Mom erst hierher, als sie in die Familie eingeheiratet hatte. Sie verkündete jedoch immer, dass sie es gern hätte, dass ein Teil ihrer Asche auf diesem Hügel verstreut würde. In letzter Zeit stelle ich mir das immer mehr im Detail vor.

Neulich abends riss ich in einem Anfall von Ärger und Optimismus eine meiner Wunddrainagen heraus, und heute

Abend löste sich der letzte Steri-Strip von selbst auf. Zum ersten Mal seit meiner Mastektomie bin ich frei von all den Schläuchen und allem, was damit verbunden war, all dem Zeugs, das nicht zu mir gehört. Ich habe das Gefühl, als könne ich endlich einen wirklichen Eindruck von der operierten Stelle bekommen. Ich taste sie ab, erkunde den Rand.

Meine amateurhafte Beobachtung: Ich hatte es vorher nicht bemerkt, aber die Narbe verläuft S-förmig – wie ein sich schlängelnder Fluss –, etwa 20 Zentimeter von meinem Brustbein bis direkt unter meine Achselhöhle. John erkennt darin ein seitwärts geneigtes S wie bei Superman, ich dagegen ein Fragezeichen ohne Punkt. Der gesamte Bereich ist gefühllos. Als ich ihn mit dem Finger abtaste, bemerke ich die verwirrende Lücke zwischen dem, was ich erwarte, und dem, was ich fühle. Es ist nicht gerade schön, aber für meine Finger ist es eine neue Welt. Ich kann nicht aufhören, sie besser kennenlernen zu wollen.

Natürlich hat Ralph Waldo Emerson ebenfalls Montaigne gelesen – und verehrte ihn als Vorbild gesunder Skepsis. Skeptiker – abgeleitet aus dem altgriechischen Wort *skeptomai:* ein Suchen, das suchen, aber nicht unbedingt finden impliziert. Kein Skeptiker wie in Nicht-Gläubiger, sondern eher, um es mit Ralph Waldo Emersons Worten auszudrücken: *»der Betrachtende, der Kluge, der Mann, der die Segel einzieht, sein Kapital überzählt und mit seinen Mitteln haushält, der meint, dass der Mensch ohnehin zu viele Feinde hat, als dass er sich den Luxus gestatten dürfte, sein eigener Feind zu sein.«*

»Lieber möchte ich mich selbst recht verstehen als den Cicero«, sagt Montaigne. Er schreibt ausführlich über seine

Ernährung, seine Stuhlgewohnheiten, über Sport, Sex, seine Schmerzen und seine Nierensteine. *»Ich studiere mich selbst mehr als jeden andern Gegenstand. Ich bin meine Metaphysik und Physik.«*

»Theologie, Sprachlehre und Metaphysik könnt ihr wo anders lesen«, schreibt Emerson über Montaignes Werk. *»Was ihr hier findet, wird nach Erde und wirklichem Leben schmecken; mag es nun süß oder scharf und stechend sein.«*

John, der unentwegt auf der Suche ist, gleichzeitig jedoch gleichgültig gegenüber dem Gefundenen, liest gerade im Bett. Ich schließe die Tür zwischen Schlafzimmer und Bad, schäle mich aus meinem Handtuch und stelle mich vor den Spiegel.

Der Bereich um die Narbe scheint an gewissen Stellen tückisch zu sein, an anderen flach, ein schmaler Kamm, der sich durch den hohlen Krater meiner rechten Brust zieht. Die Haut in der Nähe der Wunde bildet Falten, was mich an meine Brustwarze nach dem Stillen erinnert: Der Kopf des Babys fällt nach hinten, die Haut der Brust ist wieder geschmeidig und weich. Es gibt hier kein Narbengewebe – lediglich ein kleines Stück, das verschwindet wie ein Gedankengang, der das Vergessen in sich trägt.

»Wenn man diese Worte schneidet, müssen sie bluten, so lebendig und gefäßreich sind sie«, sagt Emerson über den Schreibstil des Franzosen. Montaigne, der Chirurg: Er untersucht und zerlegt den Gedanken, nimmt eine Biopsie vor. Zerkleinert und beschmutzt die Glasplatte, holt das Mikroskop vom Regal.

Montaigne, der Pathologe. *»Die Aufrichtigkeit und Lebendigkeit des Mannes erstreckt sich auf jeden Satz, den er ausspricht«*, meint Emerson.

Meine verbliebene Brust wirkt so lächerlich, wie ich es mir

vorgestellt hatte. Der Vesuv rumort oberhalb der unter Asche begrabenen Stadt Pompeji. *»Der Tod mischt überall mit und wird in unser Leben eingeblendet«*, schreibt Montaigne in seinen Vierzigern. *»Der Abstieg geht der Stunde unseres Sterbens voraus und schleicht sich bereits in unsren Aufstieg. Ich habe Porträts, die mich mit fünfundzwanzig und mit fünfunddreißig Jahren zeigen. Vergleiche ich sie mit meinem jetzigen – in wie vieler Hinsicht bin ich das nicht mehr. Und wie viel weiter ist es von den früheren entfernt, als von dem Bild, das ich im Tode bieten werde.«*

Vor Kurzem wurde ich 38. Mein Haar, das langsam wieder wächst, ist weiß. Ich bin blass, zu viele Opiate, zu wenig frische Luft. Ich kann meinen Arm immer noch nicht heben. Ich bin ein Schatten meiner selbst. *Wie viel weiter noch?* Montaignes berühmtes Motto lautet: *Que sais-je? Was weiß ich?* Erneut streiche ich mit dem Finger über die Narbe. *Gleichgültig gegenüber dem Gefundenen,* versuche ich laut vor dem Spiegel zu sagen.

Wir suchen nach einem Hospiz für meine Mom.

Es ist seltsam, aber *Hospiz* ist eines jener Worte, bei deren Erwähnung die Menschen ein langes Gesicht machen. Das Wort beschwört letzte Atemzüge und gedämpfte Stimmen herauf. Doch je mehr ich darüber nachdenke, desto stärker empfinde ich die Schönheit des Worts – *Hospiz.* Ja, es *ist* gedämpft, besonders am Ende. Aber es klingt auch kompetent und behaglich. Ein französischer Begriff mit lateinischen Wurzeln. Klingt ähnlich wie Hospital, aber viel heiterer wegen der S-Laute.

Einst war es ein Rasthaus für Reisende – für Pilger. Und was ist einem müden Pilger willkommener als Ruhe?

Weitere Beobachtungen: Ich erhalte den vollständigen Pathologiebericht über die Mastektomie. Sie haben die beiden Tumoren gefunden, wie erwartet – und noch acht Zentimeter nichtinvasiver Krebszellen in den Gängen. Die Wächter-Lymphknoten sind negativ, und die Ränder sind frei, wenn auch nur ein Zehntel Millimeter. Die Tumoren sind nicht deutlich geschrumpft, was bedeutet, dass die Chemo nicht sonderlich effektiv war.

Dr. Cavanaugh will weitere pathologische Untersuchungen durchführen und sich mit ihren Kollegen wegen meiner weiteren Behandlung beraten. Dann wird sich zeigen, wie es weitergeht, wie das Neuland aussieht, das wir durchs hohe Gras betreten.

Während ich immer wieder mit dem Finger die Narbe betaste, erkenne ich etwas Vertrautes. Es ist kein Superman-S – und auch kein Fragezeichen oder gar ein Fluss. Es ist ein Weg – ein Weg, den ich recht gut kenne. Er beginnt in der unkrautüberwucherten Bucht am Bootshaus, windet sich an den Stechwinden und den Strandrosen entlang den Hügel hinauf, durch Grasflächen, die dicht mit Beeren bewachsen und voller Zecken und Giftefeu sind, schlängelt sich den Felsvorsprung bis zu dem Haus hoch, in dem meine Mutter gerade von der Veranda durch die Schiebetür ins Haus tritt und aus dem Blickfeld verschwindet.

13. Der Partysampler

Wenn John und ich einen Babysitter auftreiben können, treffen wir uns häufig mit Tita und Drew in ihrem Gartenhaus. Wir bringen Eis, Schnaps und Pepperidge-Farm-Kekse mit. John spielt auf seinem Handy Hits aus den 80er und 90er Jahren, und wir tun so, als hätten wir keine Kinder. Tita und Drew hören über das Babyphon, ob ihre Kinder im Haus schlafen.

Beide unterrichten kreatives Schreiben. Dieses Semester hat Drew einen Kurs voller Erstsemester, die ihn hassen, wie er behauptet.

»Jedes Mal, wenn ich den Mund aufmache, verliere ich sie etwas mehr«, erklärt er uns. »Ich habe ihnen erklärt, dass sie, bevor sie Schriftsteller werden könnten, rausgehen und sich das Herz brechen lassen müssen – zumindest ein kleines bisschen. Sie schauten mich voller Abscheu und Mitleid an.«

»Wir sind abscheulich und bemitleidenswert«, sage ich. »Und gebrochen. So gebrochen, dass wir jetzt als Erwachsene durchgehen.«

John, der Tanzen hasst, zieht mich bei »Take My Breath Away« hoch und wiegt mich in den Armen. Tita und Drew tun es uns nach. Wir lachen. Wir sind müde. Wir sind betrunken.

»Schaff mich ins Bett, oder du verlierst mich auch«, sagt

John. Mein Rücken tut weh, meine Brust schmerzt, und die Übelkeit von der Chemo erfasst mich erneut. »Zeig mir den Heimweg«, sage ich.

14. Der Parkwächter

Benny wird sechs. Letztes Jahr liebte er Katzen, Baseball, Lionel Messi, Außenbordmotoren. Dieses Jahr: Mautstellen, Windmühlen, Tiere und schwarze Löcher. Es ist schwer, für ihn etwas zu kaufen. Unser Amazon-Account und die für uns empfohlene Auswahl erwecken verdächtig den Anschein, wir würden uns auf einen apokalyptischen Roadtrip vorbereiten.

Während des Kerzenausblasens flüstert Benny mir zu, dass er sich zum Geburtstag wünscht, später mal an einer Mautstelle zu arbeiten, und dass meine Brust eines Tages ohne Krebs nachwächst.

Auch ich wünsche mir das (einen sicheren Job für Benny, keinen Krebs mehr bei mir) – aber gleichzeitig auch wieder nicht (vielleicht doch ein Job mit etwas weniger Abgasbelastung, keine mutierenden, selbstwachsenden Körperteile). Aber ich freue mich über seine Wünsche. Eine typische Benny-Version dessen, was ich mir gewünscht hätte, wenn es meine Kerzen gewesen wären – derselbe Wunsch, den ich jedes Jahr ausspreche: dass alle, die ich liebe, das finden, was sie glücklich macht, und dass das Universum sie beschützt.

John organisiert als Geburtstagsüberraschung einen Besuch in der Parkgarage bei seiner Arbeit. Carl, der Parkwächter, hievt Benny im Kassenhäuschen auf den Sitz und zeigt ihm alles.

»Hier steckst du also all das Geld rein, das die Leute dir geben?«, bemerkt Benny, grinst über das ganze Gesicht und dreht sich auf dem Sitz. Carl hat in der Zahlstelle einen Ventilator und ein paar Bücher – die Bibel und ein Taschenbuch von Danielle Steel. Die Bibel, so hat er John erklärt, gehörte seinem Vater, der unter General Patton im Zweiten Weltkrieg kämpfte. »Bei jedem Kampf, den Patton anführte, war auch mein Dad dabei, und die Bibel in seiner Tasche schützte ihn.«

»Weißt du, kleiner Mann, ich darf keinen Cent von all diesem Geld behalten«, sagt Carl zu Benny.

»Ja«, erwidert Benny ernst. »Das habe ich gehört.«

Carl zeigt ihm, welchen Schalter er betätigen muss, damit sich die Schranke hebt. »So funktioniert der Zauber.«

»Ich kann einfach nicht fassen, dass ich erst sechs bin und schon eine echte Schranke bedient habe«, freut sich Benny, als wir wieder wegfahren.

Ein paar Tage später erzählt mir John, dass Carl jetzt jedes Mal, wenn er ihn sieht, lacht und den Kopf schüttelt. »Wusste gar nicht, dass ich eine solche Berühmtheit bin!«

Eines Tages sagt er zu John: »Ihre Frau trägt die Haare wohl gerne ganz kurz.«

»Ja«, erwidert John. »Chemo.«

»Ich hatte befürchtet, dass Sie das sagen würden. Also habe ich jeden Tag für sie gebetet – für alle Fälle.« Von da an erklärt er John jedes Mal, wenn er den magischen Schalter betätigt, um die Schranke für ihn zu heben, dass er mich in sein Gebet einschließt.

15. Nirgendwo

John hasst Veränderungen, und Krebs ist eine Veränderung, die Amok läuft. Eines Abends sagt er im Bett zu mir: »Können wir uns nicht einfach aus dieser Krebsgeschichte ausklinken?«

»Nein«, erwidere ich. »Und du musst mich jetzt noch mehr lieben, darfst deine kahlköpfige, einbrüstige Frau nicht im Stich lassen, das wäre richtig fies.«

»Sag mir einfach, wo ich dich anfassen darf, damit ich dir nicht wehtue«, fragt er mich leise, während wir miteinander schlafen.

»Nirgendwo«, erwidere ich.

16. Kontaktanzeigen

Eines Tages simst mir Ginny: »Hier ist eine neue Karte für unsere Sammlung: *Danke für deinen Besuch, und dass du meinen Mann gevögelt hast. Die Scheidung hilft mir wirklich, mich vom Krebs abzulenken.*«

Die Besucherin, um die es geht, ist eine ihrer engsten Freundinnen vom College, die sich während der Chemotherapie bei ihr zu Hause um sie kümmern wollte. Die Königin der Auflauf-Schlampen. Eines Nachts, als sie aufsteht, um sich ein Glas Wasser zu holen, erwischt sie die beiden im Wohnzimmer. Ginny schaltet sofort in den Anwältinnen-Modus und lässt die beiden eidesstattliche Erklärungen unterschreiben, noch bevor sie sich vom aufklappbaren Sofa erheben können.

Ich weiß nicht, was ich sagen soll. Tagelang werfe ich jedem Mann, der mir begegnet, finstere Blicke zu. Zum ersten Mal kann ich wegen des ganzen Schlamassels nicht schlafen. John sieht sofort die positive Seite: »In dem Licht stehe ich noch besser da, nicht wahr?«

Ich schreibe Ginny: »Du hast jedes Recht, dem Nächsten, der dir einreden will, dass Gott uns nur das auferlegt, was wir ertragen können, eine reinzuhauen.«

Am Tag nach der Scheidung schreibt Ginny: »Ich habe beschlossen, online eine Kontaktanzeige aufzugeben.« Wir machen uns einen Spaß daraus, unsere geschwundenen Körper zu bejammern. »Frau mit nur noch einer Brust, mental instabil, frisch geschieden, übergewichtig mit dicken Stampfern, zwei Kindern, grauem Lesben-Kurzhaarschnitt und Scheidentrockenheit sucht gut gebauten Mann in den Zwanzigern mit großen Händen und einem noch größeren Treuhandfonds, der lange Strandspaziergänge, geistvolle Unterhaltungen und unbequemen Sex mag.«

Ich denke an Montaigne, dessen Krankheiten ihn in späteren Jahren zwangen, seine großen Gelüste zu zügeln (deftiges Essen, Sex und zu viel Wein): »*Wollte ich mich, weil ich mit Steinschmerzen geplagt bin, auch des Vergnügens berauben, Austern zu essen, so erlitte ich zwei Übel statt eines. Die Krankheit zwickt auf einer Seite und die Verordnung auf der andern.*«

Er fürchtete die Medizin ebenso sehr wie die Krankheit selbst. Krankheit, Medizin. Wir sind derart schwache Geschöpfe, obwohl wir uns so stark wie eine Auster fühlen – bis der Tod durch unsere Schale dringt.

17. Tumor-Team

Heute Abend hat uns mein Dad zu seinem berühmten gegrillten Hähnchen eingeladen, und meine Mom fühlt sich stark genug, um mit uns zusammen zu essen. Gewöhnlich isst sie in dem Zimmer, das sie als »Salon« bezeichnet. Dad hatte es vor ein paar Jahren in einem warmen Gelb-Orangeton gestrichen. Hier kann sie sich auf ihrem Lieblingssofa neben dem Gasofen zurücklehnen. Auf dem Stuhl im Esszimmer wirkt sie wie ein Kind – eine winzige Version ihrer selbst, eine halbe Person am Tischende. Sie hat die Füße angezogen, stochert auf ihrem Teller herum und lächelt mir kurz zu, als sie meinen Blick auffängt.

Gerade als wir anfangen zu essen, klingelt mein Handy. Eine unbekannte Nummer mit der Vorwahl von Raleigh – aber ich weiß sofort, wer am anderen Ende der Leitung ist.

»Hi, Dr. Cavanaugh«, sage ich und stehe vom Tisch auf.

Vor ein paar Tagen gingen wir ins Duke Cancer Center, um endlich eine Antwort auf die Frage, was nun nach der Mastektomie zu tun ist, zu erhalten und den weiteren Behandlungsplan zu besprechen. Leider lag das Ergebnis der Pathologie noch nicht vor, und mein Fall wurde noch nicht im Tumor-Team diskutiert. Wir kamen genauso schlau wie vorher wieder nach Hause.

Tumor-Team: Der Begriff lässt mich jedes Mal, wenn ich

ihn höre, erschaudern. *Ihr sagt das nur, um mich wahnsinnig zu machen*, denke ich. Was tatsächlich eine Gruppe von Ärzten verschiedener Fachbereiche ist, die in einem regelmäßigen Termin die Besonderheiten ihrer Fälle erörtern, hört sich an wie eine Foltermethode. Man könnte es auch Fall-Meeting nennen oder einfach nur sagen, dass man sich mit Kollegen dazu beraten werde. Oder: »Wir Onkologen wollen uns einfach mal so richtig über ein paar Tumore auslassen!«

»Ich verspreche Ihnen, ich rufe Sie sofort nach dem Tumor-Team-Meeting am Montagnachmittag an«, hat sie mir erklärt. »Aber Sie brauchen nicht abzunehmen, wenn Sie nicht wollen. Sie können ruhig die Mailbox einschalten, und ich spreche Ihnen darauf, berichte, was wir beschlossen haben.«

Sie ist schon auf dem Nachhauseweg von der Arbeit, erklärt sie mir, als ich den Anruf entgegennehme. Aber sie wollte mich anrufen, weil sie es versprochen hatte.

Ich kann sie mir gut hinter dem Steuer eines coolen, luxuriösen Sedan vorstellen, wie sie die Interstate 40 entlanggleitet, einen Eiskaffee im Becherhalter. Ihr blondes Haar immer noch zu einem makellosen Zopf zusammengefasst. Im CD-Player eine Meditations-CD.

Der Pathologiebericht ist nun da, und die Tumore sind so, wie wir gedacht hatten, vielleicht nicht ganz so passiv, wie wir gehofft hatten. Das Tumor-Team empfiehlt einstimmig weitere vier Chemo-Zyklen – dieses Mal mit Doxurubicin, einem stärkeren Medikament.

Und da ein Rand von einem Zehntel Millimeter offenbar nicht genug ist, um erleichtert aufzuatmen, werde ich danach auch noch sechs Wochen Bestrahlungen haben.

Meine Haare fangen gerade wieder an zu wachsen, sind weich und flaumig, lassen mich wieder menschlich erscheinen. Auch meine Augenbrauen wachsen nach, wenn auch unglaublich struppig. Und ich gehe wieder ins Fitnessstudio. Während Dr. Cavanaugh redet, habe ich das Gefühl, dass ich nach hinten falle, noch meilenweit davon entfernt bin, wieder normal zu werden, was immer das bedeuten mag.

»Nina«, sagt sie, als wir uns gerade verabschieden wollen, »ich wollte Ihnen nur sagen, dass ich nach wie vor glaube, dass wir auf dem richtigen Weg sind.«

Ich überdenke mein Bild von der coolen Ärztin in ihrem noch cooleren Auto. Es ist 19 Uhr an einem Montagabend. Sie fährt heim nach einem langen Tag, an dem sie mit Kollegen über Tumore diskutierte und Patienten, die ihre Mailbox nicht eingeschaltet hatten, erklärte, dass sie sich weiteren Chemos unterziehen müssen – vielleicht noch Schlimmeres. Zu Hause: ihre Kinder – zwei, nicht älter als meine, ein schnell zubereitetes Abendessen, ein Berg von Mails, eine noch nicht ausgepackte Reisetasche von der Konferenz, von der sie gestern zurückgekehrt ist. Vermutlich hat sie den einzigen ruhigen Augenblick des Tages genutzt, um mich vom Highway aus anzurufen.

Sie erzählte mir einmal, dass sie im Bett ihres Sohnes lag, als dieser sie fragte, wie man ein Mädchen zum Tanzen einlädt. Ich stelle sie mir im Dunkeln vor, den Kopf auf sein Kissen gebettet, und höre ihre zuversichtliche, feste Stimme in der Nacht. Ich kann mir genau vorstellen, wie es sich anfühlt. Das unbeschreibliche Gefühl, in der Umarmung der Welt geborgen zu sein – als stünde man in der Mitte von sechs Fahrstreifen auf einem chaotischen Highway, aber geborgen im Kassenhäuschen einer Mautstelle.

Als ich wieder zum Esstisch zurückkehre, ist meine Mom verschwunden – sie hat das Essen auf ihrem Teller kaum angerührt. John und mein Dad verteilen das Dessert an die Kids. Ich finde Mom auf dem Sofa im Salon. »Mir geht es gut«, sagt sie, ohne die Augen zu öffnen. »Und jetzt erzähl mir alles von Dr. Cavanaughs neuestem Plan, dein Leben zu retten.«

18. Hospiz

Als die Hospizschwester zum ersten Mal ins Haus meiner Eltern kommt, öffne ich die Tür. Meine Mom hält sich gerade im Salon auf, und mein Dad bereitet das Mittagessen zu. Draußen im Hof spielen die Kids Cowboy. Sie reiten auf zwei umgekippten Mülleimern und schwingen dabei Lassos.

»Ha, du kriegst mich nicht«, brüllt Freddy. Benny wiehert und kreischt.

»Meine Güte!«, sagt die Schwester, und ihr Lächeln verrät, dass sie eher eine ruhigere Umgebung gewöhnt ist. »Miss Riggs, freut mich, Sie kennenzulernen. Ich wusste gar nicht, dass Ihre Kinder noch so klein sind.«

Sie hält mich für meine Mom. Sie hat meine Kahlköpfigkeit bemerkt sowie die an meinem Hemd befestigte Drainage, die erneut gelegt werden musste, als sich nach der Mastektomie immer wieder Flüssigkeit bildete.

»Oh nein, ich bin die Tochter«, erwidere ich. »Tut mir leid. Ich weiß, es ist verwirrend.« Ihr Lächeln wird unsicher und auch ein wenig weicher. »Ich bringe Sie zu meiner Mom.«

Sogar Hospizschwestern bewahren sich ein Gefühl dafür, wie die Welt funktionieren sollte.

19. Die Klinge

Der Lesekreis wechselt vom Wohnzimmer in den Salon, sodass meine Mom sich auf ihr Sofa legen kann, während wir uns unterhalten. Wir haben gerade einen Graphic Novel gelesen, der uns allen gefallen hat. Wir haben ihn unter anderem auch wegen Mom ausgesucht. Sie hat Mühe, sich zu konzentrieren, wenn zu viel Text zu bewältigen ist. Aber ich kann mich nicht entspannen. Ich kann nur daran denken, dass wir am Ende unseres Treffens immer einen neuen Termin für das nächste festlegen.

Ich weiß, dass jeder hier weiß, dass die Hospizschwester meiner Mom aufgrund ihrer Verfassung nur noch vier bis sechs Wochen gegeben hat – aber ich frage mich, ob sie sich daran erinnern. Ich gerate bei dem Gedanken, einen Termin festzulegen, an dem sie nicht mehr unter uns sein wird, in Panik. Ich fühle mich wie ein sechsjähriges Kind, das gleich bei einer schrecklichen Lüge ertappt wird. Und es schockiert mich, dass ich nicht in der Lage bin, die Situation anzusprechen – und sei es nur, um das Ganze mit einem witzigen Kommentar herunterzuspielen. *Gibt es auch im Jenseits Lesekreise?*

Auch ihr ist bewusst, dass sie möglicherweise bei unserem nächsten Treffen nicht mehr dabei sein wird. Doch heute Abend wirkt sie geistesabwesend – nimmt an der Diskussion nicht teil.

»Alles okay mit dir?«, hauche ich ihr zu.

Sie nickt, doch dann stöhnt sie. »Kannst du Dad bitten, mir meine Schmerztabletten zu bringen?«

Schnell sagt sie zu den anderen: »Geht bitte noch nicht! Es ist fast wie früher: Nur, dass ich jetzt einfach noch eine Schmerztablette nehme, statt ein weiteres Glas Wein zu trinken.« Sie will nicht, dass die Party vorbei ist.

Anne rettet die Situation: »Ich glaube, wegen der Sommerferien haben die meisten von uns im August keine Zeit. Wäre es nicht besser, das Datum im Augenblick offen zu lassen?«

Linda springt auch ein: »Und vielleicht würde es jedem von uns Spaß machen, über sein Lieblingsbuch vom letzten Jahr zu berichten, ob es nun zum Lesekreis gehört oder nicht.«

Als wir im Begriff sind, uns zu verabschieden, stupst Tita mich am Arm: »Falls du reden willst, ruf mich an, wenn du zu Hause bist.«

Natürlich denken sie alle daran. Nicht nur ich halte an der Lüge fest, dass die Zeit nicht verstreicht und dass der Verlust keine Klinge ist, so scharf, dass sie die Wunde zum Bluten bringt, noch bevor man den Stich spürt.

Meine Mom liegt immer noch in eine Decke gehüllt auf dem Sofa. Irgendwie scheint ihre winzige Gestalt im Lauf des Abends noch etwas zerbrechlicher geworden zu sein.

»Seid alle artig«, sagt sie und fängt an einzunicken. »Ich liebe euch.«

Diese Worte sagen wir von nun an am Ende jedes Treffens: *Ich liebe euch.* Natürlich tun wir das. Warum haben wir es nicht schon früher gesagt?

20. *Das lila Haus*

Neben unserem kleinen grünen Bungalow steht ein Haus, das, solange ich zurückdenken kann, dunkellila gestrichen ist, mit symmetrischen Säulen in grellem Pink, die den Vorbau tragen. Jahrelang hing eine schwarze POW-Flagge, das Zeichen des amerikanischen Kriegsgefangenenvereins, wie ein Spruchband zwischen den Fenstern des zweiten Stocks.

Als John und ich vor Jahren nach Greensboro zogen, damit ich dort zur Graduiertenfakultät gehen konnte – noch bevor wir uns hier in Westerwood niederließen –, stand im Vorhof auch eine Reihe blitzblank glänzender Toiletten.

Damals war mir nur vage bewusst, dass das lila Haus einen Protestakt darstellte. Das bunte Viertel, in dem viele Künstler wohnten, sollte in einen sogenannten historischen Stadtteil mit festgelegten Bebauungsplänen und Vorschriften umgewandelt werden. Das bedeutete, dass man unter anderem die Erlaubnis einholen musste, wenn man sein Haus in einer anderen Farbe anstreichen wollte. Dan, unser Nachbar, ein hochdekorierter Vietnamveteran und einer der wenigen Afro-Amerikaner unter überwiegend weißen Nachbarn, wollte davon nichts wissen. Er sah in dem Vorhaben einen Eingriff in die Rechte der Hauseigentümer und vermutete dahinter einen perfiden, rassistischen Akt, um das Wohngebiet den Weißen der oberen Mittelschicht vorzubehalten.

Also beschlossen er und eine Handvoll weiterer Nachbarn,

ihre Häuser in grellem Lila anzustreichen. Dans Haus war bei weitem das auffallendste – auch wegen der Toiletten. Der Kontrast zu der architektonischen Noblesse seines Kolonialhauses im holländischen Stil und seines tadellos gepflegten Gartens entlang der Haupt-Durchgangsstraße des Viertels verliehen dem Ganzen eine starke Wirkung.

Westerwood wurde jedoch nie in einen historischen Stadtteil umgewandelt. Aber Dan verpasste seinem Haus auch keinen neuen Anstrich.

Zwölf Jahre später sind die Toiletten und Protestschilder längst Geschichte, und die lila Farbe ist verblasst, aber ich kann jedem, der sich in unserer Stadt auskennt, den Weg weisen, indem ich einfach sage: »Wir wohnen direkt neben dem lila Haus.« Jeder versteht, was ich meine.

Ich liebe das lila Haus, auch wenn ich – und vermutlich gerade deswegen – keinen Hang zur Auffälligkeit habe. Als kahlköpfige Frau blieben mir bei Elternversammlungen und auf dem Supermarktparkplatz die Blicke der anderen Mütter nicht verborgen. Und auch nicht, dass unser Briefträger stets in Eile war, um mir nicht auf der Treppe begegnen zu müssen. Oder das Unbehagen von Kellnern, Verkäufern und des jungen Rezeptionisten im Fitnessstudio, der mir immer den Schlüssel zu meinem Spind überreicht.

Ich hasste es. Doch als meine Haare wieder nachwuchsen, stellte ich fest, dass die Kahlköpfigkeit auch einen Zweck erfüllte – wie Trauerkleider. Ohne große Worte sagte sie: *Ich mache etwas durch. Geht sanft mit mir um.*

»Ich vermisse meinen kahlen Kopf«, schreibt mir meine Freundin Christy, die dieses Jahr ebenfalls eine Chemo durchlief. Sie ist mir mit ihrer Behandlung ein paar Monate voraus.

»Das ist ein nicht unkompliziertes Gefühl«, erwidere ich.

Das Ende der Kahlköpfigkeit bedeutet auch einen Abschied von der Behandlung. Ob geheilt oder unheilbar krank – die Angst ist da. Denn die Behandlung als solche – ob nun wirkungsvoll oder nicht – ist zumindest eine Art, mit der Krankheit umzugehen. Dr. Cavanaugh berichtet von Patienten, die gesagt hätten, der härteste Teil der Behandlung sei der Tag gewesen, als sie beendet war, der Tag, als sie mit ihr vereinbarten, sich in einem halben Jahr wiederzusehen.

»Ich mag nicht gern Übel durch Übel heilen. Ich hasse die Mittel, welche beschwerlicher sind als die Krankheit«, sagte Montaigne, dem Ärzte und Krankheiten sehr wohl vertraut waren und der in wenigen Worten ausdrückte, was sich heutzutage an der Krebsbehandlung falsch anfühlt. *»Ich hasse Medikamente, die eine größere Beeinträchtigung darstellen als die Krankheit selbst.«*

Die Chemotherapie hätte ihm wenig behagt. Aber ein Teil von mir ist in dieser Hinsicht nicht mit ihm einverstanden – obwohl ich dann vielleicht die Betrogene bin. Es ist ein unbeabsichtigter Nebeneffekt, aber es hat etwas düster Harmonisches, in Behandlung zu sein. Das kann ich nicht von der Hand weisen. Bei der Behandlung spiegelt sich das, was ich in meinem Leben als falsch empfinde, in meinem Körper wider – mein durch Steroide aufgedunsenes Gesicht, mein kahler Kopf, meine einseitige Brust. Und die Tage, die ich im Duke Cancer Center verbringe, sind Teil meines Lebens. Irgendwie ergibt das Sinn. Viel mehr Sinn, als wenn ich im Fitnessstudio bin, in der Grundschule oder im Supermarkt oder bei einem Arbeitsmeeting – oder an all den anderen Orten, wo ich allzu lange draußen im Auto sitze, tief Luft hole, während ich versuche, in den Alltag zurückzukehren.

Das Geräusch, das ich am meisten mit meinem Nachbarn Dan assoziiere, ist der Laubbläser. Fast täglich arbeitet er damit. Dan ist ständig in Bewegung – fegt die Auffahrt, mäht den Rasen, jätet Unkraut, gießt die Blumen, hämmert, schrubbt, hält alles in bester Ordnung. Neben seinem makellosen Haus scheint unser niedriger, nicht-lila gestrichener Bungalow von einem Wald überwuchert zu sein.

Als ich viel Zeit kahlköpfig auf der hinteren Terrasse verbrachte – mitten in der Chemo und benommen durch die Steroide – und meinen Gedanken nachhing, Gartenarbeit machte, durchatmete und versuchte, mich in der Welt zurechtzufinden, in der ich mich plötzlich fremd fühlte –, war ich den ganzen Tag umgeben von den Geräuschen von Dans Geschäftigkeit auf der anderen Seite des Zauns.

»Man muss ertragen lernen, was man nicht vermeiden kann«, sagt Montaigne auch. Deswegen rede ich den ganzen Tag mit ihm.

Im Frühsommer war die Terrasse mehrere Wochen lang von Weidenkätzchen übersät, die von der Weideneiche im Hof herunterfielen. Fegte man sie zusammen und ging ins Haus, um ein Glas Wasser zu holen, sah alles schon wieder verwahrlost aus, kaum kam man nach draußen. Also griff man erneut zum Besen.

Eines Morgens – in Socken und Pyjama und ohne Haare, geplagt von Übelkeit, als nichts richtig schmeckte, nichts richtig aussah, mir nichts Richtiges einfiel, stand ich auf der Terrasse und hielt die Stellung: Ich hörte nicht auf zu fegen. Ich konnte ebenso wenig damit aufhören, wie die Weidenkätzchen aufhören konnten, herunterzufallen. Den ganzen Vormittag verbrachte ich so, bis sich die zarte Haut zwischen Daumen und Zeigefinger schließlich rau anfühlte.

Ich denke an Emerson, der widerwillig in seinem Garten gefangen war, immer wieder. In seinem Tagebuch schreibt er: »*Mit gefurchter Stirn, mit fester Absicht, gehe ich sinnend durch den Garten. Ich bücke mich, um ein Unkraut zu zupfen, das den Mais überwuchert, und finde ein zweites, direkt dahinter ein drittes und ich greife nach einem vierten. Dahinter sind viertausendundeins. Ich bin erhitzt und verwirrt und wache nach und nach aus meinem blödsinnigen Traum von Vogelmiere und Säckelblumen auf, um festzustellen, dass ich mit unerschütterlichem Ziel selbst Vogelmiere und Pfefferkraut bin.*«

Während ich fegte, hörte ich Dan herumwerkeln. Stundenlang kauerte er in seinem Hof, sprühte Unkrautvernichter zwischen die unzähligen Pflastersteine.

Als er die Hintertreppe zu seinem Haus hochging, blieb er stehen und sah zu mir herüber. Ich fegte immer noch. Dies war ungewöhnlich für ihn – er schaut anderen nicht gerne in die Augen, nicht nur kahlköpfigen Nachbarinnen im Pyjama nicht –, und wir nickten einander zu, als würden wir uns eingestehen, dass das, was in jedem von uns beiden nicht stimmte, dasselbe war.

21. Der Nippel-Highway

Ich schreibe Ginny: »Ich glaube, wir sollten unser Geschäftsmodell ausweiten und individualisierbare Fotokarten ins Angebot aufnehmen, damit du deinen Lieben Bilder deines Nippel-Tattoos schicken kannst.«

Wir haben beide von Vinnie Myers gehört, der in Maryland und New Orleans arbeitet. Er ist offensichtlich der Großmeister der Nippel-Tattoos. Er war ein normaler Tätowierer, aber nun steht stolz auf seiner Website: *In den letzten Jahren hat sich vieles verändert, und jetzt mache ich hauptsächlich Brustwarzentattoos für die vielen Kriegerinnen da draußen, die gegen den Brustkrebs kämpfen.*

Seine Arbeit ist außergewöhnlich. Die Frauen pilgern scharenweise zu ihm. Bei ihm gibt es kein Schischi. Keine Blumen oder Drachen, die die Narbe bedecken. Nur Nippel in allen Variationen: rosafarben und zart, dunkel wie nach dem Stillen, groß, klein, eine ist sogar mit einem künstlichen Piercing verziert. Sie sehen dreidimensional aus und völlig realistisch.

Wir haben uns Videos von Vinny bei der Arbeit angesehen. Er trägt eine Hipster-Brille, eine Krawatte und einen Pork-Pie-Hut aus Stroh. »Eindeutig unser Mann«, schreibe ich.

»Ein Roadtrip auf dem Nippel-Highway«, simst Ginny. »Das wird unsere Belohnung sein.«

Im Augenblick habe ich nicht einmal eine Brust. Das Ganze hört sich recht surreal an. »Ein Remake von *Thelma & Louise*«, antworte ich. »Wir brauchen ein Cabrio!«

22. *Kurzsichtigkeit*

Sterben führt bei denen, die den Sterbenden betreuen, zu Kurzsichtigkeit.

Wir fahren meine Mom zum Duke und wieder zurück, verbringen lange Stunden damit, auf Laborergebnisse und Bluttransfusionen zu warten, sagen Elterngespräche und Friseurtermine ab, geben ihr Wasser und ihre Pillen, empfangen Hospizschwestern, sitzen am Bett, beratschlagen auf dem Flur vor ihrem Zimmer und warten. Wir werden kurzsichtig, verlieren die Fähigkeit, zu überblicken, wozu all diese Bemühungen gut sind – und was sie bedeuten.

Kurzsichtigkeit. Myopie. Ich denke immer wieder über diesen Begriff nach. In der Nähe unseres Wohnorts in Massachusetts gab es einen Polo- und Jagdclub namens *Myopia*, der 1882 von vier Männern gegründet wurde, die alle unter Kurzsichtigkeit litten – erst viel später wurde mir die Ironie dessen bewusst. Der Ort hatte nichts mit meinem Leben zu tun – wir ritten nur selten, obwohl die Familie meines Dads pferdenärrisch ist – und wir gingen nie zur Jagd, aber für mich klang *Myopia* immer idyllisch, geheimnisvoll und hübsch. Ich erinnere mich, dass wir regelmäßig an dem vornehmen Schild und der langen geheimnisvollen Auffahrt vorbeifuhren und meine Mutter sich ein Kichern nicht verkneifen konnte.

»Ein nobler Club namens *Myopia*«, bemerkte sie dann abfällig. »Besser geht's nicht!«

Meine Mom arbeitete jahrelang als medizinische Sekretärin und kannte all die medizinischen Fachbegriffe: *Sepsis, Ketoazidose*, *Ulzeration* und *Myokardinfarkt*. Ich verstand damals zwar die leicht exzentrische Unstimmigkeit, dass ein Fuchsjagdclub nach der Sehschwäche der Mitglieder benannt wurde, doch erst Jahrzehnte später wurde mir die gesellschaftliche Dimension dieser Ironie klar. Bestimmt hätte es Mom gefallen, wenn sie gewusst hätte, dass John Murray Forbes, eines der Gründungsmitglieder, der Ururgroßvater meines Dads mütterlicherseits war. Doch das hatte ich erst nach ihrem Tod im Internet herausgefunden.

Mein Bruder Charlie und seine Frau Amelia leben im Westen von Massachusetts. Doch sie kommen zu uns nach Greensboro, nachdem meine Mutter beschlossen hat, ihre Behandlung einzustellen. Schnell werden sie in unseren Strudel der Kurzsichtigkeit hineingezogen. Charlie arbeitet gerade an seiner Promotion in Geschichte, und Amelia überlegt, Theologie zu studieren. Und trotzdem drehen sich unsere lebhaftesten Diskussionen darum, welche Alternativen zum Zähneputzen es gibt und wie man die Übersicht über die verabreichten Schmerzmittel am besten protokolliert. Manchmal vergessen wir, welches »Problem« wir gerade lösen und welch atemberaubende Stille uns am Ende erwartet.

Doch meine Mom vergisst es nicht. Ihr Lieblingsemoji ist die Hand, die aus einem Grab herausragt. Sie schickt es jedem, der ihr aufmunternde Worte sendet.

Charlie liest ihr gerade *Der Tod des Iwan Iljitsch* von Tolstoi vor. Sie ist nicht mehr in der Lage, Bücher selbst zu lesen – wegen der Schmerztabletten, der Konzentration –, aber sie versteht, was er ihr vorliest.

»Nun, eins weiß ich ganz sicher: Ich werde nicht so sein«, entfuhr es ihr laut bei Iwan Iljitsch' brutalen letzten Augenblicken, als sich dieser gegen die vermeintliche Dunkelheit auflehnte, gegen die Endlichkeit des Lebens.

Charlie und ich wundern uns darüber. Ich meine, in gewisser Weise hat Mom natürlich recht: Sie ist das Gegenteil von Iwan Iljitsch. Ihr Leben lang hat sie allem direkt ins Auge geblickt – auch dem Tod –, und sie bemüht sich seit fast neun Jahren, sich mit diesem abzufinden.

Dennoch: »Findet ihr es nicht verwirrend, dass Mom auf all das nicht heftiger reagiert hat?«, schreibt uns Charlie kurz nach ihrem Entschluss, sich keiner weiteren Behandlung zu unterziehen.

Vor Kurzem haben wir uns beide den Film *Nach der Hochzeit* angeschaut, in dem einer der Hauptdarsteller, der mit einer niederschmetternden Diagnose konfrontiert wird, völlig die Fassung verliert, sich auf den Boden wirft und wild um sich schlägt. »Nicht, dass ich mir wünsche, sie würde heftiger reagieren, mich macht nur ihre Gelassenheit gegenüber all dem ein bisschen argwöhnisch«, schreibt er.

»Ich weiß«, schreibe ich zurück. »Manchmal finde ich, dass sie mehr von einem Yankee hat als Dad.«

Das stimmt natürlich nicht. Selbst auf dem Totenbett sind ihr Temperament, ihr Humor und ihre rebellische Seele zu spüren. Die letzten Worte, die sie ein paar Wochen später spricht, sind unmissverständlich ihre: *Ich bin so verdammt fett*. Aber sie hat eine eigene emotionale Zähigkeit entwickelt, die ich nachahmenswert finde. Sie verkörpert in etwa diesen stoischen Gleichmut, den Montaigne so sehr bewunderte – eine Art furchtlose Akzeptanz. Nun, nicht eigentlich Furchtlosigkeit – aber die Furchtlosigkeit vor der Angst.

Eines Morgens lege ich den Kopf in ihren Schoß und fange an zu weinen. Sie streichelt meinen Rücken und blickt mich mitfühlend an. »Wie schaffst du es, nicht zu weinen?«, frage ich fast ungehalten. Sie erwidert: »Ich habe bereits alle Tränen vergossen und bin irgendwie darüber hinweg. Du hängst lediglich etwas hinterher.«

Sonnenlicht stiehlt sich durch die heruntergelassenen Jalousien und wirft seltsame Muster auf den Holzboden. Sie bittet mich, ihr ein Sandwich-Eis und ihre Schmuckkassette zu bringen. Wir verbringen den Nachmittag in ihrem Bett und wühlen uns durch eine muffig riechende Welt von Edelsteinen, alten Ketten und Geschichten über ihre Mutter. Wir stecken uns all ihre Ringe an die Finger. Sie schenkt mir einen wunderschönen Jadeanhänger: »Wenn du ein Geschenk für jemanden suchst und nicht viel Geld ausgeben möchtest, denk einfach daran, dass dieses Zeugs existiert.«

Ich frage sie, ob sie mir noch etwas sagen müsse, was ich besser machen könnte, mir irgendeinen mütterlichen Rat geben will. »Du bist in vielerlei Hinsicht ein großartiger Mensch«, sagt sie nach kurzem Überlegen. »Aber manchmal urteilst du über Menschen zu hart, was dir nicht steht, vor allem, wenn du es hinter ihrem Rücken tust. Und ich wünschte, du würdest öfter zum Zahnarzt gehen.«

Sie hat Visionen – zarte Wesen schweben um sie herum, der Papst kauert gefährlich im Vorhang in der Ecke, die Lilien auf dem Kamin kehren ihre Innenseite nach außen, um ihr verzaubertes Innenleben zu offenbaren. Sie umgibt eine Aura der Friedlichkeit und der Anmut, obwohl sie offensichtlich Schmerzen hat. Dann wieder Augenblicke völliger Klarheit.

Als ich eines Nachmittags neben ihrem Bett sitze und lese,

wacht sie plötzlich auf. »Ich kenne dieses Lied«, sagt sie in die Stille des Raums. »Es ist die Musik eines Mannes und einer Frau, die streiten.« Dann versinkt sie wieder in Schlaf.

Aber wer von uns gleicht nicht Iwan Iljitsch? Manchmal sind wir völlig niedergeschmettert von all den falschen Entscheidungen, die wir getroffen haben, sind überrascht, wohin uns das geführt hat. Sicherlich steht ihr noch irgendeine Bestandsaufnahme bevor? Oder ist das die Aufgabe jener, die sie lieben – die Verfolgung des Fuchses aufzugeben, die Zügel anzuziehen und die friedvolle Atmosphäre des Waldes zu bewundern, ihn ziellos zu durchwandern, ab und zu stehen zu bleiben, hochzublicken und zu beobachten, wie das Licht durch das Baumkronendach sickert.

23. Fotoalbum

Da gibt es ein Foto, auf dem sie und mein Dad im Zweier-Kajak zur Seal Rocks paddeln. Das Foto, auf dem sie und meine Tante Francie einen Weg hinunterlaufen, lachen und dem Fotografen zuwinken.

Das, auf dem sie Charlie nach seiner Hochzeit auf dem Rasen etwas Wichtiges sagt. Das, das sie auf einem Adirondack-Stuhl zeigt, den dösenden Benny auf dem Schoß. Das, auf dem sie und ich lächelnd in einer Hollywoodschaukel sitzen. Das, auf dem sie am Ende der Mole neben dem Bootshaus steht, die Arme in die Seite gestemmt und das Haar vom Wind zerzaust. Es wurde von einem Boot aus aufgenommen, und es ist eindeutig, dass sie nicht auf den Fotografen wartet; sie verabschiedet ihn, auch wenn sie nicht lächelt oder ihnen zuwinkt. Es herrscht Flut, und silberne Wellen brechen sich an den Felsen. *Ich fühle mich hier wohl*, scheinen ihre Füße auszudrücken, die fest auf dem Boden stehen, als ob es das Ende des Sommers und sie die Einzige wäre, die zurückbleibt.

STADIUM DREI

1. *Fünfzehn Zeichen, dass der Tod naht*

Gäbe es eine Prüfung über die Info-Broschüre für Angehörige, die das Hospiz uns gab mit dem Titel »Fünfzehn Zeichen, dass der Tod naht«, hätten Charlie und ich sicherlich mit der Note Eins abgeschlossen.

Es ist kurz vor Mitternacht. Wir sitzen an der Küchentheke im Haus unserer Eltern und gehen wie besessen die Checkliste durch, die versucht es auf Wochen, Tage, Stunden und Augenblicke herunterzubrechen. Bereiten uns auf das vor, worauf man sich nicht vorbereiten kann. Mom liegt im Zimmer nebenan in einem Klinikbett.

Ihr Atemrhythmus verändert sich. Check.

Sie isst oder trinkt kaum noch. Check.

Ihre Gliedmaßen sind kalt und eventuell blau angelaufen. Check.

Sie schläft die meiste Zeit. Check.

Wenn sie wach ist, ist sie ruhelos. Sie hat immer häufiger Halluzinationen, greift nach unsichtbaren Dingen. Check.

Sie scheint mit ihren zarten bläulichen Fingern ein unsichtbares Fadenspiel zu spielen. Oder sie spielt mit einer Knetmasse. Oder sie stößt ein Loch in eine andere Dimension.

Sie spricht langsam und umständlich. Sie erwähnt vielleicht Dinge, die man nicht versteht. Nach Stunden des Schweigens ruft sie plötzlich: »Kann man dem Licht trauen?« Und dann: »Nichts wie raus hier!«

Du träufelst ihr Morphium unter die Zunge, aus einer großen roten Flasche, mit der man, wie dein Strafverteidiger-Gatte dir versichert, auf dem Schwarzmarkt ein Vermögen machen könnte. Check.

Das war ein morbider Scherz. Check.

Sie scheint dich nicht mehr wahrzunehmen. Du bist völlig erschöpft. Check, check.

Zum ersten Mal seit Tagen ist dein Dad eingeschlafen, in seiner Kleidung, auf dem Bauch liegend im Bett neben ihrem Krankenhausbett. Check.

»Wie viel Zeit hat sie noch?«, frage ich Charlie.

»Ich weiß nicht – eine Woche, ein paar Tage?«

Wir starren wieder in die Broschüre und überprüfen, ob irgendetwas hier nicht aufgeführt ist. Wir sind seltsame Kreaturen: wir, die versuchen, damit zu glänzen, etwas zu wissen, was wir nicht wissen können.

Amelia, die eine Ausbildung als Geburtsbegleiterin hat, scheint besser zu wissen, was zu tun ist. Sie zündet Kerzen und Weihrauch im Zimmer meiner Mom an. Sie gibt den Blumen frisches Wasser und sortiert die welken aus. Sie reibt Moms Hände mit Lotion ein, praktiziert etwas Reiki. »Ich spüre sie wirklich«, sagt sie irgendwann.

Ich kann sie überhaupt nicht spüren. Als alle hinausgegangen sind, versuche ich, mit ihr zu reden, weiß aber nicht, was ich sagen soll. »Du brauchst das nicht mehr zu machen«, versuche ich es. Sie richtet sich auf und scheint mich anzustarren – bestürzt und ungehalten. Als würde ich das hier tun, wenn ich wüsste, wie ich es beenden kann, scheint sie mit den Augen zu sagen.

Der Herzschlag und der Puls können unregelmäßig sein. Keuchen und ein Nach-Luft-Ringen – bekannt als Todes-

röcheln – sind nicht ungewöhnlich und häufig quälender für die pflegenden Angehörigen als für den Patienten. Vielleicht sucht sie oder bittet sie um die »Erlaubnis« zu gehen.

Als ich dreieinhalb Stunden später wieder zu Hause bin, weckt mich das Telefon.

»Ich glaube, du solltest sofort kommen«, sagt Charlie.

»Warum?«, frage ich. Mein Verstand weigert sich stur, zu begreifen. Meine Zehen hangeln nach den Sandalen, ich befestige meinen Mastektomie-Schlauch an einem frischen T-Shirt und renne hinaus in die milde Nacht.

2. *Tu stets das, was du zu tun fürchtest*

Nach dem Highschool-Abschluss gab mir einer der Cousins meines Vaters ein Exemplar eines höchst lesenswerten Anekdotenbuchs mit dem Titel *Emerson in Concord*, das mein Urgroßvater über seinen legendären Vater geschrieben hatte.

Eine meiner Lieblingsstellen ist die Enthüllung, dass Emersons berühmter Aphorismus: *Tu stets das, was du zu tun fürchtest*, in Wirklichkeit eine Ermahnung seiner wütenden Tante Mary war, die seiner Mutter nach dem Tod des Vaters – Emerson war damals acht – half, die Kinder aufzuziehen.

Emerson gab diesen Rat an seine eigenen Kinder weiter und diese wiederum an ihre. Und hier stehe ich also an der Tür des Hauses meiner Eltern in Greensboro. *Betritt das Haus, wo ihr Leichnam dich erwartet, und sieh, wie dein Vater weint.*

Betritt die Szene. Und stell dir vor, es wäre deine.

3. Etwas Neues bahnt sich an

Ein paar Stunden, nachdem an diesem Morgen die Sonne aufgegangen ist, lassen wir sie in ihrem Zimmer zurück und machen einen Spaziergang zum St. Mary's House, der kleinen Kapelle mit Schindeldach direkt um die Ecke, wo wir den Trauergottesdienst abhalten wollen. Es ist eine kleine Episkopalkapelle auf dem Campus – mehr ein gemütliches Ein-Zimmer-Haus als eine traditionelle Kirche. Vor zwölf Jahren hielt ich hier meine Promotionsrede – meine Eltern saßen auf einer Bank in der ersten Reihe.

Meine Mom hinterließ widersprüchliche Anweisungen für ihre Beerdigung. *Tut irgendwas. Tut, was ihr wollt. Tut nichts. Es ist ja nicht so, als wäre ich dabei.*

Später: *Nun, tut nichts. Und wenn ihr beschließt, meine Asche im Meer zu verstreuen, achtet darauf, dass Ebbe herrscht, nicht Flut. Und ich würde mich freuen, wenn Mark und Anne etwas singen würden. Und jemand ein paar Worte sagen würde. Und Nina, lies bitte das Gedicht vor, das du über unseren Streit in Italien geschrieben hast.*

Noch später: *Vergesst es. Tut, was ihr wollt, Hauptsache, es ist etwas Hübsches.*

Das Einzige, worauf sie beharrte, war die Feuerbestattung. *Lasst mich nicht in der Erde verrotten!*

Als ich in der Auffahrt darauf wartete, dass die anderen herauskommen, mache ich ein Selfie: Foto einer Krebspatientin mit toter Mutter. Als ich Monate später meine Aufnahmen durchsehe, die ich direkt nach denen von ihrem Leichnam gemacht habe – von ihren kraftlosen Armen voller Blutergüsse, ihrem unheimlich glückseligen Gesicht –, entdecke ich, dass ich instinktiv breit in die Kamera gelächelt habe.

Als wir dem Haus den Rücken kehren und in den Augustmorgen eintauchen, fühlen wir uns wie Passagiere, die sich aus den Trümmern eines abgestürzten Flugzeugs herauskämpfen. Uns ist seltsam schwindelig, wir sind für niemanden eine gute Gesellschaft, außer für uns selbst – wie im Fieberwahn, tief erschüttert und doch noch im Bann des Galgenhumors, auf den wir in den letzten Wochen wie auf Sauerstoff angewiesen waren, um nicht den Verstand zu verlieren.

»Es ist doch in Ordnung, sie allein zu lassen, oder?«, fragt mein Dad.

»Ich denke, ja«, erwidert Amelia. »Was könnte schon passieren?«

Es ist diese Fantasie, die jede junge Mutter nach einer besonders unruhigen Nacht mit ihrem Neugeborenen früher oder später ereilt – einfach hinausgehen, die Tür hinter sich zumachen und alles zurücklassen – nur, dass wir es wirklich tun.

Ein Freitagmorgen im Spätsommer: Die Ferien sind vorbei, und in dem Viertel, in dem sich das College befindet und meine Eltern leben, füllen sich die Straßen wieder mit Studenten. Unsere traurige Gruppe geht langsam auf die Kapelle zu. Die Türen des St. Mary's House sind geschlossen, aber Charlie und Amelia, die noch nie in der Kapelle gewesen sind, spähen durch die Fenster, um sich einen Eindruck zu verschaffen, als wir vor der Kirche stehen.

Genau in diesem Augenblick erkenne ich eine der Studentinnen, die gerade die Tür ihres Wagens abschließt und auf den Campus zusteuert. Eine junge Doktorandin, die früher auf unsere Jungs aufgepasst hat, die wir nun aber seit Monaten nicht mehr gesehen haben, da sich ihr Stundenplan geändert hat.

»Hey, das ist ja Anneliesse«, sage ich zu John. Sie geht direkt an uns vorbei, um eine Freundin auf dem Gehweg zu begrüßen.

Dann erkenne ich auch die Freundin – es ist Virginia, eine andere Babysitterin von uns, ebenfalls Doktorandin.

»Hey, Mädels«, sehe ich mich veranlasst zu rufen. John und ich gehen auf sie zu.

»Hey! Schön, euch zu sehen! Wie geht es euch?« Die üblichen Banalitäten.

Charlie, Amelia und mein Dad folgen uns schweigend. Wie sehen wir wohl aus? Auffällig. Oder verdächtig. Vielleicht denken Virginia und Anneliesse, d6ass wir uns deshalb länger nicht gesehen haben, weil wir einer Sekte beigetreten sind.

»Großartig. Alles okay. Wie geht es euch? Wie läuft das Semester bis jetzt?« Etwas anderes fällt uns nicht ein.

Die Alternative: *Unter diesem losen T-Shirt steckt ein Mastektomie-Schlauch. Meine nicht vorhandenen Haare schmerzen. Ich habe seit Tagen nicht mehr geschlafen. Und meine Mom ist vor fünf Stunden gestorben. Im Augenblick liegt sie ganz allein in ihrem Haus um die Ecke. Wir sehen uns diese Kapelle hier an für ihren Trauergottesdienst.*

Ich habe keine Ahnung, wie ich diesen beiden jungen Frauen meine Familie vorstellen soll.

»Tut mir leid«, sage ich zu allen, als wir zum Haus zurückgehen. »Ich konnte einfach nicht.«

An jenem Abend kommen Anne und Mark zu uns – zwei der engsten Freunde meiner Eltern, die nach Moms Wunsch im Gottesdienst singen sollen. Ihre Tochter Molly war die erste Babysitterin für uns. Durch sie haben wir Anneliesse und Virginia kennengelernt.

Nach ihrer Schicht am Imbissstand, wo sie über den Sommer arbeitet, kommt Molly nach. Anne, Amelia, Molly und ich sitzen neben der Leiche meiner Mom und heulen uns die Augen aus.

»Bitte entschuldige mich bei Anneliesse und Virginia.« Ich erzähle ihr, dass ich auf die beiden gestoßen bin. »Ich bin sicher, dass ich mich sehr sonderbar verhalten habe.«

Ich bin sicher, dass ich mich sehr sonderbar verhalten habe – ein Refrain, den ich ständig wiederhole, meistens für mich selbst. Denn als die Tage und dann die Wochen vergehen, ist sie immer noch direkt um die Ecke – allein im Haus und tot. Und ich verkünde stets, dass es mir gut geht, hier in dieser Welt, in der die Sonne scheint und sich etwas Neues anbahnt.

4. Das Krematorium

Mein Dad, Charlie, Amelia und ich folgen zwei Bestattern in schwarzen Anzügen über einen weitläufigen Parkplatz zu einem fensterlosen Metallgebäude. John ist bei der Arbeit, und unsere Kids sind in der Schule. Es ist der Tag vor dem Gedenkgottesdienst. Mein Handy vibriert in meiner Tasche, Nachrichten, wann wer mit welchem Flieger landet, und Absprachen in letzter Minute.

Wir sind alle völlig erschöpft von der Hitze und den Ereignissen der letzten Woche, aber ich sehe wohl sicher am schlimmsten aus. Meine Haare wachsen gerade wieder nach. Auf der Seite, auf der meine Brust abgenommen wurde, hängt mein T-Shirt formlos herunter. Ich bewege mich langsam. Nächste Woche soll wieder ein Chemozyklus beginnen.

»Verdammt«, fluchte meine Mom vor ein paar Wochen. »Ich kann nicht glauben, dass ich ausgerechnet dann sterbe, wenn du mitten in all dem steckst. Das bringt mich um.« Und sie schenkte mir ein zartes, ironisches Lächeln.

Ich stehe vor allem aus Kummer hier – auf diese verstörte und unvorhersehbare Weise, wie es nach dem Verlust eines geliebten Menschen der Fall ist –, aber ich muss auch eingestehen, dass ein Teil von mir eine Art morbiden Testlauf probt – der Tod ist immer dabei, fährt in meiner Brust vom Krankenbett meiner Mom bis zu diesem Parkplatz hinter dem Bestattungsinstitut.

In der hinteren Ecke befindet sich in dem Metallgebäude das Krematorium. »Ein Schandfleck Amerikas«, pflegte meine Mom zu sagen, wenn wir an so einem schäbigen Kasten vorbeifuhren, in denen fast immer irgendwelche Schnapsläden oder Billig-Supermärkte untergebracht waren und die die Highways in North Carolina zuhauf säumten. Und in einem dieser Gebäude wartet nun ihre sterbliche Hülle auf ihre letzten Augenblicke.

Wir wissen, dass man sie in den hundert Dollar teuren Krematorium-Pappsarg legen wird, den wir im Bestattungsinstitut ausgesucht haben. Aber wir haben nicht damit gerechnet, dass er wie eine große weiße Keksschachtel aussieht.

Die Bestatter sind sich nicht sicher, ob wir hier sein sollten – als seien *wir* diejenigen, die unheimlich sind. Ehrlich gesagt, bin ich mir auch nicht sicher, ob wir wirklich hier sein wollen, aber Charlie ist der festen Meinung, dass wir das bis zum Ende durchstehen sollten, und wir sind uns einig, uns bei allem, was der Tod unserer Mutter für uns mit sich bringt, zu unterstützen.

Wir hielten bis zu ihrem Tod Wache an ihrem Bett. Auch danach war sie noch für zwei Tage bei uns – wir saßen abwechselnd bei ihr, beobachteten, wie sie sich veränderte und immer weniger sie selbst war.

Und jetzt.

Das ist das Ende, denke ich bei mir.

Vor drei Tagen saßen wir im Büro des Bestattungsinstituts mit einem anderen Bestatter zusammen, Joe – unserem Nachbarn von nebenan, einem Freund, der ein paar Tage vor dem Tod meiner Mom Vater einer Tochter geworden war –

und erkundigten uns nach der Möglichkeit, bei der Einäscherung dabei zu sein.

»Äh, klar, das kann sicher arrangiert werden«, sagte Joe. Zwei seiner großen Gaben: Taktgefühl und Freundlichkeit.

Auf dem glänzenden Mahagonitisch im Bestattungsinstitut stand die geblümte Dose, die wir von zu Hause mitgebracht hatten – ihre geheime Vorratsdose. »Können Sie ihre Asche hier einfüllen?«, fragte Charlie. »Entschuldigung – sie riecht ziemlich streng. Hier drin hat sie ihr Marihuana aufbewahrt.«

»Oh, ja natürlich«, erwiderte Joe und nickte, ohne zu blinzeln. »Kein Problem.«

Ich war wirklich sehr erleichtert, dass wir diesen Behälter gefunden hatten. Als ich meinen Dad zu dem Termin im Bestattungsinstitut abgeholt hatte, stieg er in den Wagen und hielt den orangefarbenen Tupperware-Krug umfasst, in dem wir seit den 1970ern Brause gemischt hatten. »Denkst du, der geht?«, hatte er gefragt.

»Ich glaube nicht, Dad«, hatte ich erwidert. »Vielleicht wäre etwas, das nicht aus der Küche stammt, besser.«

Als er zurück ins Haus rannte, um ein anderes Gefäß zu holen, machte ich ein Foto von dem Krug auf dem Beifahrersitz und simste es an die Nummer meiner Mom. »Bitte, komm zurück«, schrieb ich. »Dad will dich hier reinstecken.«

Die erste von ungefähr einer Million Nachrichten, die unbeantwortet bleiben sollten.

Im Inneren des »Schandflecks« ist es um hundert Grad heißer als auf dem bereits sehr heißen Parkplatz. Es sieht aus wie eine Garage, mit einer großen Kühlvorrichtung und einem noch größeren Ofen, der anscheinend vorgeheizt wird.

»Wollen Sie zuerst die Leiche sehen?«, fragt uns einer der Bestatter.

Seit fünf Tagen liegt sie im Tiefkühlfach. Ein Tuch bedeckt ihr Gesicht, als sie den Deckel der Keksschachtel anheben. An dem ganzen Ritual ist mir dieser Teil am meisten verhasst. Der Bestatter hebt den Deckel mit Trara hoch, und wir vier beugen uns vor, um sie anzusehen.

Sie ist nicht mehr meine Mutter – und das, denke ich, soll ich wohl begreifen, wenn ich sie hier in dem Metallgebäude aufsuche. Aber ich hatte es bereits gewusst. Ich wusste es in dem Augenblick, als um 3 Uhr nachts das Telefon läutete und Charlie sagte: »Ich glaube, du solltest kommen«, und ich wusste es, als ich über die Auffahrt schlitterte und ein erschrecktes Kaninchen im Gras neben dem Tor mich anstarrte – reglos –, als ich die Wagentür zuknallte und an ihm vorbeirannte. Ich wusste, dass ich zu spät kam.

Sie wirkt keineswegs verwest oder dergleichen, aber ihre Hautfarbe ist jetzt deutlich orange und wächsern, und ihr Gesicht ist mit Kondenswasserperlen bedeckt. Nur ihre Haare sehen noch nach ihr aus – hübsche braune von Grau durchzogene Haare, die ihr aus der Stirn gekämmt wurden. Die lila Blumen, die wir am Morgen ihres Todes über sie gestreut hatten, sind verwelkt und bräunlich verfärbt. Ihre Augen sind zugenäht – ungleichmäßige Stiche zwischen den Wimpern, die an die Puppenkleider erinnern, die ich mit ihrer Hilfe in der dritten Klasse nähte. Ihr Mund ist ebenfalls zugenäht.

»Das würde ihr ganz bestimmt nicht gefallen!«, flüstere ich meinem Dad zu. Er drückt meine Schulter.

Der andere Bestatter wendet sich meinem Vater zu. »Wollen Sie den Knopf für den Verbrennungsofen drücken?«, erkundigt er sich, als sei mein Dad das Geburtstagskind, das hier eine Party feiert. Er zeigt ihm die Hebel. Mein Dad, der gewöhnlich für fast alles zu haben ist, lässt sich nur darauf ein, um weitere Interaktionen zu vermeiden, und drückt den grünen Knopf.

Die Ofentür öffnet sich und ruckelt plötzlich, und die Aschereste des Vorgängers wirbeln durch die Luft wie eine Gedankenblase oder ein Traum, der uns erkennen lässt, wie wenig wir hierhergehören. Wir zucken alle zurück, und ich kann fast hören, wie meine Mom meinen Dad anschreit: »Mein Gott, Peter, was versuchst du mir anzutun?«

Als sich die Tür ganz öffnet, schließen sie den Pappsarg und lassen ihn über ein kurzes Förderband gleiten. Die Ofentür schließt sich hinter meiner Mom. Es gibt kein Fenster. Irgendwie hatte ich mir die ganze Zeit vorgestellt, dass es ein scheußliches kleines Fenster geben würde, wie bei einem Kanonenofen. Es gibt lediglich eine dicke Metalltür, und Mom befindet sich auf der anderen Seite, und wir können nicht hinein, und sie wird nicht zurückkehren.

Die Einäscherung selbst wird vier bis fünf Stunden dauern.

»Okay, mir geht's gut«, sage ich, fast wie aus der Pistole geschossen. Ich bin gereizt. Was um alles in der Welt hat mich dazu gebracht, das zu sagen? Draußen muss ich mich auf dem Asphalt hinknien, während sich meine Augen an die Sonne gewöhnen. Mein Dad begleitet mich und reibt mir den Rücken. Charlie und Amelia bleiben noch etwas länger im Inneren, folgen uns aber bald nach.

Charlie ist zehn Jahre jünger als ich, das Ergebnis einer rückgängig gemachten Vasektomie. Als Kinder hatten wir nie wirklich Streit, auch nicht mit unserem Vater, das gehörte einfach nicht zu unserer Kindheit – aber wir gerieten oft mit unserer Mom aneinander. Lange Zeit war das die Gemeinsamkeit, die Charlie und ich hatten. Vielleicht deshalb, weil ich ihr so ähnlich bin – impulsiv, fordernd und emotional. Charlie vielleicht deshalb, weil er das komplette Gegenteil ist: Er ist sehr verschlossen, was sie manchmal persönlich nahm.

»Tut mir leid«, bemerkt Charlie zwischen Lachen und Weinen, als wir alle untergehakt zum Auto gehen. »Ich weiß nicht, ob das okay war oder einfach nur grauenhaft.«

»Es war okay«, sagt mein Dad. »Doch lasst uns nie wieder so was tun.«

Nach der Einäscherung vergeht der restliche Nachmittag mit Fahrten zum Flughafen und Telefonaten. Den Abend verbringen wir bei Suppe und Bier auf der hinteren Terrasse, mit Musik, Familie und Freunden. Eine gute alte Freundin rattert mit dem Motorrad in die Auffahrt, sie kommt aus New York. Amelias Eltern sind hier. Johns Mom und Schwester sind eingetroffen und kommen gerade durchs Tor. Die Nachbarn bringen Nachtisch vorbei. Und die ganze Zeit über ist der Ofen am hinteren Ende des Parkplatzes auf der anderen Seite der Stadt in Betrieb.

Wir halten zwei Gedenkfeiern ab. Die erste im winzigen St. Mary's House, in dem die Freunde meiner Eltern und der Rest von uns alle dicht in einem riesigen Kreis sitzen und sich weinend und lächelnd ansehen. Die Kinder hocken mit ihren Freunden auf Kissen auf dem Boden und begleiten spontan Marks wunderschöne Version des Everybodyfields-Klassikers »By Your Side«. Sie spielen auf der Mundharmonika, auf Bongos und schlagen mit der Hand den Takt auf den Holzboden. Sie sind höchst zufrieden mit sich.

Ich habe alle gebeten, bunte Farben zu tragen, weil meine Mom bunte Kleidung liebte. Ihre Lieblingsfarbe war Lila. Aber drei Tage vor ihrem Tod wechselte sie zu Orange.

»Orange«, sagte sie immer wieder zu meinem Dad. »Orange ist das Beste.«

»Willst du eine Orange?«, erwiderte Dad, der immer versuchte, sie mit etwas zu füttern.

»Nein«, erwiderte sie und schüttelte heftig den Kopf. »Ich mag Orange.«

Zwei Nächte vor ihrem Tod hatte sie einen Albtraum: Sie träumte, entführt zu werden. Sie wachte auf, völlig in Panik und unruhig. Sie konnte sich von der Traumwelt nicht lösen. Ativan wirkte nicht. Auch nicht die Schmerztabletten. »Lass uns einfach an Orange denken«, versuchte es mein Dad schließlich.

»Meditier über Orange.« Er rieb ihre Füße und erzählte ihr alles über Orange, was ihm um drei Uhr früh einfiel. Schließlich wurde ihr Atem ruhiger, und sie schlief wieder ein.

Ein Freund erklärt mir, dass Orange im Buddhismus von Bedeutung sei. Es gilt als eine hoch entwickelte Farbe, die für die Erleuchtung steht *(wer kann dem Licht trauen?)* und für Weisheit, Stärke und Würde.

Mir gefällt die Vorstellung, dass sie ein Leben lang völlig begeistert von der Farbe Lila war und sich dann knapp eine Woche vor ihrem Tod genauso leidenschaftlich für Orange begeisterte. Das entspricht ganz ihrem Wesen: Sie vertrat stets vehement ihre Meinung, hatte aber nie Angst, sie zu ändern – sich zu entwickeln, zu verändern, einen Rückzieher zu machen. Sie begann ihre Sätze gern mit den Worten: »Weißt du, was dein Problem ist?« und »Weißt du, worin ich mich geirrt habe?«

Nach den Liedern trägt Charlie ein Gedicht vor. Freunde teilen gemeinsame Erinnerungen. Mein Dad, der es hasst, in der Öffentlichkeit zu sprechen, umklammert meine Hand, während wir auf der gemütlichen Bank in der Kapelle sitzen.

Ich entschuldige mich, weil ich nicht das Gedicht über Italien vorgelesen habe, worum sie mich gebeten hatte – ich schaffe es einfach nicht. Ich kann den Rat von Emersons Tante Mary nicht befolgen. Und weil ich es nicht ertrage, die Menschen unglücklich zu sehen, erzähle ich komische Anekdoten, die sie gerne zum Besten gab: wie sie Peinlichkeiten geradezu magnetisch anzog, wie sie einmal in einer Flugzeugtoilette festsaß, wie sich eine Hummel in ihre Nase verirrte, wie sie sich versehentlich Hundekot in die Haare schmierte. Wie sie in San Francisco mit mir (ich war damals noch ein Baby) ohne Slip zur Bank ging, mich auf den Boden setzte, um ein Formular auszufüllen, und ich ihren Hippie-Rock bis zu den Knöcheln herunterzog und nicht losließ. Ich fühle ihre Stimme in meinem Mund.

Während ich rede, fällt plötzlich ein Bild der Jungfrau Maria hinter mir von der Wand und kracht auf den Boden. Aufschrei und Gelächter. »Mensch, Jan«, ruft jemand. »Hör doch endlich auf!«

Wir beenden die Gedenkfeier mit einem unbefristeten Augenblick des Schweigens, erklären den Leuten, dass sie gehen können, wann immer sie wollen. Als wir die Feier planten, hatte ich mir ständig Sorgen gemacht, dass sich die Anwesenden unbehaglich oder unsicher fühlen würden, das Gefühl hätten, so lange bleiben zu müssen wie die übrigen Teilnehmer. Am liebsten hätte ich am Ende der Zeremonie eine Glocke betätigt, um alle wissen zu lassen, dass es in Ordnung sei, zu gehen.

Charlie drückte sich klarer aus: »Es geht darum, die Unwissenheit, die Hilflosigkeit und das Geheimnis des Todes zu würdigen«, sagte er. »Es ist verwirrend – und das ist in Ordnung.«

Oh mein Gott, dachte ich. *Ich bin schrecklich, was den Tod angeht. Ich weiß nicht, wie auch nur irgendetwas von all dem funktionieren soll.*

Die Asche erhalten wir erst in ein paar Tagen vom Krematorium. Joe, der Bestatter-Nachbar, erklärt mir eines Morgens in der Auffahrt, dass nach dem Verbrennungsofen die Aschenaufbereitungsanlage folgt – eine Art Hochgeschwindigkeits-Mixer, der die eingeäscherten Knochenfragmente in ungefähr vier Pfund felsigen Sand verwandelt.

Zwei Tage nach dem Trauergottesdienst steht Joe mit der geheimen Vorratsdose vor der Tür. Er ist zum Mittagessen von der Arbeit nach Hause geeilt, und der Leichenwagen versperrt die enge Zufahrt zwischen unseren Häusern. Seine Frau Josie ist bei dem Baby zu Hause, und Joe versucht, wieder Routine in seinen Arbeitsalltag zu bekommen. Seine Augen sind rot vor Erschöpfung; durch die offenen Fenster höre ich das Babygeschrei rund um die Uhr.

»Das ist für dich«, sagt er, als ich die Tür öffne und er mir die Urne reicht. Vier Pfund.

»Danke«, erwidere ich und halte die Urne linkisch mit beiden Händen, würde sie am liebsten unter den Arm klemmen, weiß aber, dass auch das nicht richtig wäre. »Ich hoffe, ihr beide kommt gut zurecht.«

»Das tun wir«, erwidert er mit einem Grinsen. »Wir sind todmüde – aber sie ist einfach umwerfend.«

Eine Viertelstunde später spähe ich aus dem Esszimmerfenster. Die Zufahrt ist jetzt frei. Ich merke, dass ich die Urne immer noch festhalte, auf die Hüfte gestützt und in die Armbeuge geklemmt. Ich habe den Hund rausgelassen, die Sofakissen glatt gestrichen und eine Einkaufsliste geschrieben – immer mit der Urne unter dem Arm. Durch die Jalousien höre ich, wie Josie summt und das Baby beruhigt – diese unbekümmerte Melodie von Geborgenheit und Nähe –, die lieblichste Musik, die es gibt, einer der ersten Laute, die ich wohl je gehört habe.

5. *Plunder*

Ein paar Tage später gehe ich zum Haus meiner Eltern, um Dad ein paar Formulare dazulassen. Er ist wieder bei der Arbeit. In der Auffahrt steht der Toyota Prius meiner Mom. In der Küche hängt ihre Handtasche über einem Stuhl.

Oh mein Gott, ich muss mich zusammenreißen, nicht zu denken, *sie ist zu Hause.*

Clyde, ihr alter Beagle, liegt schnarchend in der Diele, blickt nicht auf. Im Haus ist es still, und die Nachmittagssonne leuchtet. Auf dem Esstisch steht eine Orchideenblüte. Alles scheint so, wie es sein sollte. Ich betrete ihr Schlafzimmer.

Alles scheint so – was für eine hinterhältige Welt.

Nachdem sie gestorben war, roch es in ihrem Schlafzimmer nach – Tod. Wir alle merkten es. Kein besonders unangenehmer Geruch, eher ein Cocktail aller Gerüche der letzten Wochen, Tage und Stunden. Lotion, Clorox, Weihrauch, Arzneimittel, Blumen und Atem. Und noch etwas. Verfall, vermute ich. Der Geruch lag mir tagelang in der Nase.

Sie starb an einem Freitag um vier Uhr morgens, und wir behielten ihre Leiche bis spät am Sonntagmorgen da. Pflegepersonal vom Hospiz kam vorbei, um uns zu helfen, sie zu waschen und anzuziehen – wir öffneten die Jalousien, legten die Beatles auf, zogen ihr ein flippiges Kleid an und streuten lila Blumen über sie. Sie sah strahlend aus. Sie wäre über ihren Teint begeistert gewesen.

Was ich so nicht erwartet hatte, war, dass sie nicht auf einmal ging. Und ich meine das keineswegs im esoterischen Sinne. Zuerst war sie anwesend, wenn auch leblos. Aber jedes Mal, wenn ich ihr Schlafzimmer betrat und wieder verließ, war sie etwas weniger »da«. Ich erkannte es an der Art, wie ihre Finger auf der Brust gefaltet waren (ihre weichen, zarten Hände – meine erste Erinnerung an sie), an ihren Lippen und der Farbe ihrer Haut. Am Sonntagmorgen waren es ihre Augen – auf ihnen lag jetzt ein Schleier, ähnlich Vinyl; es waren nicht mehr ihre.

Dasselbe geschah mit diesem Geruch nach Tod. Als ich das Schlafzimmer betrete, ist es makellos – so, wie sie es immer in Schuss gehalten hatte, bis sie so krank war, dass sie sich nicht mehr selber darum kümmern konnte. Die Putzfrau war da. Die mit Ringelblumen bedruckte Bettdecke ist frisch und glatt gestrichen. Ihre Salben sind ordentlich auf dem Nachttisch arrangiert, neben ihrer Brille und ihrem grünen Kamm. Ihre ordentlich zusammengefalteten Sportshirts und Yogahosen duften nach Waschpulver.

Ich gehe zweimal durch den Raum und schnüffle herum, suche nach einem Dufthauch von ihr. Ich stehe mitten im Zimmer und heule wie ein Schlosshund.

Und dann stehle ich all ihre Schuhe.

Ich weiß auch nicht, was über mich gekommen ist. Es fing noch vor ihrem Tod an, nachdem sie nicht mehr gehen konnte. Während sie döste, wühlte ich in ihrem Schrank herum, probierte Sandalen, Stiefel und Pantoffeln, die ich vorher nie beachtet hatte. Und dann nahm ich ein Paar mit.

Ihre Füße waren ungefähr eine halbe Nummer kleiner als meine – und wir haben auch nicht unbedingt denselben Geschmack –, aber ich kann mich nicht zurückhalten. Ich packe alle ihre Schuhe in eine große Einkaufstasche und schleppe sie mit nach Hause. Jetzt stapfe ich mit den Schuhen durch mein Schlafzimmer, und meine Zehen tun schon weh.

6. *Der rote Teufel*

Die Kids sind sehr genervt, dass ich mich schon wieder einer Chemotherapie unterziehen muss. Sie hassen es, wenn ich nicht da bin, um sie von der Schule abzuholen, sie zu den Klavierstunden und zum Schwimmen zu bringen, ihnen Sandwiches einzupacken und ihnen bei der Planung ihrer Klassenfeste zu helfen. Und ich bin froh, dass ihre enorme Ichbezogenheit noch so intakt ist.

»Haben sie denn nicht schon genug Chemo mit dir gemacht?«, fragt Freddy beim Abendessen. »Was ist es diesmal für eine?«

»Sie heißt Doxorubicin«, erwidere ich. »Sie ist leuchtend rot. So rot wie Kool-Aid. Die Schwestern nennen sie ›den roten Teufel‹.«

»Wir bringen euch was davon mit nach Hause, wenn ihr brav seid«, bietet John an.

»Nein, danke«, sagt Benny ehrlich entrüstet.

Ich erkläre den Jungs, dass es nicht viel anders als beim letzten Mal sein wird.

»Aber dieses Mal musst du sie ohne deine Mom durchstehen«, gibt Freddy zu bedenken. »Ich fände das furchtbar.«

»Es ist in Ordnung«, sage ich. »Ich habe ja euch. Ich denke, angesichts eurer Superkräfte und außergewöhnlichen Kriegsführungsstrategien könnt ihr mir sicherlich gut mit dem roten Teufel helfen.«

»Das Problem ist, dass sie faul sind«, wirft John ein. »Sie sind nur bereit, das Übel zu bekämpfen, wenn sie in der richtigen Stimmung sind.«

»Ja, das stimmt«, gebe ich ihm recht.

An jenem Abend findet John die Jungs bei Licht schlafend in ihrem Schlafzimmer vor. Freddy hat ein Comicheft gemalt: Der rote Teufel gegen den Zellenfresser.

7. *Labor Day*

Bei der zweiten Gedenkfeier verstreuen wir die Asche. Am Labor Day fahren wir zu unserem Feriendomizil nach Cape Cod. Dutzende von Cousins, Tanten und Onkel sind angereist. Alles fühlt sich nach Ferien an. Die Jungs freuen sich, nicht zur Schule zu müssen, den Sommer um ein paar Tage verlängern zu können. Der Hügel färbt sich allmählich braun, die Umrisse der Insel zeichnen sich deutlich ab, und das Meer hat von verschwommenem Grau-Grün zu kühlem Marineblau gewechselt.

Ich spüre die Zukunft wie eine Verheißung, ein mutterloser September, noch weitere Chemos und danach – was auch immer passieren mag, wenn die Ärzte einen auf diesem Meer, das sich *Nachbehandlung* nennt, aussetzen.

Vor der Zeremonie sitze ich auf der Hollywoodschaukel und beobachte ein Perlhuhn, das nervös im Gras herumpickt, den Kopf ständig hebt und senkt – es blickt aufmerksam auf das, was es gerade tut, wirft dann einen Blick zum Horizont und senkt ihn wieder –, und ich verstehe, wie es ist, an einem vollkommenen Tag in der Sonne herumzutrödeln und in der warmen Brise, im trockenen Rascheln des Grases und den Wellen in der Bucht, die erneut mit Schaumkronen geschmückt sind, den Winter und Kummer zu spüren.

Zu Beginn der Saison hatten wir acht Perlhühner, exotisch aussehende, nervöse, mit Sprenkeln versehene Hühner, die

die Zecken fressen, die die Insel überschwemmen. Schöne, ängstliche Vögel. Tagsüber bewegten sie sich frei im Hof, legten Eier, verschwanden gemeinsam im hohen Gras, zankten sich, fraßen Zecken und andere Insekten und regten sich von Zeit zu Zeit scheinbar grundlos auf, wobei sie viel Lärm machten.

»Oh, beruhigt euch, Mädels«, riefen wir, wenn sie unversehens um die Ecke geschossen kamen und im Zickzack in rasender Eile über den Rasen rannten – auf ein Nichts zu und weg von einem Nichts. Sie schienen sich gegenseitig aufzuscheuchen, wie Kinder, die einander Gespenstergeschichten erzählen. »Alles gut, ihr Lieben, macht euch keine Sorgen.«

Nachts waren sie sicher vor den Kojoten, die nach Einbruch der Dunkelheit an den Stränden der Insel herumstreifen und jaulen, in einem Hühnerstall eingesperrt, der auf einem Felsvorsprung neben der Wäscheleine – wo ich manchmal, noch vor ihrem Tod Moms Geist spüren konnte – und der Außendusche mit ihrem Meerjungfrau-Mauerbild stand, mit Blick auf die Fischer- und Segelboote und Fähren, die Urlauber zu Martha's Vineyard befördern. Im Frühsommer bauten die Perlhühner abseits der Straße unten bei der Scheune ein Nest in einem Dickicht aus Giftefeu. Eines Tages entdeckten wir, dass hier wohl nicht nur Hühner versammelt waren, als nach lautem Kreischen und Flügelflattern plötzlich flaumige Küken den Weg entlangliefen.

Eines war tot oder zumindest fast tot. Die anderen waren noch recht unbeholfen. Meine Kids rannten den ganzen Tag hin und her, berichteten über die Verfassung der Küken und zankten sich über deren Namen und persönliche Merkmale. Die Jungen näherten sich den Küken so weit, wie die Muttertiere es zuließen, bis sie dann hochschossen und nach den Kids pickten. Bei einem Besuch wurde aus dem Rabatz etwas Ernsteres. Alarm war angesagt. Die Jungs beobachteten, wie ein Fischadler vom Himmel herunterschoss und eines der Küken davontrug – Clarence oder Roberto oder FuzzWuzz –, und schrien Zeter und Mordio. Minuten später, nachdem die Erwachsenen herbeigerufen worden waren, kehrte der Fischadler zurück und schnappte sich noch ein Küken. Und noch eines.

Wir brüllten in den Himmel hoch: »HÖR SOFORT DAMIT AUF!«, und die Perlhühner kreischten, und die Jungs warfen Stöcke in die Luft. Aber der Fischadler mit dem Küken in den Krallen zog Schleifen am Himmel, verschwand hinter dem Hügel und den grau-grünen Wellen, schweigsam und unbewegt wie ein Papierflugzeug. Als trotz unserer Anstrengungen das letzte Küken verloren war, kehrten wir zum Haus zurück, um mit Unsicherheit in der Stimme die Grausamkeit der Nahrungskette zu erklären.

Danach hatten wir größeres Verständnis für die ständige Aufgeregtheit der Perlhühner. Wenn ein oder zwei Hühner von der Gruppe getrennt wurden und zu kreischen begannen, beruhigten wir sie: »Haltet durch, ihr findet sie gleich wieder«, und wir reckten den Hals, bis wir die Gruppe entdeckten, die sich ihren Weg vom Bootshaus aus bahnte oder unter der Terrasse auftauchte.

Im Lauf des Sommers verschwanden sie eines nach dem anderen – es war jedes Mal eine Katastrophe, wenn wir wieder dunkelgraue gesprenkelte Federn im Gras fanden. Auch früher schon hatten wir Perlhühner eingebüßt, aber noch nie so viele. Die Gruppe rückte enger zusammen. Die Perlhühner waren noch verunsicherter und noch aufgeregter, wenn das überhaupt möglich war. Wir zählten sie jeden Abend und waren erleichtert, wenn sie alle sicher auf ihrer Stange saßen und wir die Tür schlossen. Als nur noch eines übrig war, fand mein Onkel in dem Felsvorsprung, nur ein paar Meter vom Hühnerstall entfernt, einen Fuchsbau.

Das letzte Perlhuhn. Tagsüber scharrt es unter der Terrasse und den Weg entlang. Es versteckt sich in den Gräsern und taucht wieder auf. Es bewegt sich ununterbrochen, bis es jeden Abend vor Einbruch der Dämmerung selbst zu seiner Stange zurückkehrt. Es scheint für das letzte lebende Mitglied seiner Spezies nicht leicht zu sein, am Ende des Sommers auf einer Insel am kühlen Atlantik Ruhe zu finden. Was geht wohl in seinem Kopf herum? Es gibt keine größere Angst als die seine. Von Zeit zu Zeit lässt es auf dem höchsten Punkt des Hügels einen lauten Schrei hören – einen verzweifelten dumpfen Schrei hinaus in eine Welt, wo der Wind weht und die Sonne scheint und Kinder und Hunde über den Rasen rennen, aber niemand da ist, der ihm antworten könnte.

Während ich das Huhn beobachte, erinnere ich mich an einen Traum, in dem ich allein in einem weißen leeren Zimmer stehe. Ich kann hören, wie Freddy und Benny sich erst unterhalten und dann miteinander streiten, bis einer anfängt zu heulen. Aber ich kann sie nirgendwo sehen, und ich kann auch nicht mit ihnen sprechen.

Gegen Mittag versammeln sich ungefähr 60 Mitglieder von Dads weit verzweigter Familie – der Familie, die im Laufe der Jahre auch die meiner Mom geworden war und von der sie viele Mitglieder ins Herz geschlossen hatte – an ihrem Lieblingsort an der Fahnenstange, wo ich sie mir in einem Adirondack-Stuhl vorstelle, wie sie sich mit ihren Schwägerinnen unterhält und lachend aufs Wasser hinausblickt.

Auf dem Hügel scheint die Sonne, und es weht ein leichter Wind. Auf Bitten von Freddy und Benny verstoßen wir gegen das Fahnenprotokoll – es erfordert eine Anordnung des Kongresses oder einen Erlass des Präsidenten, eine Fahne auf Halbmast zu setzen. So etwas hätte mein Großvater nie gestattet, aber die Zeiten haben sich geändert. 1974 – als meine Mom auf ihrer Rückfahrt von San Francisco Cape Cod zum ersten Mal besuchte und meine Großeltern noch mitten im Leben standen – hatten sich alle nach einem Familienpicknick zu Pferde auf der anderen Seite der Insel im Wohnzimmer zum Cocktail zusammengefunden. Mein Großvater liebte es, Geschichten zu erzählen und sich über alles Mögliche auszulassen: seine Streiche in Harvard, Ruderregatten, körperliche Kraftakte, die er vollbracht hatte, und seine Anziehungskraft auf Frauen.

Meine Mutter, die auf einem unförmigen, mit Rosshaar gefüllten Kissen direkt neben einem riesigen Aussichtsfenster saß, das den Blick aufs Wasser und die alten Prachtvillen am Vineyard Sound freigibt, sah sich im Zimmer um, stellte ihren Drink auf der Holztruhe von Ralph Waldo Emersons Enkel ab, zog eine Zigarette hervor, zündete sie an und tat einen tiefen Zug. Ich glaube, sie genoss die Stille im Raum und den Schock auf Großvaters Gesicht vierzig Jahre lang. *Tu stets das, was du zu tun fürchtest.*

Mein Dad, der jüngste und friedfertigste in einer Familie mit fünf Jungen und einem Mädchen, hatte die Richtige gefunden. Er war sich nicht sicher, ob er verschwinden oder feiern wollte, aber er wusste, dass er – endlich – mit ihr zu Hause war.

Er steht neben mir an der Fahnenstange. Ich spüre, wie er zittert. Er flüstert mir *danke* zu – vermutlich für die Planung, vielleicht auch dafür, dass ich noch hier bin. Ich habe die Hände auf die Schultern von Freddy und Benny gelegt, die vor Aufregung, im Mittelpunkt der Aufmerksamkeit zu stehen, hin und her zappeln. John hat die Hand auf mein Kreuz gelegt. Wir halten uns auf unsere Weise aufrecht.

Zuerst nehmen mein Dad, dann Charlie und ich eine Handvoll von ihrer Asche, blicken aufs Meer und verstreuen sie im Wind. Freddy reckt sich und tut so, als werfe er einen Baseball. Einer nach dem anderen kommt an die Reihe, und wir beobachten jeden. Der Wind wirbelt jede Handvoll Asche hoch in die Luft, wie ein schöner Geist, der unsere Gruppe beobachtet – erwägt, zu uns zurückzukehren, dann aber verschwindet. Manchmal sind die Umrisse fast erkennbar, manchmal völlig unkenntlich.

8. Das Sommerhaus

Hier ist das Sommerhaus – das Picknickgeschirr, die Schublade mit den stumpfen Messern, die weißen Laken auf der Wäscheleine, die der Wind an kühleren Tagen wie Segel aufbläht, wie verlorene Seelen, wie Flügel, die mehr Fantasie benötigen. Sie füllen den Hof aus – wütend aufgebauscht.

Hier sind die siebzig Jahre alten Geweihe, die Glasbojen, die zu kleinen Haufen aufgetürmten Kieselsteine, die vergilbten Taschenbücher, die Damesteine, die ausgefransten Signalflaggen und die eng zusammengepressten Nester der Schwalben in den Dachsimsen.

Hier ist die Schwalbe – im Sturzflug, herumwirbelnd und krächzend –, eifrig bedacht, schnell zu ihren hungrigen vier Jungen zurückzukehren.

Hier ist der Weg zum Grabmal wie eine fingierte Schatzkarte. Hier ist die Senke im Gras, wo der Bräutigam die Braut fand, hier ist das Fieber der Erinnerung, hier ist die Arbeit, die wir verrichten, und zwar gerne.

Hier liegt mein Baby im Schoß meiner Mutter, versunken in einem Traum vom Heulen eines Außenbordmotors. Hier auf der Terrasse erblicke ich die anmutigen Umrisse einer Feder. Hier ist der Zahn, der die Schale durchbeißt, wie eine Tür, die aufspringt, wie eine Flut, wie ein Leben nach dem Tod.

Hier sind die Kinder, die das Haus vereinnahmen, die

»Sardinenbüchse« spielen, sich in der geballten Dunkelheit des Wandschranks zusammendrängen, bis nur noch ein Kind übrig ist, das den Raum betritt und aufschreit, da es in der Stille spürt, dass die anderen einander gefunden haben. Seine Hand greift nach dem Türgriff.

9. Rekonstruktion

Ginny schreibt: »Es ist scheiß verdammt ungerecht, dass es Arschlöcher wie Joan Crawford und meinen Mann gibt, die unter uns herumrennen, und deine Mom nicht.«

Sie hat ihren Vater vor ein paar Jahren verloren – Selbstmord. Sie weiß, was sie sagen muss und was nicht. »Wir verstreuten Daddys Asche im Beaufort River, und drei Fischadler kreisten über uns (er mochte sie, weil die Väter sich um ihre Babys kümmern). Es hat etwas Ehrfurchtgebietendes, sie der Erde zurückzugeben.«

Ihre Brustrekonstruktion lief völlig schief. Sie nahmen ihr noch zusätzlich die nicht von Krebs betroffene Brust ab. Wegen einer Entzündung. Die Ärzte mussten das Implantat herausnehmen, bis die Entzündung ausgeheilt ist und sie einen erneuten Versuch unternehmen können. Im Augenblick sind wir zwei Frauen mit insgesamt zwei Brüsten – meiner richtigen und ihrer künstlichen.

»Der Tod meiner Mom fühlt sich genauso an wie die Wunde auf meiner Brust«, simse ich ihr. »Manchmal weiß ich nicht genau, welchen Schmerz ich gerade fühle.«

»Ich weiß«, antwortet sie. »Mir geht's genauso.«

10. Das rote Gesicht

Noch etwas habe ich aus Moms Besitz stibitzt: ihr blaues Beachcruiser-Fahrrad. Mein Dad stellt es auf meine Größe ein, und es passt wirklich gut, im Gegensatz zu ihren Sandalen.

Dank der Chemotherapie muss ich wieder Steroide nehmen. Bevor die Kids von der Schule kommen, rase ich auf der Mendenhall Street den Hügel hinunter, wild, und ohne zu bremsen. Ich presche die Grünfläche entlang, Käfer fliegen mir in den Mund, und ich merke, dass ich laut lache und gleichzeitig völlig außer Atem bin.

Auf dem Heimweg muss ich das Fahrrad den Hügel wieder hinaufschieben. Ich komme an einem Nachbarn vorbei, der seinen Hund ausführt und mich und mein knallrotes Gesicht verdutzt anstarrt, als ich ihm zurufe: »Hey! Wie geht's Ihnen?« Dann keuche ich: »Nina! Das grüne Haus mit der roten Tür! Brustkrebs!« Warum sage ich das?

Bei ihm fällt der Groschen. »Oh hi«, erwidert er. »Alles in Ordnung mit Ihnen?«

Einerseits – HA! JA! ABSOLUT.

Andererseits – KEINE AHNUNG! Ich wünschte, wir könnten jemand anderen fragen.

11. Der Schmerz

Bevor einem die Haare ausfallen, tut es weh. Wie ein Pferdeschwanz, der zu lange zu fest hochgebunden wird. Und selbst wenn alle Haare ausgefallen sind, kommt der Schmerz wieder. Du fährst dir mit den Händen durch die Luft, die einmal deine Haare waren, aber das bringt auch nichts.

John und ich bestellen einen Babysitter, damit wir uns am ersten Freitag nach dem Trauergottesdienst mit Mark, Anne und meinem Dad in der Bar treffen können. Bevor wir hineingehen, sitze ich ein paar Minuten lang im Auto und versuche, die Haare abzuschütteln, die bereits locker sind. Als wir uns an den Tisch setzen, bin ich schon ein gutes Stück kahler als zu dem Zeitpunkt, als wir das Haus verließen. Ich kämpfe gegen die Tränen an. Anne streckt die Hand aus, drückt meine Hand und erkundigt sich, wie ich mich fühle. Mark sagt nur: »Das ist nicht fair.«

Meine Eltern, Mark und Anne trafen sich fast bis zu Moms Tod jeden Freitagabend. Als es ihr zu schlecht ging, um auszugehen, saß sie mit Anne im Salon, und Mark und mein Dad gingen in die Bar an der Ecke. Anschließend trafen sie sich, ordentlich angeheitert, alle wieder zum Essen – manchmal neben dem Bett meiner Mom, wo sie an einem Gin Tonic nippte. Sie amüsierten sich köstlich und erzählten schmutzige Witze. Manchmal sangen sie und spielten Musik bis spät in die Nacht hinein.

Meine Mutter liebte schmutzige Witze, quälte Charlie und mich von der Pubertät bis ins Erwachsenenalter damit. *Wie bringt man eine Frau dazu, zweimal zu kommen. Was sagt der Pilot zur Stewardess?* Sie hatte ein absolut schlechtes Timing und ein Talent, die Pointe zu vermasseln, was die Witze noch viel lustiger machte, als sie es normalerweise gewesen wären.

Ich sitze neben meinem Dad an der Bar. Ich bin ein sehr schlechter Ersatz für meine Mutter, die nie derart in Tränen ausbrechen würde. Die diesen Tisch noch zum Lachen bringen würde, während der Krebs an ihren Knochen nagte.

12. Das kleine Ziegelsteinhaus

Einen Monat nach Beginn meiner neuen Chemotherapie kommen wir wegen einer Hochzeit in der Familie nach Massachusetts zurück. Die Kinder lassen wir bei Freunden. Ich rasiere sorgfältig meinen Kopf. Beim Probeessen tauche ich kahlköpfig auf. Meine Tante Cami, die zweimal an Brustkrebs erkrankt war, nimmt mich in die Arme und wiegt mich einen Moment lang hin und her.

Wir übernachten bei meinen Emerson-Cousins in Concord. Ihr Haus ist nur einen flotten Spaziergang durch die Estabrook Woods von dem winzigen Ziegelsteinhaus auf dem Grundstück meiner Urgroßeltern entfernt, in dem wir lebten, als ich noch klein war, lange vor Charlies Geburt. Vorbei am Punkatasset Hill, dem Rodelhang, und Hutchins Pond. Vorbei an der geisterhaften Gruppe von weißen Birken. Über die Wiese und hinauf entlang der Feuerschneise. Meine Cousins lebten im Haus meiner verstorbenen Urgroßeltern jenseits des Feldes, und weitere Cousins wohnten in einem Haus in der gleichen Straße.

Das Grundstück wurde vor Jahrzehnten an eine Familie verkauft, die genug Geld besaß, um es instand halten zu können: Moderne Ställe sind an die Stelle der alten Scheune getreten, und ein Farmhaus mit einem makellosen Schindeldach befindet sich jetzt in dem einstigen weitläufigen Gehöft meiner Urgroßeltern – ein großes, aber verwirrendes

Haus mit drei Stockwerken, Hintertreppen und einem Geist namens Mr Dutton. Die alte Auffahrt, auf der ich und meine Cousins das Radfahren lernten, ist jetzt größtenteils begradigt. Es wirkt fast, als wolle die Erinnerung mir einen Streich spielen. Aber das kleine Haus aus Ziegelsteinen steht immer noch am anderen Ende des Feldes.

Es ist viel malerischer als früher – mit einem rosengeschmückten Gatter, einem Lattenzaun rund um das Haus, Dachgauben und einer leuchtend blauen Haustür –, aber es ist immer noch unverkennbar unser Haus. John und ich gehen über die Feuerschneise darauf zu. Es scheint leer zu sein.

Meine Mutter bezeichnete die Zeit, in der wir hier lebten, oft als die glücklichste ihres Lebens. Seltsam, wenn man bedenkt, dass sie, geboren und aufgewachsen in Panama, von Kalifornien in dieses Yankee-Gebiet verpflanzt wurde, das den seit Jahren strengsten Winter erlebte. In jenem Winter 1981 schneite es bis in den April hinein so heftig, dass auch dann noch Berge von Schnee zu sehen waren, wie meine Mutter und ich es uns nie hätten vorstellen können. An einem Novembermorgen, als ich vier war und in einem provisorischen Bett aus Decken neben der Hintertür schlief – mein Dad baute zu der Zeit eine Treppe zum Dachboden, der zu meinem Zimmer umgebaut wurde –, wachte ich unter einer Schneewehe auf, die in der Nacht von einem Sturm, der die Haustür aufgerissen hatte, aufgetürmt worden war. Ich erinnere mich, dass meine Zehen eiskalt und feucht waren, als ich zu meinen schlafenden Eltern ins Bett krabbelte und die Zehen an ihren warmen Körper drückte, um sie aufzuwärmen.

Mein Vater brachte meiner Mom und mir das Langlaufen bei. Wir setzten uns auf die Stufe der Hintertreppe, schnallten die Skier an und verschwanden innerhalb von Minuten in der Stille der Estabrook Woods. Selbst ich begriff mit fünf Jahren, dass dieses Leben untragbar einfach war. Schlenderte man zur Scheune, stieß man auf Hühner, einen Onkel, der an einem Traktormotor herumbastelte, und einen halb fertigen Papierdrachen. Und jenseits des Feldes hörte man meinen Vater Holz hacken. Eines Tages gruben meine Cousine Bonnie und ich Löcher in den Hof neben dem Ziegelsteinhaus, als wir Rufe und dann Gelächter vernahmen. Es kam von unseren Müttern im Garten. Meine Mutter war auf eine Strumpfbandnatter getreten und gebissen worden. »Du bist tapfer«, sagte ich zu ihr, als sie in der Küche ihren Knöchel mit Eis kühlte und Kopfsalat putzte. »Ich kann gar nicht glauben, dass du einen Schlangenbiss überlebt hast!«

Meine erste Erinnerung an Angst: Am Abend vor meinem ersten Tag im Kindergarten liege ich in meinem Bett unterm Dach und habe Angst, mich umzudrehen, Angst, tief zu atmen – aus Angst, dass ich das erste Knistern, das erste Anzeichen eines Feuers, das unser Haus bis zum Grund herunterbrennen würde, überhören könnte. Denn das würde bedeuten, dass ich nie den Kindergarten besuchen oder den neuen roten Rollkragenpulli und den hellbraunen Cordrock würde tragen können, der so gut zu Bonnies passte und der für den nächsten Morgen schon auf meiner Kommode bereitgelegt worden war.

Zwei Jahre später wird sich der Krebs im Körper meiner Großeltern ausgebreitet haben. Die Erwachsenen werden älter sein und über ihre Karriere, die nächsten Schritte und eigene Häuser nachdenken. Die Häuser an den Estabrook Woods werden verkauft oder repariert werden müssen. Meine Mutter wird den Winter verabscheuen – die Isolation, die er mit sich bringt, die Schneewehen, dass er wie eine große Metapher für die Yankee-Mentalität meines Vaters steht.

»Wenn man mit dir über Gefühle sprechen will, ist das, wie auf einer vereisten Straße dahinzuschlittern«, sagt sie zu ihm. »Hört sich nach großem Spaß an«, erwidert er. Die nächsten 35 Jahre rutschen sie, geraten ins Schleudern, gleiten und rutschen wieder.

»Würdest du mich bitte hier an der Treppe fotografieren?«, frage ich John, als wir zum Treppenaufgang des Ziegelsteinhauses schlendern, wo ich mit Bonnie eine Müslischale in der Erde vergrub, in der Hoffnung, dass ein Anthropologe sie nach Tausenden von Jahren entdecken und darin einen Beweis für unsere Zivilisation sehen würde.

Ich rücke meine Kappe zurecht.

»Das Leben ist ein Fortschritt und keine Haltestelle«, sagte mein Ururgroßvater Emerson 1837. 35 Jahre bevor er, in seinem Haus unten in der Stadt, starb, schrieb er folgende Zeilen in sein Tagebuch:

»Als ich aufwachte, sagte ich mir, noch einige Male schlafen und erwachen, und ich liege als Kranker auf dieser Matratze und dann auch als Toter, und man wird meine Knochen hier durch meine buntfrohe Eingangstür wegschaffen. Wo werde ich dann sein? Ich hob den Kopf und sah das reine orangefarbene Morgenlicht, das von den dunklen Bergen her ins weite All strahlte.«

Orange. »Hast du angenommen, du würdest den Ort, auf den du beständig zugegangen bist, nie erreichen?«, fragt Montaigne.

13. Eine Art von Blau

John hat sich eine neue Aufgabe gesetzt. Um die Dinge noch komplizierter zu machen, sucht er nach einem neuen Hund. »Was ist mit dem?«, steht in seiner Mail, die fünfte heute Morgen, mit einem Link zu petfinder.com. »Er mag stramme Spaziergänge und Kinder, erholt sich gerade von einer Hodenentzündung und buddelt gern, aber ansonsten ist er perfekt!«

Ich muss gestehen, dass ich ihn nicht wirklich von seiner Suche abbringe. Ich hätte zurzeit gern etwas zum Kuscheln. Ellie, unser alter schwarzer Hund, ist kein Schmuser.

Also fahren wir nach Charlottesville – drei Stunden entfernt –, um Blue, einen australischen Treibhund, zu adoptieren.

Ich mag die Route 29, die nach Virginia hochführt. Die meist leeren Fahrbahnen, die an der Straße gelegenen Familienrestaurants, die verschlafenen Tankstellen und die kleinen Städte Hurt und Tightsqueeze.

Die Geschäfte, die dort Swimmingpools, Gartenschuppen und Kipplaster ausstellen, und all die Straßenkreuzungen mit den Dairy Queens.

Die Jungen wollen Blue einen neuen Namen geben. Während der ganzen Fahrt ist vom Rücksitz zu hören: *Können wir ihn Maverick nennen? Können wir ihn Sheriff nennen? Können wir ihn Alberto nennen? Können wir ihn Obsidian nennen?*

Auf der Heimfahrt sitze ich mit hinten, der Hund liegt auf meinem Schoß und leckt mein Gesicht ab. Ich merke gar nicht, dass wir drei Stunden unterwegs sind, da ich mich immer mehr in die lustigen schwarzen Flecken an seinem Bauch, seine wachen Augen und sein schüchternes, kluges Gesicht verliebe. Er bringt die Jungs zum Lachen, indem er von hinten ihre Ohren abschleckt. Er beobachtet aufmerksam jeden, der aus der Tankstelle ins Freie kommt. Als John endlich auftaucht, fängt er an zu winseln und aufgeregt zu schwänzeln, als kenne er ihn seit Jahren.

Als sich Johns und meine Blicke im Rückspiegel treffen, muss ich unwillkürlich lächeln. »Wie wär's mit Pancho«, sagt er irgendwo in der Nähe von Lynchburg – und das scheint genau richtig zu sein.

»Pancho. Du bist Pancho«, flüstere ich dem Hund zu. »Und du gehörst zu unserer Familie.«

Alle freuen sich. Alle, außer Ellie. Sie hat einen stillen Nervenzusammenbruch auf dem Boden vor dem Beifahrersitz.

Als die Hunde in Charlottesville zum ersten Mal aufeinandertrafen, schienen sie einander etwas reserviert zu begegnen, aber jetzt, nach ungefähr 24 Stunden zu Hause, artet das Ganze zu einer schonungslosen, tödlichen Feindschaft aus. Es ist unmöglich, sie zusammen in einem Raum zu halten. Blue/Pancho blafft Ellie an und schikaniert sie. Diese zittert und versteckt sich. Wir erwischen Ellie, wie sie versucht, sich aus ihrem eigenen Hinterhof herauszubuddeln.

Am zweiten Morgen sprechen wir mit einer Hundetrainerin. »Ich kann da zwar helfen«, sagt sie, »aber es wird nicht leicht sein. Und letzten Endes ist es vielleicht für keinen der beiden Hunde das Richtige. An Ihrer Stelle würde ich ihn zurückgeben. Es gibt jede Menge Hunde auf der Welt, die in einem Tierheim auf einen neuen Besitzer warten. Sie müssen den finden, der zu jedem in Ihrer Familie passt.«

Die Jungs, die sich schon ausgedacht hatten, wie sie eine Rampe bauen könnten, damit der Hund in ihr Hochbett hinaufklettern kann, sind niedergeschlagen. Nachdem wir ihnen die Neuigkeit beigebracht haben, nehmen sie Blue/ Pancho mit in den Hof hinaus, und sie spielen zu dritt fast eine Stunde lang Basketball – Freddy wirft Körbe, Benny rennt herum und kickt mit dem Fuß die Blätter vom Hof, der Hund springt hoch, um den Ball zurückzustoßen. Ich nehme das Ganze mit dem Handy auf und behalte das Video, nur, um es noch schlimmer zu machen.

Nachdem John am Tag darauf die Jungs zur Schule gebracht hat, fahren Blue und ich nach Charlottesville. Ellie kommt nicht einmal zum Pinkeln aus ihrem neuen Bunker unter dem Stuhl im Schlafzimmer hervor.

Den ganzen Weg über hören wir den Nachrichtensender und Paul Simon, da niemand da ist, der was dagegen haben könnte. Blue mag »Under African Skies«, ist aber genervt von dem unzusammenhängenden holländischen Bericht über das malaysische Flugzeug, das letztes Jahr über der Ukraine abgeschossen wurde.

Er atmet die Morgenluft Virginias kräftig durch den Spalt im Fenster ein, seufzt ein wenig und döst ein, den Kopf auf meinem Schenkel und den Körper ungelenk über die Mittelkonsole bis auf den Beifahrersitz ausgestreckt.

Die Heimfahrt ist die langsamste der vier Fahrten. Ich denke hauptsächlich über die Arbeit und To-do-Listen nach. Ich weine ein bisschen. Am Tag darauf bin ich ins Duke Cancer Center zu meinem Radioonkologen bestellt, um die nächste Behandlungsphase zu besprechen. Also denke ich auch über Tumore und Krebszellen nach, und was zum Teufel die Ärzte zu einem sagen, wenn sie all das umsetzen, was sie gelernt haben, und trotzdem noch Krebszellen vorhanden sind.

Und ich denke: *Das, genau das ist Trauern.* Ich habe das Gefühl, dass meine Mom Millionen Meilen entfernt ist. Die Distanz ist dauerhaft und unerklärlich, und ich bin es leid, immer Angst zu haben und Verluste zu erleiden. Ich denke darüber nach, warum ich mich eines Tages, etwa zu der Zeit, als all meine Haare ausfielen, gedrängt fühlte, den letzten Abschnitt von James Joyces *Die Toten* umzuschreiben und »Schnee« durch »Haar« zu ersetzen.

> *»Es hatte wieder zu schneien begonnen. Er beobachtete schläfrig die Flocken, silbern und dunkel, die schräg zum Lampenlicht fielen.... Langsam schwand seine Seele, während er den Schnee still durch das All fallen hörte, und still fiel er, der Herabkunft ihrer letzten Stunde gleich, auf alle Lebenden und Toten.«*

Das war Trauer, sage ich zu mir selbst. *Sie macht uns düster und ein wenig verrückt.*

Inzwischen bin ich wieder zurück in Greensboro, fahre aber nicht heim, sondern direkt zum Target, um Plakatkarton für Freddys Sozialkunde-Projekt über Panama zu kaufen. Dort verliere ich meine Handtasche – mit meinem Geldbeutel, der heute ungewöhnlich viel Bargeld enthält, weil ich aus einer Laune heraus meinen Esszimmertisch, ein Erbstück, online verkauft habe (wie gesagt, *düster und verrückt*). Ich habe die Handtasche wohl im Einkaufswagen auf dem Parkplatz vergessen.

Auf halbem Weg nach Hause merke ich es und fahre wie eine Wahnsinnige auf der Battleground Avenue zurück. Die Handtasche liegt nicht mehr im Einkaufswagen, der an der Rückgabestelle eingezwängt steht. Ich durchsuche noch einmal mein Auto – sie ist eindeutig nicht da. Also gehe ich in den Laden. Anscheinend habe ich die Frau vom Sicherheitsdienst so grimmig angesehen, dass sie schnurstracks auf mich zukommt und fragt: »Madam, können wir Ihnen irgendwie helfen?«

Sie haben die Handtasche. Jemand hat sie gerade gebracht – eine ältere Frau, die noch dasteht. Aus ihrem Gesichtsausdruck schließe ich, dass sie das viele Bargeld gesehen hat. »Sie können von Glück sagen, dass ich sie gefunden habe«, flüstert sie. »Sie hätten auch Pech haben können.«

Als ich zum Wagen zurückkehre, vibriert mein Handy in meiner Handtasche. Eine SMS von John.

»Bist du schon wieder zurück? Du musst dir unbedingt den hier anschauen. Er ist pfiffig, zurückhaltend und kommt gut mit anderen Hunden klar. Und schau dir mal seine Ohren an!«

Und da sitze ich also auf dem Parkplatz des Target, die Wagentür immer noch geöffnet, und klicke auf den Link.

14. Rettung

John findet schließlich »den Richtigen« in einem Tierheim in Mocksville, ungefähr eine Stunde von Greensboro entfernt. Der Hund ist eine geradezu lächerliche Mischung aus Corgi und Collie. Auf den Bildern im Internet erweckt es den Anschein, als habe jemand seinen riesigen schwarzen Glücksdrachen-Kopf auf seinen kurzen weißen Körper gesetzt. Er heißt Azoo. John, die Kids, mein Dad und ich quetschen uns in den Wagen und fahren zum Tierheim, nachdem die Jungen aus der Schule und John und mein Dad von der Arbeit gekommen sind. Die Jungs brüllen ständig »Azooooo!« Ellie sitzt zitternd auf dem Rücksitz, immer noch traumatisiert von Blue.

Wir werden von einem Mann namens Tony in ein freistehendes Lager geführt, das mit Kunstrasen ausgelegt ist. Ein paar gebrauchte Kirchenbänke stehen herum. Tony erklärt uns, wir sollten in Ruhe warten, bis er die Hundeboxen von seinem Pick-up geladen hat. Er ist ungefähr zwei Meter groß und hat etwas von einem Paramilitär, aber irgendwie auch etwas von einem Hippie. Er scheint eher ein Hundeverwalter als ein Tierheimbetreiber zu sein.

»Heute Abend habe ich drei Hunde mitgebracht«, sagt er und geht vor uns auf und ab. »Einer davon ist Azoo, den Sie ausgesucht haben. Der andere ist Jordan – die Collie-Mischung, für die Sie ebenfalls Interesse gezeigt haben. Den dritten haben Sie noch nicht gesehen. Er ist noch nicht auf der Website, aber ich dachte, ich bringe ihn für alle Fälle mit. Ich lasse einen nach dem anderen heraus, damit Sie und Ellie ihn kennenlernen können. Ich bitte Ihre Söhne, keine schnellen Bewegungen zu machen, bis sich die Hunde hier wohlfühlen.«

Ellie hat sich unter einer Kirchenbank zusammengerollt und keucht wie eine Irre.

Wir lieben Azoo – er ist in echt eine genauso fantastische Mischung wie auf den Bildern –, und Ellie liebt Azoo, und Azoo liebt Ellie. Doch wenn sich die Kinder nähern, winselt Azoo und jault und versteckt sich zwischen Tonys Beinen. »Ich denke, Azoo braucht einen ruhigeren Haushalt«, sagt Tony.

Jordan schießt wie ein Kugelblitz herein – stößt sich von den Wänden und den Kirchenbänken ab, springt meinem Dad auf den Schoß und über die kleine Barriere vor der Tür. Die Kids kichern. Ellie steht zitternd in der Ecke, pinkelt ein wenig.

Als der geheimnisvolle Hund in Erscheinung tritt, sitze ich im Schneidersitz auf dem Boden, Benny auf dem Schoß. Er schnüffelt an uns herum und plumpst in unsere Mitte. Ellie schnuppert an ihm und wedelt mit dem Schwanz. Er ist zottelig, sieht ein wenig aus wie Fozzie aus der Muppet-Show. »Ich weiß nicht«, bemerkt Tony, »etwas an dem Kerl hier sagt mir, dass er zu Ihnen allen passen würde.«

Nachdem ich eine Viertelstunde lang mit ihm geschmust habe, versuche ich aufzustehen – ich bin im letzten Chemo-Zyklus, mein Körper tut weh, und mein Rücken bereitet mir hin und wieder Probleme. Mein Dad hilft mir hoch, und der zottelige Hund legt sich auf meine Füße. Die Kids kraulen ihn am Bauch. John und ich blicken uns voller Hoffnung an.

»Mir ist Ihr Kopf aufgefallen«, sagt Tony und wendet sich dieses Mal direkt an mich. »Sie sehen aus wie meine Frau. Eierstockkrebs. Es war ein verdammt schwieriges Jahr. Hätte sie vor ein paar Wochen fast verloren.«

Er berichtet mir, dass ihr Hund den Krebs festgestellt habe. »Schnupperte ständig an dieser Stelle an ihrem Bauch herum. Eines Tages hätte er sie fast angegriffen – er sprang auf sie und stieß sie dort mit der Nase an –, und sie landete schließlich in der Klinik. Die Ärzte fanden einen Tumor, der die Größe einer Grapefruit hatte.«

»Erstaunlich«, sage ich. »Hunde verstehen es, auf uns Acht zu geben, wenn wir es nötig haben.«

»Ich glaube, Sie alle haben den richtigen Hund gefunden«, meint Tony. Der neue Hund und Ellie schnüffeln gemeinsam unter der Kirchenbank an etwas. Wir adoptieren ihn.

Auf dem Heimweg machen wir uns Gedanken über einen Namen für ihn. Ich möchte ihn gern Montaigne nennen.

»Das können wir ihm nicht antun«, sagt John. Wir einigen uns dann auf MacDuff.

15. *Grauzone*

An einem Samstagnachmittag im Herbst biegt mein Dad auf einem rotschwarzen Motorrad in unsere Auffahrt ein. Ich stehe gerade im Hof. Auf den ersten Blick erkenne ich ihn mit seinem Helm nicht.

»Ich hab's getan«, sagt er, nimmt den Helm ab, macht aber keine Anstalten, abzusteigen. Er hat das Motorrad einem pensionierten Polizisten irgendwo auf dem Land abgekauft. Eine Honda Shadow, gut erhalten, mit Ausrüstung – Gepäcktasche, Lederhose, Handschuhe und mehrere Helme. Das war wohl ein Todespakt mit meiner Mom: »Nur über meine Leiche«, hatte sie sicher gedroht. »In Ordnung«, hatte er wohl zugestimmt.

»Möchtest du eine Runde mitfahren?«, fragt er.

Ich steige auf den Rücksitz und schlinge die Arme um ihn, und wir fahren aus der Stadt hinaus nach Norden, an der alten stillgelegten Revolution Mill vorbei, zu den kurvenreichen Straßen, die sich durch die nördlichen Gegenden von Guilford County schlängeln. Ich lehne meinen behelmten Kopf an seinen Rücken und spüre, wie die Sonne mir Arme und Beine wärmt. Ich fühle mich jung. Jemand verbrennt Laub im Hof. Das Brummen des Motorrads erübrigt ein Gespräch.

Auch das ist Trauer, überlege ich. *Manchmal ist sie nicht düster oder verrückt.* Auf der Rückfahrt kommen wir am

Hospiz vorbei. Ein paar Wochen nach dem Tod meiner Mom saß ich dort mit meinem Dad auf unbequemen Polsterstühlen, und wir heulten uns vor einer etwa 20 Jahre alten Trauerbegleiterin, deren Händedruck sich wie Samt anfühlte, die Seele aus dem Leib.

Mein Dad erklärte ihr, er habe sich bis zum Umfallen alte *Twilight-Zone*-Episoden angesehen.

»Manchmal ist es einfach zu viel«, sagte er. »Dann kann ich nicht mehr zwischen der Wirklichkeit und dem, was ich im Fernsehen sehe, unterscheiden.«

»Das verstehe ich«, erwiderte sie. »Vielleicht sollten Sie sich nicht so viele Episoden auf einmal ansehen? Doch andererseits ist das völlig normal. Das versuche ich immer den Leuten klarzumachen. Alles, was Sie fühlen, ist völlig normal.«

16. Symmetrie

Dr. Cavanaugh möchte nicht, dass ich eine Brustrekonstruktion machen lasse.

»Das ist für diejenigen, die den Brustkrebs endgültig besiegt haben«, erklärt sie mir. »Noch sind wir nicht so weit. Und ich will nicht, dass sich Ihr Immunsystem auf etwas anderes als den Kampf gegen den Krebs konzentriert.«

Das leuchtet ein. Aber manchmal vermisse ich es wirklich, symmetrisch zu sein. Ich stopfe ein kleines handgenähtes Kissen in Brustform in meinen BH. Wenn Benny es auf meiner Kommode sieht, nennt er es »das rosa Wölkchen«.

Das Ding ist unförmig und neigt dazu, sich peinlich zu bauschen. Eines Tages springt MacDuff, obwohl es verboten ist, auf unser Bett, findet das rosa Ding und verschlingt es – als Beweis dienen ein paar einzelne Fetzen im Flur.

Benny ist am Boden zerstört: »Das arme Wölkchen! War so weich und nützlich. Das werde ich diesem Hund nie verzeihen!«

John nimmt Kontakt zu einem Hundetrainer auf, und ich rufe Dr. Cavanaughs Assistentin an und bitte um eine dauerhaftere Lösung – vielleicht etwas, worauf MacDuff weniger Appetit haben wird. Sie stellt mir ein Rezept für eine Brustprothese aus und empfiehlt mir, mich an Alethia vom Geschenkeladen im Duke Cancer Center zu wenden.

Tita begleitet mich. Alethia finde ich nicht im Geschenkeladen, sondern in einem fensterlosen Raum dahinter. Hier stapeln sich Schachteln, Aktenschränke, Ständer mit Spezialbüstenhaltern in allen Größen, Formen und Materialien und Schubkästen mit »Brustformen«. Alle BHs haben Taschen eingenäht, in die man eine Brustform einschieben kann.

Alethia begrüßt uns, als habe sie schon ewig auf uns gewartet, drückt uns beide an ihren Busen – bei weitem das Beeindruckendste von allem hier im Raum, was mit Brüsten in Zusammenhang steht.

»Herzlich willkommen!«, begrüßt sie uns. »Wir wollen eine schöne Brust für Sie aussuchen!«

Sie erklärt mir, dass meine Krankenversicherung sechs BHs und eine Form zahlt. Schwarz, weiß, beige. Einen ohne Träger, einen Sport-BH.

»Willst du etwas mit Spitze, sexy?«, erkundigt sich Tita. Ich stelle mir Johns Blick vor, wie er mich nackt sieht, meinen aufgeschnittenen, asymmetrischen Körper.

»Nein«, erwidere ich. »Nicht wirklich.« Ich wähle einen zweiten schwarzen BH mit etwas Glanz.

Um die richtige Brustform zu finden, befühlen wir mit den Fingern deren unterschiedliche Festigkeit und die verschiedenen Formen. Sie fühlen sich alle an wie ein Schaumpolster oder ein Luftballon.

»Die neuen sind wasserfest«, sagt Alethia, während wir herumstöbern. »Und sie behalten ihre Form.«

Wir kichern und umfassen sie mit den Händen. Wir haben keine Ahnung, wofür wir uns entscheiden sollen. Ich bitte Alethia, für mich zu wählen. Der eine, den sie auswählt, liegt in einer schicken viereckigen Schachtel, auf der in Goldschrift steht: Nearly Me.

»Diese hier wurde von der Erfinderin von Barbie designt«, berichtet uns Alethia.

»Dann nehmen wir sie«, sagt Tita.

Zu Hause modelliere ich für John meine neue Brust und meinen BH unter einem engen T-Shirt.

»Was hältst du von meiner optischen Illusion?«, frage ich.

»Umwerfend«, erwidert er. »Aber ich mag dich nach wie vor am liebsten oben ohne, auch wenn du etwas einseitig bist.«

»Ohh«, murmle ich. »Lügner.«

Doch ich bin seiner Meinung. Mir gefällt die Möglichkeit, Symmetrie vorzutäuschen, aber manchmal ziehe ich die Einseitigkeit, die gestörte Symmetrie, die Leerstelle und die Narbe vor. Es ist eine Wahrheit, ein Artefakt – eine Möglichkeit, auf meinen Verlust hinzuweisen und Bestandsaufnahme zu machen.

17. Thanksgiving

Der erste große Feiertag nach dem Tod meiner Mom. Wir mieten uns ein Strandhaus an der Küste. Ich stehe früh auf, um die Pasteten zuzubereiten. Mein Dad und John kümmern sich um den Truthahn. Der Strand ist menschenleer, es scheint nur die Sonne, und Krebsschalen liegen herum. Die Jungs laufen sich die Seele aus dem Leib.

Eines Morgens entdecken wir, soweit der Blick reicht, jede Menge Quallen, die in der Brandung hin und her wogen.

»Ich weiß, sie sind irgendwie unheimlich, aber ich mag sie«, sagt Freddy und stößt eine mit einem Stock an. »Die Art, wie sie sich hierhin und dorthin tragen lassen. Als wären sie immer auf ein neues Abenteuer aus.«

»Ich find's toll, dass man von außen ihr rotes Herz sieht«, sagt Benny.

»Das ist gar nicht ihr Herz, Benny! Mann!«, korrigiert ihn Freddy. »Das ist ihr Stachel!«

»Oh«, erwidert Benny. »Na ja, immerhin können sie sich damit bei ihren Abenteuern besser verteidigen.«

Hier kommen wir einer Sache näher, die ich versuche zu verstehen: der Offenheit gegenüber der Angst. Wir sind Herzen und Stachel. Wir schwimmen in der Flut. Wir glauben an Widerstand; wir bestehen sowohl aus Kampf als auch aus Dahintreiben.

Freddy und ich schreiben mit Stöcken in den nassen Sand,

dass wir für die Dinge danken, die uns stärker gemacht haben, von denen wir aber nun bereit sind, uns zu verabschieden: KREBS und DIABETES. Dann stehen wir da und beobachten, wie unsere Schrift von der Flut weggespült wird. Benny schreibt SCHEISSE.

»Was?«, fragt er mit einem Grinsen. »Es ist gut, sich bei Scheiße zu bedanken und auch, sich davon zu verabschieden.«

18. Das Gerät

Die Bestrahlung erfolgt einen Monat lang täglich – ich fange nach Thanksgiving an und sollte bis Weihnachten damit durch sein. Freddy, der abends gerne lange über Atome und Quarks liest, hat sich jetzt leider schon eine Weile lang an der Vorstellung festgebissen, später mal ein steinreicher Waffenhersteller zu werden. Und Benny hat ein ganzes Notizbuch voller magischer Anleitungen, wie man Menschen in verschiedene Tierarten verwandeln kann (Schwanzhaar eines walisischen Corgi, Speichel eines Ozelots, Schokoladenchips, Meersalz). Sie dazu zu bringen, sich vom Bereich der bösen Wissenschaft abzuwenden und dem der medizinischen Wissenschaft zuzuwenden, kann also nicht schaden und erweist sich vielleicht irgendwann in ihrer Zukunft als mindestens so lukrativ. Also beschließe ich, sie mitzunehmen, damit sie das Bestrahlungsgerät sehen.

Meine Radioonkologin Dr. Rosenblum, die einen kleinen Sohn hat, findet die Idee prima.

»Vergessen Sie nicht, Ihren Jungs zu sagen, dass es sich bei dem Gerät um einen Linearbeschleuniger handelt«, erklärt sie John und mir bei einem Termin vor den Bestrahlungen.

»Oh, Moment – wie alt sind die beiden noch mal? Acht und sechs? Machen Sie ihnen begreiflich, dass wir Laser benutzen, um die Photonen und Elektronen zur richtigen Stelle zu lenken, und dass wir genau dieselbe Technologie wie beim Radar benutzen. Und das mithilfe von Videokameras, die von einem Steuerungspult aus bedient werden. Und dass jedes Gerät Millionen von Dollar kostet!«

Ihre Augen glänzen vielleicht etwas zu auffällig.

Beim Abendessen erwähne ich dies so beiläufig wie möglich.

»Hm«, meint Freddy halbwegs interessiert. »Wie groß sind die Chancen, dass du anschließend Superkräfte hast?«

»Ich denke, recht groß«, erwidere ich und werde irgendwie selbst aufgeregt.

»Ich habe zwei Fragen«, sagt Benny. »Ist die Bestrahlung eine Art Technologie, und werden deine Haare wieder wachsen?«

Seit Monaten gilt eine von Bennys Hauptsorgen dem Wachstum meiner Haare. Jeden Morgen klettert er zu uns ins Bett und bearbeitet energisch meinen Haarflaum. »Du bist so weich wie ein kleiner Flaumball. Ich werde dich kräftig massieren.«

»Ja«, antworte ich. »Die Bestrahlung ist in der Tat eine Spitzentechnologie! Und sie wirkt sich überhaupt nicht auf die Haare aus!« Ich höre all die Ausrufezeichen in meiner Stimme.

Als eine Woche später der Veteran's Day bevorsteht, die Jungs schulfrei haben und John nicht zur Arbeit, aber ich ins Duke muss, denke ich: *perfekt.* Lasst uns alle zusammen nach Durham fahren, wo wir auf der Ninth Street einen coolen Lunch genießen und bei The Regulator die neuesten Taschenbücher durchstöbern können. Dann nehmen wir die Kids mit zum Duke Center und der eindrucksvollen Klinik, die mir gerade das Leben rettet und wo ich – und ihre Großmutter – so viele bedeutsame Stunden verbracht haben. Und dann obendrauf noch ein wenig Superkräfte-Wissenschaft!

Als wir aus dem Aufzug in den Warteraum treten – denselben, in dem ich täglich warte, meinen Stammstuhl habe, mein übliches Hallo sage und mit den üblichen Patienten rede und warte, bis ich dran bin –, habe ich das starke Gefühl, dass es wohl einen Grund gibt, warum die Lehrer ihre eifrigen Grundschüler nicht regelmäßig in der Klinik herumführen, um ihnen die Bestrahlungsgeräte zu zeigen.

Die Bestrahlung erfolgt im Untergeschoss. Im Foyer steht ein Flügel, an dem ein Medizinstudent seinen Rucksack abgestellt hat und gerade »The Wind Beneath My Wings« spielt.

Plötzlich bemerke ich jede Menge Patienten, die unsicher auf den Beinen sind. So viele bleiche Gesichter und dünne Haarsträhnen und abgemagerte Körper auf Stühlen. Halb ausgeheilte Wunden. Wucherungen und Entstellungen, wie aus den Märchen der Brüder Grimm. So viele Köpfe, die auf Hände gestützt werden.

Im Augenblick sind das meine Leute – die Schwerkranken –, aber ich habe uns schon lange nicht mehr wirklich so gesehen, wie wir *sind* – die (überwiegend) herumwandernden Verwundeten der Krebsmiliz. Wir sind nicht besonders vorzeigbar. Häufig asymmetrisch. Wir tragen bequeme Hosen und leuchtende Tücher. Wir neigen dazu, entweder zu schnell zu lächeln oder überhaupt nicht.

Ich beobachte, wie meine Jungs all dies in sich aufnehmen – mich zwischen meinesgleichen sehen. Sie sind nicht die einzigen Kinder im Warteraum – im ganzen Staat ist schulfrei –, und ich bemerke, wie sie sich im Raum umsehen und einander suchen, so wie man sich im Nebel nach Wegmarkierungen umsieht.

Als ich Marie, der Röntgenassistentin, erkläre, dass Dr. Rosenblum damit einverstanden sei, dass ich meine Kids einen Blick auf das Gerät werfen lasse, missdeute ich ihr Stirnrunzeln als Unfreundlichkeit. »Aber ja, wenn Sie es wollen.«

Zurück im Raum mit dem Linearbeschleuniger erklärt sie den Jungs, wie alles funktioniert. »Eure Mom liegt dort drinnen«, sagt sie. »Das Licht bleibt die ganze Zeit aus, damit es nicht die Bestrahlung beeinflusst.«

Ich bemerke, dass Benny sich nicht ganz in den Raum hinein traut und unbewegt auf das übergroße Strahlungssymbol auf der 30 Zentimeter dicken Tür starrt. Irgendwie hatte ich das Symbol zuvor nicht wahrgenommen, auch nicht die Dicke der Tür. Es ist wie das Gegenteil eines Atomschutzbunkers, behält das Böse im Inneren.

Marie schaltet das große Gerät ein, um zu zeigen, wie der riesige Arm sich dreht, um sowohl Röntgenaufnahmen zu machen als auch Therapiestrahlen auszusenden. Der Boden darunter öffnet sich, damit der Arm ungehindert kreisen kann. Ich beobachte, wie sich Freddy versteift.

Um ehrlich zu sein, hatte ich nicht wahrgenommen, dass sich während meiner Behandlung immer der Boden unter mir öffnet, wie ein von Tony Stark entworfenes Tor zur Hölle. Ich wünschte, ich hätte es jetzt auch nicht erfahren müssen.

»Von mir aus können wir jetzt gehen«, sagt Freddy mit fester Stimme. Mein furchtloser Freddy. Freddy, der sich selbst Insulin spritzt, Freddy, der nachts allein die Treppe hinuntergeht, um sich ein Glas Wasser zu holen, Freddy, der ins Bad geht, wenn sein Bruder eine Stinkwanze entdeckt und sie mit bloßen Händen in die Toilette befördert, Freddy, der ungefähr eine Stunde lang neben der Leiche meiner Mom saß und am Tag nach ihrem Tod ihre Beine streichelte.

»Mir reicht's ebenfalls«, schließt sich Benny an.

Im Flur treten wir zur Seite, als zwei Assistenten ein Krankenbett um die Ecke bugsieren. Unter einem Berg weißer Laken ist ein Gesicht verborgen. Ich kann nicht erkennen, ob das Gesicht einem Mann oder einer Frau gehört, jung oder alt ist. Nur dass es das Gesicht eines kranken Menschen ist, denn Tränen strömen aus den geschlossenen Augen.

Keiner der Jungs stellt Fragen, dabei stellen sie gewöhnlich Fragen zu allem. Als wir letzten Sommer Thomas Jeffersons Haus Poplar Forest besuchten, wurde der Touristenführer von meinen Jungs mit Fragen bombardiert. *Hatte Jefferson einen Hund? Starb er an Krebs? Ging er gern zelten? Macht es Spaß, Präsident zu sein?* Beim letztjährigen Tag der offenen Tür im Kindergarten, hob Benny die Hand vor allen Eltern und Schülern, als der Kindergartenleiter fragte, ob es noch Fragen gebe, und sprach ins Mikrofon: »Und was soll man tun, wenn man vor dem ersten Tag im Kindergarten total nervös ist?«

Aber hier im Röntgenzimmer: Schweigen.

Beim Abendessen fragt mein Dad die Jungs, wie sie ihre Besichtigung im Duke fanden.

»Es war total schaurig«, sagt Freddy bestimmt.

»Ich fand es schrecklich«, meint Benny. »Ich hätte es lieber nicht gesehen.«

»Es war ziemlich einschüchternd«, gibt John zu. »Ich glaube, ich war mir dessen gar nicht richtig bewusst.«

Mein Dad und ich schauen uns an. »Oje, ich glaube, ich habe jedem einen Mordsschrecken eingejagt«, sage ich.

Mein Dad nickt. »Scheint heftig gewesen zu sein.«

Am nächsten Morgen: Wir wursteln uns durch unsere morgendliche Routine. Ich überprüfe die Hausaufgaben, während ich auf dem Sofa Kaffee trinke, bevor ich mich für die Bestrahlung fertig mache. John bindet sich die Krawatte und packt die Brotdosen, die Jungs schlüpfen in ihre Mäntel und Schuhe und setzen sich dann zu mir.

»Viel Glück bei der Bestrahlung, Mom«, sagt Benny und streicht mir über den Kopf. »Ich hoffe, du hast keine Angst, aber wenn, dann kannst du, wenn du zurück bist, MacDuff knuddeln.«

Manchmal denke ich, Benny hat MacDuff aus einer seiner Anleitungen gezaubert.

Freddy umarmt mich. »Weißt du, was, Mom? Ich glaube, ich weiß endlich, was ich einmal werden will, wenn ich erwachsen bin – Schriftsteller!«

19. Im Untergeschoss

Chris hat einen schmerzhaften neuen Knoten an der Niere, und seine Hautfarbe wird immer gelber. Margies Mann hat keinen Appetit. Die laute, nervöse Frau, die ständig an ihrem Handy hängt, hat heute den halben Kopf rasiert. »Ja, ich bin unten«, erklärt sie. »Bei den Atomwaffen.« Der Mann, neben dem ich sitze, als ich in den Bereich gerufen werde, in dem eine Schutzkleidung erforderlich ist, ist so riesig, dass sein Schutzumhang wie eine blaue Serviette wirkt, die kaum seine nackten Schenkel bedeckt.

»Sie haben eine hübsche Bräune«, sagt Marie, als sie die Maschine einstellt und meine Brust sowie meine Mastektomie-Narbe untersucht. Es ist meine 27. Behandlung von 30. Die Haut ist verbrannt, obwohl man während der Behandlung nie merkt, dass es brennt. »Sieht aus, als wäre dieser Teil von Ihnen in Hawaii gewesen.«

»Aloha«, sage ich, als wir fertig sind, verlasse den Nuklear-Raum in meiner Schutzkleidung und begebe mich zu den Umkleidekabinen.

»Aloha!«, rufen die Assistenten. Die drei stehen im Flur zusammen, zwei von ihnen winken mir zu, als würde mein Kreuzfahrtschiff gerade in See stechen. Marie blickt an mir vorbei und gibt dem Riesen ein Zeichen, zu ihr zu kommen.

Man sieht täglich dieselben Menschen, und plötzlich sieht man sie nicht mehr. Man erfährt nicht, ob sie die Behandlung abgeschlossen haben oder ob es einen anderen Grund hat. Wir erkundigen uns nach den anderen, aber niemand weiß je etwas Sicheres. »Tut mir leid – Schweigepflicht«, erklärt die Assistentin.

»Eines Morgen simse ich Ginny aus dem Untergeschoss: »Ich bin es so leid, hier zu sein, bin nicht in Stimmung. Weißt du, dass es einen auch Energie kostet, überhaupt hier zu sein? Die fehlt mir heute. Habe nicht einmal Lust, jemanden anzusehen.«

»Ich fände es großartig, wenn du einfach so richtig ausrasten würdest«, schreibt Ginny zurück. »Stell dich auf einen Tisch und erklär allen, sie sollen sich zum Teufel scheren. Sogar die Ehrenamtlichen mit den warmen Decken und der Kerl, der auf dem Klavier klimpert.«

Ich werfe dem Klavierspieler, der gerade den Titelsong von *Cheers* spielt, einen finsteren Blick zu, als ich losgehe, um meine Wasserflasche aufzufüllen. Sofort fühle ich mich besser.

»Wie geht's Larry? Hat er heute wieder Appetit?«, frage ich Margie mit neuer Energie, als ich zu meinem Stuhl im Wartezimmer zurückkehre.

20. Naturgemäß

»Lasst uns sinnvoll umgehen mit unserer Zeit«, schreibt Montaigne in seinem letzten Essay. *»…immerhin verbleibt uns eine Menge davon, die wir müßig und ungenutzt verbringen.«*

Er würde es nicht billigen, dass ich morgens so lange schlafe, dass ich den Abend damit verbringe, online nach einem Paar Stiefeletten zu surfen, dass ich mir in Zeitschriften Frisuren anschaue, von denen mein nachwachsender Flaum noch Lichtjahre entfernt ist.

Der alternde Montaigne schreibt über das Leben: *»Indessen bemühe ich mich, dasselbe zu verlieren, ohne es zu bedauern … weil es seiner Beschaffenheit nach zu verlieren ist.«*

Manchmal bringe ich die Jungs abends zu Bett und singe ihnen ein altes Lagerfeuerlied vor, das meine Mom gern sang: »Hm, ich will noch etwas länger hier verweilen/hm, noch etwas länger/hm, noch etwas länger hier bei dir.«

STADIUM VIER

1. Der dunkelste Tag

Es ist der dunkelste Tag und die Woche vor Weihnachten. Klassenfeste, Aufführungen, Zuckerplätzchen und Lebkuchenmänner. Das beunruhigende Wort »Überlebende« umflattert uns wie die letzten fallenden Blätter der Eiche. Seit meiner Diagnose ist fast ein Jahr vergangen – Wochen, seit ich Dr. Cavanaugh zuletzt gesehen habe –, und ich unterziehe mich der vorletzten von 30 Strahlenbehandlungen. Die letzte Phase meiner Krebsbehandlung. Meine Mom ist jetzt fast genau vier Monate tot.

Seit ich mit der Bestrahlung begonnen habe, bereitet mir der Rücken Probleme – manchmal spüre ich einen Schmerz oder ein Pochen, andere Male einen Krampf –, aber ich gehe zur Physiotherapie und versuche es mit Pilates, um meine Tiefenmuskulatur wieder aufzubauen, die durch monatelange Chemotherapie und mangelnde Bewegung geschwächt ist.

Ich sehe Dr. Rosenblum, meine Radioonkologin, jede Woche, und jede Woche bedauert sie mit großem Mitgefühl im Blick meine Rückenschmerzen. Als ihr Sohn noch klein war, hatte sie einen Bandscheibenvorfall. Sie verschreibt Schmerztabletten und ein Muskelrelaxans, und sie verweist mich an einen Orthopäden, weil sie einen Bandscheibenvorfall befürchtet.

An manchen Tagen komme ich kaum aus dem Bett. John

bringt mir das Essen hoch. Die Jungs tun so, als würden sie mich in einem Pflegeheim besuchen. »Wie geht's dir, Mom? Können wir dir etwas besorgen?«

Mein Dad bringt mir ein Heizkissen, eine Rückenstütze und die alte Gehhilfe meiner Mutter. Er setzt sich auf mein Bett und reibt meine Füße.

»Oh, mein Gott, ich hasse diese Gehhilfe«, sage ich. Sie ist mit beigefarbenem Burberrystoff überzogen. Aber sie hilft mir, aus dem Bett zu steigen und zum Bad zu schlurfen. »Das ist erbärmlich«, wiederhole ich immer wieder. Manchmal zucke ich zusammen und fluche, wenn mein Rücken sich beim Gehen verkrampft. Die Kids hassen es. Ich sehe, wie sie erstarren, wenn ich jammere.

»Mom, kannst du das sein lassen?«, sagt Freddy. »Es jagt mir Angst ein.«

Meine Mutter hatte sich vor drei Jahren das Rückgrat gebrochen – das Multiple Myelom greift die Knochen an –, und sie litt ein paar Wochen lang unter rasenden Schmerzen. Dieser Zusammenhang beunruhigt mich ein wenig, doch meine Schmerzen lassen von Zeit zu Zeit nach, und mein Dad und John wiederholen ständig: *Du bist nicht deine Mom. Es bringt dir nichts, deine Situation mit ihrer zu vergleichen.*

Als die Schmerzen noch heftiger werden, kreuzt mein Dad mit dem Toilettenstuhl auf, den meine Mom bekam, nachdem ihr Rücken kaputt war. Ich habe ihn seit den Wochen, in denen sie im Sterben lag, bevor sie ihre Beine nicht mehr benutzen konnte, nicht mehr gesehen. Sie war so schwach, dass wir sie stützen mussten. Sie versuchte, mit ihren lädierten Armen nach unseren Armen zu greifen.

»Ihr habt erst dann euer Dasein auf dieser Welt verdient, wenn ihr eurer Mutter den Hintern abgewischt habt«, scherzte sie mit Charlie und mir.

»Oh bitte, Mom«, erwiderte ich. »Montaigne würde sagen, du hast nicht *gelebt*, bevor du deiner Mutter nicht den Hintern abgewischt hast.«

Später kamen die Windeln.

»Das ist schon besser«, sagte ich, als sie dalag und immer wieder murmelte *Tut mir leid, tut mir leid, tut mir leid*, wenn wir sie hin und her rollten, um die Windel zu wechseln. »*Jetzt* verdienen wir uns unsere Daseinsberechtigung auf diesem Planeten wirklich.«

»Oh, der Teufel hole das Ding«, sage ich, als mein Dad mit dem Toilettenstuhl hereinkommt. Aber seit dem Augenblick gestern, als ich auf dem Bürgersteig stolperte, kann ich mich kaum mehr bewegen.

Ich kann nicht schlafen, und wenn ich es bis auf den Toilettensitz schaffe, ist der Schmerz so groß, dass ich meine Blase nicht genug entspannen kann, um zu pinkeln.

»Ich leide«, sage ich nachts zu John. Dabei fühle ich mich ein wenig melodramatisch, denke aber auch: Ja, ich glaube, so fühlt es sich an, wenn man leidet. Am Morgen darauf fährt mich John zur Behandlung, und ich brauche einen Rollstuhl.

»Glaubst du nicht, ich sollte dich zur Notaufnahme bringen?«, fragt John. Er versucht wirklich alles.

»Nein! Das ist Schwachsinn«, sage ich. »Wir sind doch schon in der Klinik, es ist okay.«

Die Empfangsdame legt mir ein gelbes STURZ-GEFAHR-Armband um das Handgelenk. Marie und die anderen Assistentinnen haben eine Motown Weihnachts-CD aufgelegt und tanzen. Irgendjemand hat Tüten mit Zimtplätzchen gefüllt. Ich kann nur mühsam auf den Bestrahlungstisch klettern.

»Das ist doch langsam ein Witz!«, bemerkt Marie so freundlich, wie man diese Worte nur sagen kann. »Ich glaube, wir müssen Dr. Rosenblum anpiepen.«

Ein Bus. Ein Husten. Ein rostiger Nagel: Der Tod sitzt immer neben uns. Manchmal sind wir uns dessen nur allzu bewusst, aber meistens verdrängen wir es. Manchmal sieht er genauso aus wie das Leben. Orange: Die Farben des Himmels sind bei Sonnenaufgang und -untergang dieselben.

»Der Tod ist nicht das Ende der Welt.« Was hätte Montaigne aus Moms kleinem Scherz gemacht?

Als Montaigne 30 war, erlag Etienne de La Boétie, sein Seelenverwandter und bester Freund, der Pest – plötzlich und grausam. Montaigne saß an La Boéties Bett, erfüllt von Liebe, Schaudern und einem rudimentären Verständnis von Ansteckung, und schilderte dann in einem Brief, den er später seinem Vater schrieb, den Tod seines Freundes bis ins kleinste Detail. Er verehrte ihn leidenschaftlich: *»Der großartigste Mensch, den ich gekannt habe … eine vollkommene Seele, deren Schönheit in alle Richtungen erstrahlte.«* Der Verlust brachte Montaignes unverkennbares Bekenntnis zutage, sich der Anwesenheit des Todes im Raum bewusst zu sein – sich bewusst zu sein, dass man sich immer in verdächtigen Gegenden bewegt.

Irgendjemand piept Dr. Rosenblum an. Ich werde auf eine Trage gebettet, und wir fahren von einem Korridor zum nächsten. Man bringt mich aus der Radiologie in die Notaufnahme.

Dort betritt der Tod in Gestalt eines jungen, fröhlichen Oberarztes den Raum. »Die gute Neuigkeit ist«, erklärt er und rutscht mit seinem Rollhocker näher, »dass Ihre Laborwerte überwiegend normal sind.«

»Aber«, er dreht und windet sich auf seinem Hocker »das Kernspintomogramm zeigt eine große Fraktur Ihres Rückgrats am L2-Wirbel. Und die Art, wie es gebrochen ist, gibt Anlass zu Sorge. Es ist kein Unfallbruch, sondern ein pathologischer Bruch, vermutlich verursacht durch einen Tumor, eine Fernmetastase Ihres Brustkrebs.«

»Okay«, sage ich und vermeide es, John anzusehen. »Besteht eine Chance, dass es etwas anderes sein könnte?«

»Tut mir sehr leid, aber nein«, erwidert er. »Es tut mir so leid. Ich hasse es, den Patienten so etwas sagen zu müssen, und bin darin nicht sehr gut. Wir werden Sie oben aufnehmen. Vermutlich wird man Sie sofort operieren.«

Es folgt ein Arzt auf den anderen – eine Ärztin aus der Radiologie, mit der ich etwas mehr zu tun hatte, kauert sich nieder, um in Augenhöhe mit mir zu sein, greift nach meiner Hand und lässt ihren Tränen freien Lauf. Dann kommt der Chirurg. Dann ein Neurologe. Dann thront Dr. Rosenblum über mir. Sie sieht aus wie eine Mutter, deren Tochter abends zu lange aus geblieben ist. Sie tätschelt mein Haar: »Wie konnte das passieren? Es tut mir unendlich leid.«

Johns Blick vom Besucherstuhl spiegelt meinen Gesichtsausdruck wider: *Was?* Wir schauen uns an. *Bitte, was?!*

2. *Hubschrauber*

Noch eine verdächtige Gegend: neunter Stock, Onkologiestation. Vom Fenster aus sieht man den Hubschrauber, der auf dem Dach des Krankenhauses landet und von dort wieder abhebt. Ruhiger, als es sein sollte, drehen sich die Rotoren noch lange, nachdem die hektische Geschäftigkeit vorbei ist. »Ihren Kids wird das gefallen, wenn sie zu Besuch kommen, nicht wahr?«, bemerkt eine Schwester, die ich nicht sehen kann, die aber irgendwo hinter mir auf dem Computer tippt. *Sollte ich darauf antworten? Als Baby mochte Benny Ventilatoren und Hubschrauber. Ist das anders, als Durst zu haben?* Meine Gedanken verwirren sich durch das Morphium. Ich bin durstig, und dieser Durst scheint im Augenblick das größte Problem zu sein, das ich je lösen musste. Ich lächle, für den Fall, dass man das von mir erwartet. *Oder war Freddy der Ventilator-Fan? Nein. Eindeutig Benny. Freddy mochte Lichter.* Ich bin hier aufgenommen worden. Daran erinnere ich mich vage. John war hier. *Wo sind die Kids? Wer hat die Kids?* Jeder hat sie, außer mir. *Wer hat die Eiswürfel?* Ein Arzt hat gerade aufgehört zu reden; ein anderer Arzt wird gleich reden. Es ist Heiligabend. Ich hatte eine Operation. Man hat mir den L2-Wirbel entfernt, ein großes Stück Krebspampe. Man hat an dieser Stelle einen Titan-Käfig mit beeindruckenden Schrauben eingefügt und zeigt ihn John auf dem Röntgenbild, bevor ich aufwache. Sie schicken ihm dann eine Aufnahme per Mail, die er mir zeigen kann.

»Sie machen das prima«, sagt eine Schwester. »Man hat Sie so wiederhergestellt, dass Sie versuchen können, aufzustehen. Wollen Sie es versuchen?«

Auch darauf weiß ich keine Antwort, aber dann stehe ich auf. John macht ein Foto. »Wow«, bemerkt er bewundernd. Er stellt es auf Facebook. *Oh mein Gott*, meinen alle, die ich kenne. *Erstaunlich!, Nicht zu glauben, dass dir das passiert. Was können wir tun?* Ich scrolle und scrolle. *Danke*, schreibe ich darunter. Und: *Ich liebe dich so sehr. Mehr als alles auf der Welt.*

John simst: »Vielleicht solltest du dein Handy weglegen und versuchen, etwas zu schlafen«, meint er. »Vielleicht ist es nicht der geeignete Augenblick für Facebook.« Ich blicke mich im Raum um. Er ist nicht hier. Er ist nirgendwo. Es ist zu dunkel, um erkennen zu können, was der Hubschrauber gerade macht. Ich stelle mir die Rotoren vor: lautlos, immer noch. Vielleicht braucht niemand am Heiligabend einen Hubschrauber. John ruft an, jetzt ist zumindest seine Stimme hier.

»Ich bin in Greensboro – bei deinem Dad. Die Kids sind bei mir. Auch Charlie und Amelia sind hier, und Jennie.« Jennie ist eine seiner Schwestern und eine meiner engsten Freundinnen. Sie lebt in Tucson. Alle sind zu Weihnachten gekommen. »Jennie will dich kurz sprechen«, sagt John.

»Ich suche gerade nach den Geschenken«, sagt sie.

Jetzt fällt mir ein, dass ich die Geschenke der Jungs nicht verpackt habe. Mein Rücken schmerzte zu sehr, es war unmöglich, Papier und Geschenkband zu besorgen. Hinten im Wäscheschrank, hinter der Bettwäsche, erkläre ich ihr. Und in dem kleinen Schränkchen neben meinem Bett. Und in meinem Schrank. Und über dem Kühlschrank. Und in der Tasche hinter dem grünen Stuhl ist auch noch etwas. Das Harry-Potter-Kartenspiel ist für Freddy, die Pokemon-Uhr für Benny. Jennie lacht: »Wie um alles in der Welt erinnerst du dich an all das?« Dann sagt sie unter Tränen: »Ich kann es nicht abwarten, dich zu sehen. Ich werde dich doch sehen?«

Irgendwann wache ich nachts auf: John ist zurück. Ich sehe seine Umrisse auf dem unbequemen Stuhl, auf dem er schläft. Als er sich rührt, sage ich: »Ich muss dir etwas erzählen. In meinen Mails sind zwei Tickets nach Paris. Für uns. Zu deinem Geburtstag.«

»Wie?«, murmelt er noch im Halbschlaf. »Wovon redest du?«

»Ende Januar«, sage ich. »Es sollte eine Überraschung werden.«

In ein paar Wochen wird er vierzig, und ich wollte ihn nach unserem anstrengenden Jahr nach Frankreich entführen. Es war ein Impuls, wenn auch ein kostspieliger. Als frisch verheiratetes Paar lebten wir in Paris. John arbeitete dort an seiner Promotion, bevor er sich an der juristischen Fakultät einschrieb. Seit wir Kinder haben, waren wir nie mehr dort. Paris ist sein Lieblingsort, er fühlt sich dort zu Hause, wie ich mich nie irgendwo zu Hause gefühlt habe.

»Ernsthaft?«, sagt er und versucht, sich auf dem Stuhl umzudrehen. »Du bist vielleicht etwas übers Ziel hinausgeschossen, wenn das deine Art ist, mich in die Überraschung einzuweihen.«

»Ich will einfach, dass du weißt, dass es die Tickets gibt«, sage ich. »Für alle Fälle.«

»Okay«, erwidert er. »Ich kann später beim Flughafen anrufen und versuchen, den Flug zu stornieren.«

»Nein«, protestiere ich. »Wir fliegen nach Paris. Ich weiß nicht genau, wie, aber ich fliege mit dir nach Paris.«

»In Ordnung«, brummelt er. Und ich erkenne an seinem Atem, dass er wieder eingeschlafen ist.

Ein paar Stunden später – Weihnachtsmorgen – wache ich kurz vor Tagesanbruch auf: Ich sehe, wie sich die Silhouette des dunklen Hubschraubers gegen den dunkleren Himmel abzeichnet. Die Rotoren sind abgestellt. »Fröhliche Weihnachten«, sagt eine Schwester, die im Bad meinen Urin in einen Becher gießt. »Wollen Sie Schmerzmittel? Und noch einen Stuhlweichmacher?«

Ein Pfleger namens Jon betritt mein Krankenzimmer, während Tita und mein Dad bei mir sitzen. Er erzählt uns, dass er nebenbei als Spezialist für Stressmanagement tätig ist, wenn er nicht in der Onkologie arbeitet. Seine Stimme ist geradezu hypnotisch und beherrscht den Raum auf eine fast unheimliche Weise. Er säuselt etwas von Atemtechniken und Mantras, und dass wir uns zugestehen sollten, vom Bett oder dem Stuhl gestützt zu werden. »Sie entspannen Ihren Bauch«, sagt er. »Und atmen hinein. Ein ganz weicher Bauch und ein ganz sanfter Atem. Sie entspannen Ihre Muskeln: ein weicher Bauch. Sie lassen sich von der Welt stützen.«

»Darf ich eine Technik demonstrieren?«, fragt er, aber wir sind bereits völlig gebannt.

Mein Dad hat die Augen geschlossen. Tita lehnt sich auf ihrem Stuhl zurück. Die Zeit verrinnt, als er uns mit seiner Stimme zu einem ungestörten, friedlichen Platz führt. Ich spüre, wie mir mein Morphium-Kontrollgerät aus den Händen gleitet, greife aber nicht danach. Schwestern und Assistenten scheinen an der Tür zu lauern, spüren aber, dass er uns in Bann hält, und sehen keinen Anlass, uns zu stören.

Nur eine Person klopft an die Tür. Es ist Dr. Cavanaugh. Ich sehe sie zum ersten Mal, seit ich in der Klinik bin. Sie lächelt, aber in ihren meerblauen Augen sehe ich all die Kerben und Kanten einer Krebsärztin.

»Ich komme nie hierher«, sagt sie. »Aber Sie sind etwas Besonderes.«

Als sie Pfleger Jon entdeckt, erstarrt sie und schickt sich an, das Zimmer zu verlassen. »Oh, Sie sind es!«, bemerkt sie. »Ich komme später wieder!« Das ist ungewöhnlich für Dr. Cavanaugh.

»Nein, nein – bitte, kommen Sie doch herein!«, beharre ich. Sie setzt sich auf die Bettkante, mit uns vier eingepfercht in dem kleinen Zimmer. Auch sie ist in seiner Gegenwart ungewöhnlich ruhig und entspannt – ich könnte wetten, dass sie eine dieser Atemtechniken-CDs von ihm hat –, und er scheint in der Zimmerecke zu verschwinden, während sie über meine letzten Röntgenaufnahmen spricht: Im Moment befindet sich der Tumor an meiner unteren Wirbelsäule. Die Operation stabilisiert das Rückgrat, kann aber nicht den gesamten Krebs beseitigen. Wir werden dort Bestrahlungen machen. Auch das wird nicht alle Krebszellen abtöten, sollte aber zumindest die Schmerzen lindern. An ein paar Stellen weiter oben am Rückgrat leuchten Tumormarker auf, und wir müssen sie beobachten. Die CTs der Organe zeigen keinen Befund. Genauso das CT des Gehirns. In ein paar Wochen checken wir noch mal alles und machen einen Plan.

»Ich will nicht behaupten, dass ich nicht beunruhigt bin«, meint sie. »Einige Patienten in Ihrer Situation schaffen nicht die erste Reihe von Scans. Andere halten ein paar Jahre durch. Wir werden abwarten müssen.«

Ich versuche, meinen Bauch zu entspannen. Ich versuche zu spüren, wie die Welt mich stützt.

»Hören Sie auf das, was dieser Mann zu sagen hat«, meint sie, als sie hinausgeht und Pfleger Jon in der Ecke einen Blick zuwirft. »Ich will Ihnen keine Angst machen, aber das, was er Ihnen zu bieten hat, ist viel wertvoller als alles, was ich zu bieten habe.«

Spätabends erhalte ich eine SMS von Tita. Sie ist wieder gut nach Hause gekommen, aber Drew habe gerade in unserer Straße einen Autounfall gehabt.

»Ihm fehlt nichts«, schreibt sie. »Vielleicht eine gebrochene Rippe. Er hat an der Ecke die rote Ampel übersehen. Hatte aber die Kids nicht im Auto. Auch dem anderen Fahrer geht es gut. Er sagt, er sei abgelenkt gewesen und habe die rote Ampel nicht gesehen. Der Wagen hat vermutlich einen Totalschaden. Aber Drew ist nicht verletzt. Mach noch ein paar Atemübungen von Pfleger Jon und gönn dir einen Morphiumschlaf.«

Tage später, als ich wieder zu Hause bin, erzählt sie mir das Ganze ausführlich. Sie bekam den Anruf, packte die Jungs ins Auto und fuhr die drei Blocks bis hin zur Ecke. Der Notarztwagen war schon eingetroffen, Menschen standen herum und die Autos auf der falschen Seite der Straße. »Ich wusste, dass er am Leben war, da er mich angerufen hatte«, sagt sie. »Aber irgendwie konnte ich es trotzdem nicht glauben, dass ihm nichts zugestoßen war, denn es sah ganz anders aus.«

Ich weiß, was sie meint. So empfinde ich jeden Augenblick, seit der Arzt mich in der Notaufnahme aufsuchte.

Später erzählt mir Drew, dass er geheult habe. Nachdem Tita nach dem Besuch bei mir nach Hause zurückgekehrt war, war er schnell zum nächsten Supermarkt gefahren, um Eier und Schnitzel zu kaufen. Dort wurde ihm halbwegs bewusst, dass er nicht klar denken konnte.

»Ich kann mich wirklich an nichts erinnern«, erklärt er mir. »Nur daran, dass ich im Wagen geschrien habe, als die Airbags heraussprangen.« Ich kenne Drew zur Weihnachtszeit: Er heult spät in der Nacht vor dem Weihnachtsbaum, wenn alle Lichter gelöscht sind. Er trinkt dann seinen Scotch und lauscht Joni Mitchells *Blue*. Er heult auch, wenn seine Söhne in ihren Schlafanzügen die Treppe hinuntertapsen.

Aber ich weiß, dieses Mal haben seine Tränen eine andere Qualität, woran meine Lage nicht ganz unschuldig ist. Ich warte immer noch darauf, dass ich heulen kann, dass ich spüre, wie mein Stahlkörper gegen einen anderen prallt.

Als meine Familie am ersten Weihnachtstag zu Besuch in die Klinik kommt, quetschen sich alle in Ermangelung einer besseren Möglichkeit auf meinem Bett zusammen. *Wo würde meine Mom sitzen?*, denke ich. *Hier ist kein Platz für meine Mom.*

Als ich auf den Hubschrauber deute, ignorieren ihn die Jungs völlig, und ich dränge nicht: Vielleicht sind sie inzwischen zu alt für derartige Spielchen – wenn wir durch die Stadt fuhren, machte ich sie auch noch Jahre, nachdem sie sich nicht mehr dafür interessierten, auf jeden Traktor und Bagger aufmerksam. Sie wollen mir unbedingt eine PowerPoint-Präsentation vorführen, bei der ihnen Jennie auf ihrem neuen Laptop geholfen hat, und zwar von dem Weihnachtsfest, das ich verpasst habe. *Liebe, liebe, liebe Mom*, heißt es da. *Wir wünschten, dies wäre nicht geschehen.*

Als sie sich auf den Weg machen, fragt mich Freddy: »Mussten sie den Hubschrauber heute losschicken?«

»Nein, heute nicht«, erwidere ich.

»Das ist gut«, meint er und legt den Kopf an meine Schulter.

3. Eine verhängnisvolle kleine Scheibe

Seit Jahren habe ich den wiederkehrenden Traum, dass ich an einer Batterie ersticke. An verschiedenen Arten von Batterien: dreifach A, 9-Volt-Batterie, Lithiumbatterie. Jedes Mal wache ich voller Panik auf und spüre ganz real, wie der harte Gegenstand meine Kehle hinunterrutscht. *Die Krise ist vorbei*, denke ich, huste und ringe nach Luft, *aber ich bin immer noch dem Untergang geweiht*.

In der ersten Nacht zu Hause nach der OP wache ich gegen zwei Uhr morgens wieder einmal aus einem Batterie-Traum auf. Ich war mit Mühe eingeschlafen, ohne mir die Zähne zu putzen, das Gesicht zu waschen oder die Kleider abzulegen.

Aber dann bricht es plötzlich über mich herein: die Batterie, Panik, alles andere – die nicht zurückgegebenen Bibliotheksbücher auf dem Tisch neben der Eingangstür, die nicht abgehörten Sprachnachrichten; die Hunde, die nicht Gassi geführt wurden, die ungelesenen Mails, die ungeschriebenen Dankes-Mails, die unabgeschlossene Kindererziehung; das Universum, das aus den Fugen gerät.

Was ist das für ein harter Gegenstand, den du heute Nacht herunterschluckst?, frage ich mich, als ich so daliege. *Oh, einfach die Sterblichkeit. Oh, lediglich eine verhängnisvolle kleine Scheibe.*

Nach vierzig Minuten, in denen ich einem Zusammenbruch nahe bin, denke ich an Pfleger Jon: weicher Bauch,

Unterstützung durch die Welt, ein positives Mantra, das in jedes Ein- und Ausatmen eingebettet ist. Ich ertappe mich dabei, wie ich *Danke / dir* mit jedem Atemzug sage. *Danke* und dann *dir*. Und dann erhellt die Sonne den Himmel, und die Kinder krabbeln ins Bett.

Emerson schreibt 1838 in seinem Tagebuch: *»Ich bin euphorisch über die feucht-warme, funkelnde, knospende und wohlklingende Stunde, welche die engen Wände meiner Seele niederreißt und sich pulsierend bis zum Horizont ausdehnt. Das ist der Morgen; in dieser hellen, leuchtenden Stunde aufzuhören, Gefangener dieses kränklichen Körpers zu sein und so groß zu werden wie die Welt.«*

An Silvester trifft ein paar Stunden vor Mitternacht meine Cousine Bonnie in Greensboro ein. Sie hat den Zug von Washington D.C. hierher genommen, wo gerade der Vater ihrer Lebensgefährtin, der Prostatakrebs hat, im Sterben liegt.

»Bonnies Todestour 2015«, scherze ich, als wir uns umarmen – eine sanftere Form der kräftigen Umarmungen, die sonst bei uns üblich waren. Seit 16 Jahren lebt sie in San Francisco, arbeitet als Heilmasseurin und lässt sich gerade zur Ergotherapeutin ausbilden. Leider sehen wir uns nicht mehr sehr häufig. Wenn wir Glück haben, sind es im Sommer ein paar Tage im Ferienhaus.

»Ich mache mich gleich an die Arbeit«, sagt sie, reibt die Hände aneinander, streicht dann über meinen Kopf, meinen Hals und meinen Rücken. Bonnie ist für mich seit jeher das Inbild meiner Familie. Sie ist stark und furchtlos, brillant und magisch, und ihre strahlend blauen Augen sind unverkennbar die von Emerson. Als Kind segelte sie mit ihren Eltern und ihrem Bruder rund um die Welt.

Auf einem meiner Lieblingsfotos von ihr klettert sie im Badeanzug mühelos eine Palme hinauf. In San Francisco arbeitete sie für einen ausschließlich lesbischen Fahrrad-Kurierdienst. An der inneren Wade hat sie eine riesige Narbe in der Form von Neufundland, eine Erinnerung an einen Motorradunfall im Kindesalter.

»Ich habe Massageöl, Brettspiele, Origamipapier und Gewürze für den köstlichsten marokkanischen Eintopf der Welt mitgebracht«, sagt sie.

Später am Abend – an dem Familie und Freunde unten Scharade spielen, trinken und lachen, die Jungs wild durchs Wohnzimmer toben, und John und mein Dad das Silvesterlamm grillen – liege ich auf meinem Bett, und Bonnie reibt meine Füße ein.

»Ich werde bald sterben«, sage ich zu ihr. Bisher habe ich das noch zu niemandem gesagt.

»Ja«, erwidert sie. »Sag, was soll das? Warum musst du immer bei allem die Erste von uns sein?«

»Kannst du mir beibringen, wie man Origamikraniche macht?«, frage ich.

»Hatte schon befürchtet, du würdest nie fragen.«

Als ich in der Notaufnahme war, hatte der Oberarzt gesagt: »Wir wissen nicht genau, was als Nächstes geschehen wird, aber Sie wissen, dass Sie wegen der Metastasen nun in Stadium vier sind. Es handelt sich eindeutig um eine aggressive Krebsart. Sie ist wiedergekehrt, noch bevor wir sie zu Ende behandelt haben. Auch wenn sich das brutal anhört: Sie sollten jetzt vermutlich Ihre Dinge regeln und eine bucket-list erstellen. Sie wissen schon, wie eine to-do-Liste mit Dingen, die man noch erleben möchte.«

Das Erstellen dieser Liste überforderte mich, zog mich runter: »Oh Gott, ich bin so lahm, dass ich nicht einmal eine interessante Liste zustande bringe«, jammerte ich.

»Wie wär's mit einer ›Scheiss-drauf‹-Liste?«, schlug John irgendwann vor. »Sozusagen dem Gegenteil. Was ist es, wozu wir einfach ›scheiss drauf‹ sagen können, was wir in den Abguss kippen können und worum wir uns nicht mehr kümmern brauchen?«

Der Haken ist: Es sind nicht viele Dinge.

Ich will alles – all die Dinge, die mit dem Leben zu tun haben –, und ich will, dass sie sich weiterhin chaotisch und verwirrend anfühlen, manchmal sogar langweilig. Die Fahrgemeinschaften, die Sportrucksäcke, das Licht, das den Raum in dem Gebäude füllt, in dem ich warte, während die Jungs ihre Klavierstunden haben. Dr. Cavanaugh, die neben meinem Bett sitzt, mir in die Augen blickt und zugibt, dass sie Angst hat. Das Lachen meiner weitverzweigten Familie, das von unten zu mir heraufdringt. Dass mein durch die Chemo ausgefallenes Haar plötzlich in dicken, wilden Büscheln nachwächst.

Lichtschwerter, die prachtvollen Weihnachtsschmuck zerstören. Das Wissenschaftsprojekt der Jungs, das im Schuppen Gestalt annimmt. Den Hinterhof voll feuchtem Laub mit den winzigen, schleimigen, unbekannten Kriechtieren, die gehofft hatten, monatelang unter fauligem Unrat begraben zu bleiben, und nun den Kopf herausstrecken, die milde Neujahrsluft wittern und fragen, *bitte, was*?

4. Die perfekte Couch

Wäre ich im Augenblick halbwegs gesund, würde ich ein Glas von dem angebotenen Wein trinken und in einem unglaublich coolen Showroom mit den Händen über ein unglaublich cooles Designerkissen streichen, während mir ein Verkäufer die Vorteile einer Couch aus Anilinleder anpreist.

»Sie glauben also wirklich, dass ofengetrocknetes Hartholz die Extrakosten wert ist?«, frage ich. Und: »Gibt es die Couch auch als Dreisitzer?«

Stattdessen liege ich auf ein Dutzend Kissen gestützt mit meinem Laptop im Bett. Ich durchstöbere gerade Online-Möbelgeschäfte: West Elm, Joyird, Crate & Barrel und eine Firma namens Chairish.

Ich bin ein Internet-Sofashopping-Fanatiker. Ich gönne mir erst dann eine Pause, wenn mich die Müdigkeit überwältigt und mein Kopf auf die Brust sinkt. Ich kann nicht aufhören, bevor ich nicht jedes Retro-Midcentury-mit-BoHo-Touch-Sofa, das es im worldwideweb gibt, gesehen habe. Ich schaue mir Design-Websites an wie Apartment Therapy, Design Sponge und Domino und suche und suche.

Seit unserer Hochzeit vor 16 Jahren haben John und ich noch nie eine echte »Erwachsenen-Couch« gehabt. Wir hatten alle möglichen, keine davon passte zum restlichen Mobiliar: Sonderangebote von Ikea, gebrauchte Sofas von Verwandten, von Craigslist oder vom Trödel. Zuerst hatten wir kein Geld, und dann kamen die Kids. Es schien nie der richtige Augenblick zu sein, Geld für ein hübsches Sofa auszugeben.

Und all die Sofas erwiesen uns gute Dienste. Wir sind nicht anspruchsvoll, unser Geschmack ist vielseitig. Unser Haus ist voller Einrichtungsgegenstände, die wir nicht wegen ihres Aussehens haben, sondern wegen ihrer Bedeutung für uns: die Holzkiste, auf der mein Vater und meine Onkel als Kinder saßen, um ihre Stiefel fürs Rodeln zu schnüren, ein großer Sessel neben dem Vorderfenster in der gemütlichsten Leseecke der Welt.

Jedenfalls haben wir es, wenn es um die ernsten Dinge des Lebens ging, immer vorgezogen, uns in unser Bett zurückzuziehen: unser Kriegszimmer, unser Kokon, unsere Notluke und manchmal auch unser Esszimmer.

Aber jetzt scheint das Finden der perfekten Wohnzimmercouch das Wichtigste zu sein, was ich je in meinem Leben getan habe.

Doch immer wenn ich glaube, eine gefunden zu haben, die mir gefällt, kann ich nicht auf »jetzt kaufen« klicken. Im Allgemeinen gehört mangelnde Entscheidungsfreude nicht unbedingt zu meinen Problemen. Häuser, Autos, ein neuer Job, Kinderkriegen, Flugtickets kaufen, die Wahl eines Restaurants, ein neues Paar Schuhe und Mastektomie: Tu's! Gewöhnlich versuche ich einfach eine gute Wahl zu treffen, und blicke nicht zurück.

Nachdem ich John damals auf dem Friedhof getroffen hatte, hatte ich mich bereits nach zehn Minuten mental für das ganze Leben verpflichtet – aber ich wartete noch eine gute Woche, bis ich es ihm sagte.

Aber das mit der Couch schaffe ich nicht. Vielleicht warte ich bis zu meinem nächsten großen Onkologie-Termin damit, weil Dr. Cavanaugh möglicherweise etwas sagen könnte, das einen Einfluss darauf hat, ob ich bereit bin, extra Geld für eine Dacron-Polsterung und Polydown-Kissen auszugeben. Sie wollte sich ein paar Gedanken über Behandlungsmöglichkeiten machen: Immuntherapie, neue klinische Studien, Off-Label-Medikamente, Akupunktur.

Es ist eine komplizierte Rechnung. Einerseits eine Kosten-Nutzen-Analyse: Wie viel Geld will ich für etwas ausgeben, das ich vielleicht gar nicht richtig genießen kann, weil ich nicht so lange lebe? Andererseits: Ist nicht der Kauf einer teuren Couch eine Art Ausdruck von Hoffnung? Und möchte ich nicht, dass sich die Gäste in meinem Haus mit einer eleganten Couch wohlfühlen, auch wenn ich nicht mehr da bin? Wieder andererseits – oh ihr dunklen Dämonen! – sollte ich vielleicht etwas Hässliches und Unbequemes kaufen, etwas, was die Frau, die John heiraten wird, behalten muss, weil die tote Ehefrau es gekauft hat.

Trotz all der Merkblätter, die die Sozialarbeiter uns während meines Klinikaufenthalts gegeben hatten, wissen wir immer noch nicht genau, wie wir mit den Jungs reden sollen. Sie wissen Bescheid über den Krebs und das gebrochene Rückgrat, aber sie wissen im Grunde genommen nicht, was das alles bedeutet.

Stattdessen frage ich Benny: »Was hältst du von einem Lederbezug?«

»Hängt davon ab, ob er rutschig ist oder schön weich«, erwidert er.

Ausgezeichnetes Argument. Ich glaube, ich muss alle Kunstlederbezüge – egal, wie hübsch oder billig sie erscheinen mögen – von meiner Liste streichen und mich für Echtleder entscheiden.

Als Dr. Cavanaugh an jenem Tag in der Klinik an meinem Kopfende saß, sah ich, wie ihr Blick auf die Merkblätter auf dem Nachttisch fiel: »Was Sie Ihren Kindern über Ihre fortschreitende Krankheit sagen sollten.«

»Ist die Zeit gekommen zu verzweifeln?«, sagte sie während einer kurzen Pause unseres Gesprächs über Schmerzbewältigung und Bestrahlung, in der sie vermutlich eine der Überschriften der Merkblätter gelesen hatte. »Nein!«, rief sie dann aus und blickte mir fest in die Augen. »Nein, ist es nicht.«

Ich vertraue ihr völlig, auch wenn die Chemo zweimal wirkungslos war und der Krebs entgegen ihrer Prognose gestreut hat. Was auch immer Onkologen an ihrem Beruf faszinieren mag – die verrückte Mischung aus Bissigkeit, Optimismus, Arroganz und Mitleid –, auch ich werde davon high. Es ist wie Liebe auf den ersten Blick, oder wie etwas zu berühren, das in Flammen steht. Als würde man eine Wahl treffen und sich weigern, zurückzublicken.

John ist eher gegen eine neue Couch, hält sich aber zurück. Er kennt mich gut genug, um zu wissen, dass ich etwas ausbrüte, wenn ich mich lang und breit über die Vorzüge von Polsterkissen ergehe.

»Eine maßgefertigte Couch? Mit zwei Jungs?«, fragt er und blättert Post von der Versicherung durch. »Okay, gut, ich finde, du solltest kaufen, was immer du möchtest.«

Ein großes Plus der Diagnose, einen unheilbaren Krebs zu haben: Nach all den Jahren hat mein Mann endlich damit aufgehört, blasiert zu bemerken: »Das ist deine Sache«, wenn ich etwas vorhabe, das nicht seine Zustimmung findet.

»Hast du heute Tausende von Dollar im Internet ausgegeben?«, fragt er, als er von der Arbeit nach Hause kommt und mich mit meinen Kissen und Wärmflaschen auf der nicht perfekten Couch vorfindet, einer niedrigen Rattancouch, die meine Eltern Anfang der 1990er Jahre für ihre Terrasse gekauft hatten.

»Heute nicht«, erwidere ich.

»Prima«, bemerkt er. »Hast du Lust, ins Bett zu gehen und an die Decke zu starren?«

Ich habe Lust. Wir haben Lust.

Im Januar ist es am Nachmittag bereits dunkel.

»Kannst du es fassen, dass wir buchstäblich am dunkelsten Tag des Jahres herausgefunden haben, dass dein Krebs unheilbar ist?«, fragt John. Wir halten uns an der Hand und blicken zu dem hellen Fleck an unserer Decke hoch.

»Ja, das kann ich«, erwidere ich. Wir lachen beide.

Schon immer mochte ich sein Lachen, weich und angenehm, dezent und ungewöhnlich.

Er nimmt mich behutsam in die Arme, als seien wir schüchterne Teenager. Mein Rücken verkrampft sich, aber ich rücke näher an ihn heran, bis ich den Kopf auf seine Brust legen kann und seinen Herzschlag höre.

Unten sitzen die Jungs auf dem alten Futon im Kinderspielzimmer und schauen fern. Wir werden uns noch früh genug überlegen, wie wir uns ihnen gegenüber verhalten. Vermutlich wissen sie bereits, was los ist, und warten darauf, dass wir ausklügeln, wie wir es ihnen beibringen. Allein ihre Existenz ist ein großes Problem, mit dem ich nicht klarkomme. Ich kann viele Dinge loslassen: Pläne, Freunde, Karriere, Orte, die ich gern sehen würde, vielleicht sogar die Liebe meines Lebens. Aber ich kann mir nicht vorstellen, sie loszulassen, aufzuhören, ihre Mutter zu sein.

Vielleicht sollte ich es mir gar nicht vorstellen. Vielleicht sollte ich mir einfach das Ziel setzen, diese Sache mit der Couch richtig hinzubekommen: etwas Stabiles aus hochwertigem Leder, robust und real. Eine Oberfläche, die etwas davon weiß, wie es war, lebendig zu sein, die sich warm anfühlt und in unserer Abwesenheit abkühlt.

Sie soll auch eine breite Sitzfläche besitzen, auf die wir alle passen. Etwas, das uns bei allem, was uns erwartet, stützt – beim Lieben, Zusammenbrechen und Sich-Anschmiegen. Beim Sterben und beim Trauern.

Ich weiß, dass meine Gedanken vermutlich von Johns Gedanken abweichen, denen er im Halbdunkel unseres Schlafzimmers nachhängt. Er ist still. Vielleicht döst er.

Ein Sofa online zu kaufen, bedarf wie so viele wichtige Lebensentscheidungen Recherche und Vertrauen, vor allem Vertrauen. Wie ich so hier liege – während sich Johns Brust unter meiner Wange hebt und senkt –, muss ich wohl daran glauben, dass ich es, ungeachtet aller klinischen Studien, künftigen Ehefrauen und des kostenlosen Versands, wissen werde, wenn ich die richtige Couch gefunden habe.

5. *Helle Punkte*

Was die Kinder anbelangt, meint mein Therapeut: »Nun ja, es kann schon sein, dass es ihnen nicht gut gehen wird. Vielleicht wird es sie sogar völlig aus der Spur werfen. Lassen Sie uns das ein wenig näher beleuchten. Stellen wir uns mal ein Szenario vor. Eines mit möglichst vielen Details.«

»Gefängnis«, fange ich an. »Sie sitzen an Thanksgiving alleine in einem schäbigen McDonald's und versuchen, an Heroin zu kommen. Zu John sagen sie am Telefon, dass er sie mal am Arsch lecken kann, und legen dann einfach auf. Zueinander sagen sie auch, dass sie sich am Arsch lecken können.«

»Das ist gut«, meint mein Therapeut lächelnd. »Sie haben kein Problem damit, in den Abgrund zu schauen.«

Dann fährt er fort: »Vielleicht geht es ihnen aber auch richtig gut. Vielleicht werden sie zwei wunderbare Menschen. Ich kenne viele, die in jungen Jahren einen Verlust erlitten haben und zu außergewöhnlichen Erwachsenen heranwuchsen. Vielleicht schreiben die beiden, inspiriert vom frühen Tod ihrer Mom, ein preisgekröntes Drehbuch für eine schwarze Komödie und gewinnen einen Oscar. Stellen Sie sich die beiden vor, wie sie mit dem Preis in Händen auf der Bühne stehen.«

Ich liebe dieses Szenario. John sitzt in der ersten Reihe und klatscht enthusiastisch, eine französische Schauspielerin schmiegt sich in seine Arme. Die Jungs stoßen mit ihren Oscars an und strecken sie in Johns Richtung. Dann halten sie sie gen Himmel. »Für Mom!«, rufen sie.

Ein pensionierter Rabbi – ein Freund eines Freundes – schickt mir einfach so eine E-Mail, in der er mir schreibt, dass er mit neun Jahren seine Mom verloren hat. Er zählt all die Dinge auf, die ihn an sie erinnern, und durch die sie Teil seines Lebens geblieben ist: ihre Lieblingsblumen, die Bücher, die sie ihm vorgelesen hat, ihren Sinn für Humor. »Sie ist alles andere als eine Leerstelle in meinem Leben. Sie hat eine enorme Präsenz und kann durch niemanden ersetzt werden.« Seine Worte sind ein Geschenk. In manchen Nächten hole ich sie hervor und lasse sie durch das Zimmer wirbeln oder streiche sie mir auf die Haut wie eine Tinktur.

Jetzt, da der Krebs gestreut hat, werde ich alle sechs Wochen gescannt. Manchmal denke ich mir Dinge aus, die ich in sechs bis acht Wochen schaffen könnte: ein halbes Trimester lang ein Baby austragen, Italienisch lernen, mir einen Waschbrettbauch antrainieren, sämtliche Game-of-Thrones-Staffeln schauen, den Jakobsweg gehen. Stattdessen huscht die Zeit vorbei wie ein Zwinkern, ein Blinzeln, ein Flimmern. Ein tiefes Ein- und Ausatmen; Johns Hand, die meinen Rücken entlangstreicht, seine Lippen, die meinen Nacken küssen; so lange wie das Ferienlager, auf dem wir uns kennengelernt haben.

Tita begleitet mich zu jeder neuen Untersuchungsrunde und ist mit den Abläufen und Vorgaben genauso vertraut wie ich: locker sitzende Kleidung und nichts mit Reißverschluss anziehen, BH weglassen, viel trinken. Die Dame am Empfang ist immer zu Scherzen aufgelegt, der ehrenamtliche Pförtner schwerhörig. Carla, die medizinisch-technische Radiologieassistentin, welche die Patienten in die Umkleide bringt, liebt es, über Jesus und die Kraft des Gebets zu reden. Manchmal hält sie, egal was sie gerade macht, unvermittelt inne und stimmt »Amazing Grace« an. Tita und ich sind uns nie so ganz sicher, ob wir mitsingen sollen. Wir klatschen. »Vielen Dank«, sage ich. »Das war wirklich schön.« Als ich wieder im Untersuchungsbereich bin, summt Carla das Lied immer noch. Sie nehmen Blut ab und spritzen mir eine radioaktive Substanz für den Knochenscan sowie Kontrastmittel für das CT. Tita wartet während des CTs in der Umkleide, während des Knochenscans darf sie sich zu mir setzen. Die Radiologieassistentin steuert den Scanner vom benachbarten Kontrollraum aus.

Im Untersuchungsraum schaue ich auf einen großen Monitor, während ich langsam durch das Gerät gefahren werde – meine Füße sind dabei mit einem elastischen Gurt fixiert, und ich stecke in einer Art Zwangsjacke. Eine vorgewärmte Decke soll mir dabei helfen, ruhig zu bleiben. Tita braucht auch eine. Die Untersuchung dauert ungefähr 20 Minuten, und als ich langsam aus dem Scanner herauskomme, leuchtet auf dem Monitor in Echtzeit mein Skelett auf: Schädel, Schultern, Wirbelsäule, Hüften und schließlich Beine und Füße.

Tita hat von ihrem Platz aus einen besseren Blick auf den Bildschirm als ich. Aber wir versuchen, uns mit anderen Gesprächsthemen abzulenken: Kindererziehung, Titas halb fertig geschriebener Roman, ihr Wurzelbehandlungsmartyrium, die bevorstehende OP der Mutter ihrer Freundin Tony, die Kurzgeschichtensammlung, die wir gerade für den Literaturkreis lesen – doch irgendwann starren wir nur noch auf diesen Bildschirm. Es fühlt sich an, als bewerte ein Lehrer die eigene Klausur und man stünde direkt vor ihm. Es fühlt sich an, als sehe man in einer Liveübertragung ein Flugzeug landen, in dem man selbst sitzt.

»Zuerst war ich sicher, du hättest Vaginakrebs, aber jetzt glaube ich, dass es nur das radioaktive Zeug in deiner Blase war«, beschwichtigt mich Tita bei meiner letzten Untersuchung, während der Scanner über meinen Bauch fährt. »Er unterscheidet sich ganz deutlich von den anderen hellen Punkten.«

Wir schauen uns diesen hell leuchtenden Fleck sehr genau an. Nach drei oder vier Untersuchungen in den letzten sechs Monaten sind wir selbsternannte Experten für die Deutung von Knochenscans – wer weiß, vielleicht ein vielversprechender Zweitjob. Wir sahen neue Tumoren in meiner Wirbelsäule, meinen Hüften, meiner Schulter aufleuchten. Wir hatten sie alle vorhergesehen.

»Puh«, stöhne ich, »Vaginakrebs wäre jetzt echt Salz in meinen Wunden.«

Tita hat recht: Als John und ich uns am nächsten Tag die Untersuchungsergebnisse bei Dr. Cavanaugh abholen, stellt sich heraus, dass ich keinen Vaginakrebs habe. Doch es gibt noch mehr helle Punkte in meiner Wirbelsäule. Gegen sie scheine ich mich nicht wehren zu können. Schulterblatt, Becken, Brustbein.

Helle Punkte, dunkler Bildschirm. Der Begriff »heller Punkt« bekommt eine völlig neue Bedeutung, mit dem hellen Licht am Horizont hat er nicht viel gemein: Gefahr, Knochenschmerzen, Progredienz. Noch mehr Bestrahlung. Noch mehr Schmerzmittel. Noch mehr Tests. All dieses eigenartige Krebszeug, das alles auf den Kopf stellt. Bei den Untersuchungen wünscht man sich einen dunklen Bildschirm, ein

Skelett, möglichst so dunkel wie eine Stadt bei Stromausfall, nicht ein Autoscheinwerfer auf der Straße, keine einzige glimmende Feuerstelle, keine noch so kleine Leselampe an einem Stockbett, die auf die Seite eines Dinosaurier-Buches leuchtet, keine Geburtstagskerze, die darauf wartet, ausgeblasen zu werden.

Kein Lebenszeichen, kein Anzeichen dafür, dass irgendetwas in Begriff ist, zu beginnen.

»Ich habe mitbekommen, dass jemand Ihre Wurzelbehandlung verpfuscht hat«, sagt der Radiologieassistent zu Tita, als er nach dem letzten Scan in den Untersuchungsraum zurückkommt. »Sie sollten auf alle Fälle ein Antibiotikum nehmen. So was kann tödlich enden. Ich wünsche Ihnen noch einen wunderschönen Nachmittag.«

6. *Vigipirate*

Es ist Februar. John wird 40, und mir geht es gut genug, um mit ihm für eine Woche nach Frankreich zu fahren. Mein Dad passt auf die Jungs auf, und Johns Mom fliegt her, um ihm zu helfen.

»Es macht wirklich keinen Sinn, dass wir nicht mitdürfen«, klagt Freddy am Abend vor unserer Abreise, als er auf meinem Bett herumlümmelt.

»Doch, macht es«, entgegne ich und überlege fieberhaft, welche Kopftücher und Schuhe ich einpacken soll. »Es macht nur für dich keinen Sinn. Aber für Dad und mich schon. Wir haben eine Ehe, um die wir uns kümmern müssen. Manchmal ist es wichtig, dass wir uns auf uns konzentrieren.«

»Wenn du meinst«, motzt mein vorpubertäres Kind und trollt sich.

Ich sage das, obwohl ich völlig zerrissen bin und mich innerlich vor Schmerzen winde, nachdem meine Welt nach der neuen Diagnose auf die Größe unseres heimischen Kokons geschrumpft ist.

Erst grau, dann gelb schimmert das Licht von der Seine durch die geöffneten Fenster unseres wunderschönen Apartments auf der Île de la Cité. Die Großmutter einer guten Freundin war so nett, es uns zu überlassen, und ich bin von seiner Eleganz so hingerissen, dass ich in unserer ersten Nacht weinend wach liege, bis sich mein Magen zusammenkrampft und ich fast die ganze Nacht im Badezimmer verbringe.

Dort ist so wenig Platz, kaum mehr als innerhalb meiner Hauthülle, und ich fühle mich hier sicher und geborgen: zu beiden Seiten der winzigen Insel, auf der die ersten Siedlungen Wurzeln schlugen, rauscht der Fluss vorbei, mitten in einer Stadt, die ihre Stadtmauern immer wieder geschleift hat. Da bin ich, in diesem Gebäude, in dieser Wohnung: im tiefsten Inneren, in diesem Badezimmer am Nabel der Welt. Und genau hier entdecke ich ein ungeöffnetes Paket voll Trauer. Meine Mom. Ich versuche es mit Atemübungen. Es trifft mich völlig unerwartet, dass sie mich hier in Paris findet, aber jetzt ist sie da. Irgendwie bewirkt dieser riesige Ozean, der mich von meinem Dad, den Jungs und fast allen vertrauten Menschen trennt, dass sich die Entfernung zu ihr umso grenzenloser und unüberwindbarer anfühlt. Ich möchte ihre Stimme hören. Ich war 16, als sie mich zum ersten Mal mit nach Paris nahm, und ich erinnere mich, dass sie auf unserer Taxifahrt vorbei an diesen wunderschönen Bauten gerufen hat: *Wer in aller Welt lebt denn hier?! Kannst du dir das vorstellen?!*

Am nächsten Morgen geht John Croissants und seine Lieblingszeitung kaufen. Ich mache es mir so lange mit meinem Handy auf dem Stuhl vor dem Fenster gemütlich, beobachte diese Glückspilze von Parisern, wie sie aufwachen und zur Arbeit hetzen – und höre alte Sprachnachrichten an. »Alles klar bei dir?«, sagt sie. »Ich wollte nur kurz deine Stimme hören.«

John und ich zogen am 5. September 2001 nach Paris – genau einen Monat nach unserem ersten Jahrestag. Wir waren gerade dabei, uns als Erwachsene zu finden: John war Doktorand der Französischen Philosophie in Washington, D. C., und bekam das Angebot, im Rahmen seines Studiums ein Jahr lang in Paris Vorlesungen zu hören und zu halten. Ich hatte mein MFA-Studium in Cornell abgebrochen und einen guten, sicheren Job als Englischlehrerin an einer Privatschule für Jungen in Bethesda, Maryland, angenommen. Doch eines Tages stieg ich aus der dampfenden Dusche unseres Mount-Pleasant-Apartments und erklärte mit der Entschlossenheit einer 24-Jährigen: »Wir machen das.« Nach wenigen Wochen hatten wir einen Großteil unserer Habseligkeiten verkauft, ich kündigte meinen Job, und wir buchten die billigsten Flüge, die wir finden konnten.

Wir waren nicht mal eine Woche in Paris, als: die Twin Towers. In dieser Nacht saßen wir in unserem komplett mit Ikea-Möbeln eingerichteten Apartment im *troisième* Arrondissement und aßen Hamburger vom McDonald's um die Ecke. Wir wurden, so wie der Rest der Welt, Zeugen dieser unfassbaren Nachrichten aus unserer Heimat, von der uns ein riesiger Ozean trennte. Es schien, als segelten John und ich ganz allein in eine uns unbekannte Welt: neue Sprache, neue Regeln, neue Bilder, die das Schwarz der Nacht weiter verdunkelten – erst der eine Turm, dann der andere.

Bitte, was?, stammelten wir.

Nach dem 11. September befand sich Paris schnell in einem Zustand erhöhter Alarmbereitschaft, namens *vigipirate*, was wörtlich so viel bedeutet, wie Wachsamkeit gegenüber Piraten – mit bewaffneten Polizisten in der Metro, Barrikaden vor dem Regierungspalast, durchsichtigen Plastiksäcken statt Mülleimern an jeder Ecke. Daran hatte sich auch im darauffolgenden Sommer, als wir die Stadt wieder verließen, nichts geändert. Mit meinem Mittelstufenfranzösisch ließ ich mir das Wort langsam auf der Zunge zergehen und lernte, es aus den undurchdringbaren französischen Nachrichtensendungen herauszuhören: *vigipirate*.

Die Flugzeugentführer wurden *pirates de l'air* genannt. Das Wort *terreur* lernte ich natürlich auch – außerdem *attentat*, *état d'urgence*, *menace* und *complot*. Später: *guerre, manifestation, ADM*.

Ich kämpfte mich durch Metropläne, Supermarktgänge und Speisekarten sowie durch Zeitungsartikel und Fernsehsendungen. Wo ich auch hinging, hatte ich meine Notizbücher dabei, ich trieb mich in Museen herum und versteckte mich in Cafés, um zu schreiben, immer in der Hoffnung, nicht angesprochen zu werden. Es vergingen ganze Tage, an denen ich nichts weiter als *bonjour* und *merci* sagte – und dennoch immer völlig erschöpft in unsere Wohnung zurückkehrte. John, dessen Geist neue Sprachen und Kulturen verschlingt, so wie ich Weichkäse verschlingen kann, ging zu Kursen, Lesungen und Partys, in Filme, Bücherläden und Bars mit seinen neuen französischen Freunden, zu Großdemonstrationen nahe der Bastille, ohne sich einen Fluchtweg zurechtzulegen, in Käsegeschäfte und auf politische Kundgebungen.

Einmal bettelte er mich an, ihn zu einem Dokumentarfilm ohne Untertitel namens *La sociologie est un sport de combat* in ein kleines Kino in der Nähe der Universität zu begleiten – mit Klappsitzen, ohne Heizung. Der Film handelte über den kürzlich verstorbenen französischen Soziologen Pierre Bourdieu. Selbst wenn der Film auf Englisch gewesen wäre, hätte ich ihn wahrscheinlich nicht verstanden. Ich drehte mich während dieses nicht enden wollenden Films zu

John und konnte sehen, wie er im wahrsten Sinne des Wortes erleuchtet wurde: Leidenschaft und Faszination verwandelten sein Gesicht bis zur völligen Unkenntlichkeit. Als wir das Filmtheater endlich verließen, kochte ich innerlich vor Wut. Ich fror, fühlte mich furchtbar, und Tränen der Frustration und der Demütigung rannen mir übers Gesicht.

»Ich werde das Gefühl nicht los, dass du mich absichtlich in diesen Film geschleppt hast«, keifte ich, während ich wutentbrannt die Straßen entlangstapfte. »Damit ich mich danach so richtig schlecht fühle. Dir kann das doch nie im Leben wirklich gefallen haben.«

Noch während ich das sagte, wusste ich, dass ich falsch lag.

»Was redest du da?«, schrie John, der neben mir her eilte. »Ich war sicher, dass du Bourdieu lieben würdest! Er ist der Inbegriff von Kunst! So charismatisch und geistreich! Darin unterscheidet er sich von Foucault und Derrida – sie sind auch brillant und bedeutend, aber im Gegensatz zu ihnen kann man sich bei Bourdieu auch vorstellen, dass er auf die Barrikaden steigt!«

»Hör auf damit«, kreischte ich. »Ich weiß noch nicht einmal genau, wovon du da redest. In meinem Französischkurs lernen wir diese Woche, wo Loïc und Jacques ihre Zwiebeln kaufen!«

Einige Wochen nach unserer Ankunft in Paris beobachtete ich, wie eine Frau auf dem Boulevard Sebastopol aus einem Lebensmittelladen in der Nähe unserer Wohnung kam und ihr am Bordstein der Absatz abbrach. Der Inhalt ihrer Handtasche fiel scheppernd auf den Gehweg, es hörte sich gefährlich an, wie Schüsse. Ich sah, wie sich ein Touristenpaar seinen Weg durch die verstreut am Boden liegenden Lippenstifte, Klappspiegel und Pfefferminzbonbons bahnte und wie ein mit einem Maschinengewehr bewaffneter *gendarme* vor ihr Halt machte und abwertend den Kopf schüttelte.

Niemand half ihr auf, auch ich nicht – obwohl sie schnell wieder aufstand und sich fasste. »Es geht mir gut«, sagte sie deutlich und ein wenig abwehrend, mit britischem Akzent. »Fassen Sie mich nicht an.«

Während unseres Jahres in Paris fühlte ich mich meistens wie diese Frau: unsicher und stolpernd, stets auf der Hut und fehl am Platz; ich bestand darauf, allein gelassen zu werden, und fürchtete mich doch vor dem Alleinsein. In manchen Nächten stritten John und ich uns so lange, bis wir vor Erschöpfung mitten im Satz einschliefen. In anderen gingen wir essen und küssten uns auf der Straße.

»Ich möchte doch nur, dass du dieselben Dinge wie ich liebst«, flehte John mich an.

»Ich versuche es ja«, erwiderte ich, »aber ich fühle mich wie eine Hochstaplerin. So, als ob jeden Moment irgendjemand dahinterkommen könnte, dass ich eigentlich viel lieber mit einem Glas Whiskey auf einer Veranda sitzen würde.«

»Ich bin auch ein Hochstapler«, murmelte John und vergrub sein Gesicht in meinem Nacken. »Und ich habe auch nichts gegen Verandas und Whiskey. Bitte lass uns hier noch eine Weile zusammen hochstapeln.«

»In Ordnung«, meinte ich.

Ich freundete mich mit ein paar anderen Expats an und ging regelmäßig zu ihren Stammtischen im Marais. Ich besuchte Dichterlesungen und schloss mich einem Autorentreff an. Ich nahm an einem literarischen Workshop teil, dessen Leiter meinte, dass ich mein Gedicht über die Italienreise mit meiner Mom wesentlich verbessern würde, wenn ich es in viele kleine Fragmente zerteilen und nach dem Zufallsprinzip neu zusammensetzen würde. Ich schloss ein Manuskript mit Gedichten ab.

Eines Tages fand ich auf der Straße ein Poster mit der Ankündigung einer Filmvorführung von *La sociologie est un sport de combat*. Ich packte es ein, und als wir wieder zurück in den Vereinigten Staaten waren, ließ ich es rahmen und schenkte es John zum Geburtstag. Es hängt immer noch in unserem Wohnzimmer.

»Aha!«, rief John, als er es auspackte. »Wusste ich's doch! Tief in deinem Herzen hast du diesen Film geliebt!«

15 Jahre später – mein Rückgrat heilt langsam, und wir kehren nach Frankreich zurück. Paris befindet sich ein weiteres Mal im *vigipirate*-Modus, nur einige Monate nach den Schießereien in der Innenstadt und ein Jahr nach dem Anschlag auf Charlie Hebdo, der zeitlich fast auf den Tag genau mit meiner ersten Diagnose zusammenfiel.

Wir sitzen eng umschlugen auf einer Bank am *Place des Vosges* in der Sonne, und ich beobachte Passanten, wie sie ihre leeren Eisbecher in die grünen Plastikmüllsäcke werfen. Als ganz in der Nähe mehrere Sirenen einen Boulevard entlangheulen, halten die Menschen inne und schauen zu der *gendarmerie* hinüber, und der Kellner vom Café an der Ecke streckt seinen Kopf aus der Tür und sieht sich um. Es weht ein kühles Lüftchen, und es wird langsam Zeit, sich irgendwo einen Drink zu genehmigen.

John macht einen seiner ehemaligen Lieblingsorte ausfindig – einen Bücherladen in der Nähe der Rue Mouffetard. Das Geschäft ist eng und überfüllt. Ich warte lieber draußen und lehne mich mit dem Rücken gegen das alte Gemäuer, während ich John dabei beobachte, wie er durch die Regale wandert und sich stapelweise Bücher unter den Arm klemmt. Und plötzlich, eineinhalb Jahrzehnte später muss ich erkennen, dass ich wieder die Frau vom Boulevard Sebastopol bin: *une terroriste, une pirate, une impostrice.* Wieder höre ich Sirenen aufheulen, und diesmal habe ich das Gefühl, sie tun es wegen mir – oder, dass sie mir folgen. Tränen der Wut beginnen zu fließen. Paris in Alarmbereitschaft ist das Paris, das sich mir ins Herz gebrannt hat. Egal wo ich auch hinsehe, jeder scheint ein Ziel zu haben – und genau zu wissen, wie er dort hinkommt. Selbst die Touristen mit ihren Stadtplänen. Niemand außer mir scheint mit einer Zeitbombe im Körper durch die Straßen zu schweifen und dabei den Menschen, die er am meisten liebt, nur eines sagen zu wollen: *Es tut mir leid. Es tut mir leid. Es tut mir leid, dass ich euch das antun werde.*

Ein dunkler Raum im *Musée de Cluny* im *Quartier Latin*: *La dame à la licorne.* Die Dame mit dem Einhorn. Immer und immer wieder komme ich hierher, um die mittelalterlichen Wandteppiche zu bestaunen: ihren Fantasiereichtum, die blasierten Affen, Hasen und wilden Tiere, den gelassenen Blick der goldverzierten Jungfrau, das berühmte Einhorn. Auf einer kleinen blauen Erdscheibe fahren sie durch die zweidimensionale Zeitlosigkeit. Als ob sie wüssten, was es bedeutet, auf einer Erdscheibe dahinzugleiten: zu leben, sich zu verändern. Als ob das Unbekannte rot und von Blumen umrankt wäre. Das Einhorn starrt sich in einem Spiegel an. Früher dachte ich, dass das Einhorn im Spiegel ein Pferd erkennen würde: Die Unsterblichkeit entdeckt ihr sterbliches Ich.

Ich liebte diese Vorstellung, die Unbekümmertheit des Einhorns im Moment der Erkenntnis. *Es ist gut so: Ich lebe, ich sterbe, und ich lebe wieder*. Aber nein: Jetzt sehe ich, dass das mystische Wesen selbst im Spiegel der Ewigkeit erscheint. Das Publikum ist nur deswegen so selbstzufrieden, weil es nie existiert hat: Es sind nur Gedanken, Ideen, Kunst – ein persönlicher Trugschluss, verwoben in einer uralten Handarbeit.

Die Besucher sind in diesem Raum des Museums immer wie versteinert. Die kühlen, undurchdringlichen Blicke der Dame und des Einhorns werden wir wahrscheinlich nie deuten können. Wir starren zurück, weil wir erkunden wollen, was sie wohl selbst nie wissen werden: Was wir aufgeben sollen und wann, warum wir nur für so kurze Zeit Widerstand leisten können. Wir sind die Lebenden und haben zu fragen, was uns erwartet – ohne Sorgen, ohne Hoffnung.

Unseren letzten Abend in Paris wollen John und ich in einem unserer einstigen Lieblingsrestaurants verbringen: Im Anahi, einem kleinen, von zwei betagten spanischen Schwestern betriebenen argentinischen Steakhouse in der Rue du Vertbois, der Straße, in der wir damals wohnten. Im Restaurant geht es noch sehr ruhig zu, da wir lächerlich früh da sind: um 20 Uhr. Wir sitzen am Fenster. Draußen eilen die Pariser auf ihrem Weg von der Arbeit nach Hause an uns vorbei. Fast hätte ich es vergessen: Für den Rest der Welt ist es das Ende eines ganz normalen Werktags. Alles im Restaurant erinnert an die Vergangenheit: gesprungene Metrofliesen, vergoldete Stühle, ein verblasstes Art-Déco-Deckenbild, unzählige heruntergebrannte Kerzen auf den Fensterbänken. Der ganze Abend sprüht vor *kintsugi*: der japanischen Kunst, Zerbrochenes wieder zusammenzufügen. Irgendwie passen wir zu diesem Ort, mit seinen vergipsten Rissen in der Wand, dem provisorisch ausgebesserten Verputz und dem gekitteten Marmor. Unsere Ich-Teile. Unsere halben Erinnerungen. Unser halbes Leben.

»Du bist vierzig«, sage ich zu John.

»Und du wirst es bald«, antwortet er.

Nach der Idee des *kintsugi* sollen die Beschädigung und die Reparatur eines Objekts nicht im Verborgenen bleiben, weil sie seine Geschichte ausmachen. *Kintsugi*: der Triumph der Zerlumpten, der Kranken. Ich knülle meinen Wintermantel zusammen, stecke ihn mir in den Rücken und greife im dämmrigen Licht nach der Speisekarte.

In der Zwischenzeit hat der Restaurantbesitzer gewechselt, aber der Kellner versichert uns, dass, abgesehen von einigen »frenchifications«, alles beim Alten geblieben sei. Es scheint, als hätten Craft-Cocktails ihren Einzug in Paris gehalten. John trinkt einen »Bulleit sour« – Bourbon mit Eiklar und irgendeinem Import aus Südamerika, vermutlich ein Magenbitter. Ich trinke einen Kir, auch lecker, aber gegen Johns Drink verliert er.

Die Karte ist umfangreicher, als wir sie in Erinnerung hatten. Früher gab es nur eine kleine, handgeschriebene Karte, auf der drei Fleischsorten standen, die jeweils auf einem Holzbrett mit einem gegrillten Maiskolben und einem Salat serviert wurden. Köstlich war alles. Jetzt gibt es *entrées* und *plats à partager* und Beilagen. Irgendwie schlagen wir uns durch. Wir sind die Überlebenden in einer schönen neuen Welt.

Als Vorspeise wählen wir Guacamole und Ceviche. Wir bekommen vorab kleine, würzige Fleischbällchen serviert, die wir in eine grüne Chilisauce tunken. Ich witzele: »Jetzt essen wir Mini-Hamburger vor unserem Steak!« John antwortet: »Genau so müssen Hamburger schmecken.«

Zur Guacamole wird uns knuspriges Brot gereicht. Zur Ceviche eine Gebrauchsanweisung: Nach jedem Bissen einen Schluck von dem gezuckerten Limettensaft nehmen. Wir halten uns daran und sind begeistert. Sogleich verzeihen wir der Speisekarte, dass sie größer geworden ist.

Dann kommt das Hauptgericht. Es ist fast ein Kilo Ribeye-Steak, *sanglant*, wie sie hier sagen, blutig. Dazu bringt uns der Kellner eine Schüssel mit grünem Salat, eine kleine gusseiserne Pfanne mit goldgelben Fritten und unseren Wein. Zum Fleisch serviert er uns eine kleine Schüssel mit *chimichurri*, auf das wir getrost verzichten: Das Steak ist feiner marmoriert als der Marmor im Schloss von Versailles. Wir sind zwei dem Untergang geweihte Aristokraten, die nicht Nein sagen können. Wir verschlingen alles auf dem Tisch. Mit Ausnahme eines kleinen Fleischstückchens, das es irgendwie geschafft hat, medium gebraten zu sein.

Langsam füllt sich das Restaurant. Wir führen ein angeheitertes Gespräch über Kunst, Erinnerung, Schmerz und Transzendenz. Für einen Moment schimmern die Personen auf, die wir einst waren. Nur kurz spekulieren wir darüber, was uns Dr. Cavanaugh bei unserem Termin am kommenden Montag erzählen wird, aber die meiste Zeit schwelgen wir bei entkoffeiniertem Kaffee und einem perfekt karamellisierten *pain perdu* in alten Erinnerungen.

»Es ist wie bei der Madeleine von Proust«, sage ich. »Sie sollten es in *pain retrouvé* umbenennen.«

»Ach, mit fünfundzwanzig«, sagt John mit einem wehmütigen Lachen. »Da dachte ich, ich würde einmal ein französischer Gelehrter.«

Ich weiß, dass in dieser Woche nicht nur bei mir schmerzliche Erinnerungen wach wurden. Als wir Frankreich verließen, brach John sein Promotionsstudium ab. Diese Entscheidung war ihm nicht leichtgefallen, aber das Studium schien in eine Sackgasse zu führen. Er versuchte in eine andere Fachrichtung zu wechseln, aber die Finanzierung war der Horror. Letztlich beschlossen wir, dass ich meine Promotion wieder aufnehmen würde, während John sich für Jura entschied. Wir dachten, wenn er später einmal mit Immigranten arbeiten würde, könnte er auf diese Weise seine Fremdsprachenkenntnisse nutzen.

»Stattdessen hat das Leben einen großartigen Juristen aus dir gemacht«, tröste ich ihn. »Im Grunde bist du doch das genaue Gegenteil von Proust.«

»Danke, Schatz. Du verstehst es einfach, einen Mann wieder aufzubauen«, antwortet John und drückt meine Hand.

Wir gehen durch das Marais zurück zu unserer gemütlichen Wohnung auf der Île de la Cité. Hier und da hört man auf der Straße ein Mädchen lachen, Gruppen von jungen Männern kauern in den dunklen Ecken jeder *rue*, Frauen gehen mit klappernden Absätzen und wunderschönen Handtaschen vom Büro nach Hause. Es ist kalt, und obwohl wir müde und pappsatt sind und mein Rücken schmerzt, setzen wir unsere Mützen auf und fallen ein in ihren schnellen Schritt.

Nach dem nächsten Scan erzählt mir Tita auf der Rückfahrt von einem Essay, den sie kürzlich gelesen hat. Es geht um eine Schriftstellerin, die sich zu Hause einen winzig kleinen Arbeitsplatz eingerichtet hat – in ihrem Wandschrank. Hier fühle sie sich sicher und geborgen genug, um sich zu öffnen und auch schreckliche Dinge auszusprechen.

Ich bringe mir gerade selbst bei, schreckliche Dinge auszusprechen.

»Das macht absolut Sinn«, antwortet Tita. »Ich meine, es liegt ja wohl auf der Hand, dass mein Roman nur deshalb noch nicht fertig ist, weil ich keinen Schrank habe, der klein genug ist, um darin das Ding endlich fertigzuschreiben.«

Tita hat erst kürzlich ein Büro angemietet, ist aber gerade dabei, eine ausgewachsene Phobie davor zu entwickeln. Sie macht sich tausend Gedanken darüber, wie sie es einrichten soll – Wandfarbe, Bürostuhl, Teppich: all die wichtigen Dinge, die uns davon abhalten, eine Seite nach der anderen zu tippen. Ich denke an das Badezimmer in Paris, das MRT. »Du solltest einfach weiter Möbel shoppen«, empfehle ich ihr. »Stelle den Raum so voll, dass du kaum mehr durch die Tür kommst, und du wirst sehen, der Roman schreibt sich wie von selbst. Wahrscheinlich steigt die Seitenzahl direkt proportional zu deinen Einkäufen.«

Tita erzählt mir, dass sie der Essay auch an einen Kurs, den sie einst an der Uni belegt hat, erinnert. Thema: Das Böse in der Literatur. Sie lasen Beowulf, Richard III. und das 1. Buch Mose und diskutierten, wie sehr unsere Kultur von der Angst vor dem unbegrenzten Chaos geprägt ist. (Beispielsweise die Ausweidung: Der Anblick freigelegter Gedärme ist ein Grauen für uns.) Der Professor sprach vom Phänomen der Abjektion und erklärte, dass wir schreckliche Dinge gern verpacken und ihnen eine Form geben, damit wir uns nicht vor ihnen fürchten müssen.

Ja. Eine kunstvoll erdachte Idee erfüllt diesen Zweck. Das ist der Grund, warum ich schreibe. Eine Metapher funktioniert auf diese Weise. Der unversehrte Körper auch. Manchmal habe ich Bedenken, dass ich so sehr mit dem Verpacken und Formgeben beschäftigt bin, dass ich meine Gefühle gar nicht erst zulasse.

Im Musée de Cluny gibt es eine Sammlung lebensgroßer Jesusstatuen aus dem 14. Jahrhundert – auf dem Weg zur Kreuzigung, am Kreuz, tot in Marias Armen –, so menschlich, so gequält, so authentisch und bereit, alles hinzunehmen, was da auch kommen mag. Verdrehte Augen, schlaffe Münder. Was mir aber ins Auge stach: Selbst in den noch so emotionalen und brutalen *pietàs* sind die Wunden Jesu als feine Papierschnittwunden dargestellt. Kein Chaos.

Mach den Schmerz sichtbar, aber verbirg das Desaster. Ich kann Montaigne förmlich brüllen hören: *Brich es auf, schau hinein, fühle es, schreibe es nieder!*

Noch ein Eindruck aus dem Musée de Cluny: Von der Sammlung mit den Jesus-Figuren führt eine Treppe hinab zu einer hellen Kalksteinwand, vor der eine Reihe von riesigen Köpfen ausgestellt ist. Die meisten von ihnen sind gespenstisch bleich, nur hier und da ein Sprenkel Farbe, der sich gehalten hat: das einstige Rot einer Wange, das verblasste Blau einer Krone. Auf einem Schild ist zu lesen: *ca. 1220*, *Les têtes des rois* und *Les têtes des anges*. Die Köpfe der Könige, die Köpfe der Engel. Ursprünglich waren sie Teil der Fassade von Notre Dame. Und dann, entlang einer anderen Wand, die Körper, aufgereiht wie ein Chor. Sie gehörten wohl einst zu den Köpfen: *Les corps*.

Ich verlor mich gerne in ihren riesigen, leeren Gesichtern. Die mit den geöffneten Lippen sind die interessantesten – als ob sie unterbrochen worden wären und seit acht Jahrhunderten geduldig darauf warten, wieder sprechen zu dürfen. Genau an diesem Gesichtsausdruck arbeite ich, als ich im

Büro des Versorgungsamts darauf warte, meinen Schwerstbehindertenausweis zu beantragen. Geduld, Ruhe, Anmut. Ich stelle mir auch vor, wie ich auf ihre Gesichter eindresche und den feinen Steinstaub schmecke.

Tita fragt: »Was dachtest du über den neuen, hellen Punkt gleich über dem zwölften Brustwirbel?«

»Ja, den habe ich auch gesehen«, sage ich. Ich habe ihn leuchten sehen, wie eine phosphoreszierende Qualle in einem dunklen Fluss. »Ich fürchte, wir müssen abwarten.«

Irgendwie wissen wir immer noch nicht, was als Nächstes kommt. Irgendwie ist morgen immer der Tag, an dem wir vielleicht mehr Informationen bekommen. Irgendwie fällt morgen die Schule aus, und das Internet kündigt für den Morgen in der ganzen Region heimtückisches Wetter an: Schneeregen, der in Eisregen übergeht, später wieder in Schnee.

7. Wie der Tod sich anfühlt

Immer wenn das Wetter einigermaßen gut ist, verschmelzen mein Dad und sein Motorrad zu einer Einheit. Auf kleinen Nebenstraßen knattert er dann über die Virginia Hills, sucht sich irgendwo ein schönes Fleckchen für eine Pause und gönnt sich ein Grillhähnchen-Sandwich. Und an ganz bestimmten, warmen Wochenenden verschmelzen mein Dad, sein Motorrad und Benny für ungefähr 20 Minuten zu einer Einheit. Freddy reizt das Motorrad nicht – schon als Baby hasste er den Motorenlärm –, aber Benny teilt diese Leidenschaft, liebt den *Rausch der Geschwindigkeit*, wie er und sein Opa zu sagen pflegen, während sie sich abklatschen.

Mein kaputter Rücken und ich bleiben zurzeit lieber zu Hause.

Eigentlich passt es überhaupt nicht zu mir, dass ich meinem Kind etwas derart Riskantes wie Motorradfahren erlaube. Natürlich tragen sie Helme, und mein Dad legt größten Wert auf Sicherheit, aber objektiv betrachtet ist es einfach nicht besonders klug – wahrscheinlich noch nicht einmal legal. Objektiv betrachtet ist es einfach gefährlich und fantastisch. Ich denke an den Fünfpunktgurt-Kindersitz in meinem Auto und kann mich über die verworrenen Irrwege der Logik nur wundern. Ich liebe es zu sehen, wie Benny ganz fest die Taille meines Dads umklammert.

Benny meint, das Schönste am Motorradfahren sei, wenn

sie Gas geben und er ganz laut brüllt. »Ich schreie so laut ich kann Yeeeeeee-aaaaaaa, und das fühlt sich so gut an!«

Mein Dad erzählte mir, dass er auf einer ihrer gewagteren Touren – ein etwa fünfzehnminütiger, gemütlicher Ausflug stadtauswärts – plötzlich spürte, wie sich Bennys Griff lockerte. Und wie er sich mit dem Helm gegen seinen Rücken lehnte. Benny war eingeschlafen.

»Hey, Benny – aufwachen!«, rief mein Dad und stupste ihn sanft an, um ihn aufzuwecken, ohne ihn zu erschrecken.

Benny wachte wieder auf.

»Das darf nicht mehr passieren«, warnte ihn mein Dad an der nächsten roten Ampel. »Das ist gefährlich. Du musst wach bleiben, damit du dich gut festhalten kannst.«

»Aber es fühlte sich so gut an«, meinte Benny, schaffte es aber, wach zu bleiben.

Manchmal muss ich an dieses Gefühl denken – ich kann mich gut hineinversetzen in diese Art des Loslassens: warm, gefährlich, verführerisch. Was, wenn sich der Tod so anfühlt: eingelullt von einem gleichmäßig vibrierenden Motor, geschmiegt in die Arme deiner Lieben, gewärmt von der Sonne.

Vielleicht wäre das gar nicht so übel – meinen Griff zu lockern und alles der Schwerkraft und dem Schicksal zu überlassen – wie ein Gedanke, der so gut ist, dass man nicht aufhören kann, in ihm zu schwelgen.

8. Dazwischengehen

»Neulich hatte ich diesen Traum«, erzähle ich meinem Dad. »Mom war wieder da – und sie war sauer auf uns. Sie stapfte durchs Schlafzimmer und schimpfte, dass wir uns um irgendwelche Dinge nicht gekümmert haben oder sie verlottern haben lassen. Die vertrockneten Pflanzen, die Geschirrstapel im Spülbecken, das Hundebett, das wir nicht abgesaugt haben, solche Dinge eben – wie früher, als sie uns am Samstagvormittag mit ihren Tränen in die Gänge brachte. Sie zählte auf, was du alles im Baumarkt besorgen solltest. Erst hast du noch versucht mit ihr zu diskutieren, aber dann habe ich dich in die Diele geschleift. ›Das ist ja nicht auszuhalten! Wir müssen da irgendwie dazwischengehen!‹, habe ich zu dir gesagt. ›Wir müssen ihr sagen, dass sie ein Geist ist und dass sie nicht so oft hier sein sollte. Passiert das denn häufig?‹ Und du meintest, ›Na ja – an den Wochenenden ist sie zur Zeit fast immer da und nachmittags, wenn ich von der Arbeit zurückkomme, auch‹. Da sagte ich, ›Dad, wir müssen ihr sagen, dass sie tot ist. Wir müssen ihr klarmachen, dass sie nicht weiter herkommen kann, um uns vorzuschreiben, was wir zu tun haben‹.«

»Das ist echt verrückt«, lacht mein Dad. »Fast genau denselben Traum hatte ich gestern. Ich saß auf der Terrasse, und sie zeigte wutschnaubend auf das wuchernde Unkraut und auf die Stellen an der Garagenwand, die ausgebessert werden müssten.«

Arme Mom – das ist das Vermächtnis eines Familienoberhaupts. Mein Dad und ich stoßen mit unserem Bier an, sitzen auf der Veranda und schauen in den Himmel.

9. Worauf ihr beständig zugegangen seid

Wir nehmen unseren Lesekreis wieder auf – ungefähr sechs Monate nach ihrem Tod. Wir haben nie explizit darüber gesprochen, aber eines Tages schickte uns Anne eine E-Mail und lud uns alle zu sich nach Hause ein. Es ist schon ein Schock, mit welcher Leichtigkeit wir unsere Stühle einfach ein wenig enger zusammenrücken und zu fünft statt zu sechst herumplänkeln. *Wo ist sie nur hin?*, frage ich mich die ganze Zeit.

»Ich hätte mir niemals vorstellen können, dass wir uns ohne sie treffen, und jetzt sitzen wir hier«, sage ich zu den anderen. Wir haben in Annes Wohnzimmer einen Kreis gebildet, unsere Teller und Weingläser haben wir auf die Tische ringsum gestellt, in Händen halten wir unsere Bücher.

Unsere Wahl war auf *H wie Habicht* von Helen MacDonald gefallen. Darin erzählt sie, wie sie nach dem plötzlichen Tod ihres Vaters den leidenschaftlichen Versuch unternimmt, einen Habicht zu zähmen. Das Buch ist ziemlich düster – sogar das Cover ist überwiegend in Schwarz gehalten –, es wirkt, als hielte jede von uns einen kleinen Sarg in den Händen.

»Ich würde sagen, dieses Buch kam nicht gerade zum rechten Zeitpunkt für uns«, witzelt Linda. »Ich konnte es fast nicht zu Ende lesen!« Wir müssen alle lachen. Wir können uns kaum mehr daran erinnern, warum wir ausgerechnet dieses Buch ausgesucht haben.

»Und es ist auch definitiv nichts für Vegetarier oder Zartbesaitete«, wirft Tita ein. Rohes Fleisch, Mäusekadaver und detaillierte Beschreibungen des Jagdinstinkts auf fast jeder Seite. Ich habe es geliebt.

»Es ist schon verrückt«, meine ich. »Nach meinem Geschmack kann es gerade gar nicht düster genug zugehen.«

Es sind genau diese Bücher, die ich derzeit liebe: Bücher, in denen es in Ordnung ist, dass nichts in Ordnung ist – oder auch nicht.

Montaigne fragte ungläubig: *»Habt ihr denn gemeint, ihr würdet niemals dahin gelangen, worauf ihr beständig zugegangen seid?«*

10. Die Brücke

Ginnys Krebs metastasiert ungefähr acht Monate nach meinem. »Ist da noch Platz in deinem gottverdammten Boot?«, simst sie mir aus der Arztpraxis. »Lunge und Knochen. Es sieht so aus, als würde unser Roadtrip auf dem Nippel-Highway in einer Sackgasse enden.«

Gleich am nächsten Tag tauscht sie ihren Mazda CX-5 gegen ein rotes Beetle-Cabrio ein. Am darauffolgenden Wochenende besuche ich sie in Charleston, und sie lädt mich zu einer kleinen Spritztour ein: unser leicht abgewandelter Thelma-und-Louise-Moment – auch, wenn wir insgeheim wissen, dass jede von uns manchmal damit liebäugelt, es den beiden gleichzutun.

»Ich kann nicht schlafen«, sagt Ginny. Unsere Chemo-Locken flattern im Wind, während wir über die Brücke zur Isle of Palms fahren. »Ich bin verdammt noch mal zu traurig, um schlafen zu können.«

11. Embers Motor Lodge

Die aktuelle Untersuchung im April zeigt: Alle Tumoren sind stabil. Sie sind nicht gewachsen.

Das sind die Arztgespräche, auf die man als Krebspatientin in Stadium IV nicht vorbereitet ist. Ich habe sie nicht kommen sehen: die Verschnaufpause, die gute Nachricht, die auf die Katastrophenmeldung folgt.

Stattdessen versuche ich mich auf andere Dinge zu konzentrieren: Beispielsweise auf die Embers Motor Lodge, ein Motel an einer Highway-Ausfahrt in der Nähe von Graham, North Carolina. Ich bin mir nicht sicher, ob es jemals bessere Tage gesehen hat, doch hoffe ich es. Und ich hoffe auch, dass sich sein Name niemals ändern wird. Sollte ich jemals einen Nervenzusammenbruch erleiden und mit dem UPS-Fahrer durchbrennen, würde man mich höchstwahrscheinlich dort finden.

Es tut sich nicht viel an diesem Ort – hier und da sieht man einen Putzwagen auf dem Gehsteig stehen oder einen Klappstuhl vor einer der Zimmertüren, ein oder zwei Autos auf dem Parkplatz. Es ist schwer, irgendwelche Details aufzuschnappen, wenn man mit 110 Kilometern pro Stunde daran vorbeisaust. Eines aber ist mir auf den unzähligen Fahrten zum Duke Cancer Center ins Auge gestochen: ein Motorroller, der vor dem vorletzten Zimmer geparkt steht. Er ist fast immer da.

Der Roller schreit förmlich: *Schreib einen Roman über mich!* Seine treue Anwesenheit vor diesem Motelzimmer, das kleine Gepäckstück, das man ihm auf den Rücken montiert hat, um alle weltlichen Besitztümer transportieren zu können, die Schrammen (vielleicht Trunkenheit am Steuer?), dieses letzte Jahr, eine Aneinanderreihung von Tagen hinter zugezogenen Vorhängen in diesem winzigen Zimmer, in dem seine Besitzerin (kann sie bitte eine sie sein?) irgendwie versucht hat, endlich ihr Leben auf die Reihe zu kriegen, mit dem Job als Kellnerin in dem Café unter der Straßenüberführung ein paar Meilen weiter. Wie sie jede Nacht auf dieser durchgelegenen Matratze vor sich hin qualmte. Ich habe das Gefühl, sie und ich hätten uns einiges über das vergangene Jahr zu erzählen. Wir warten nur darauf, Feuer zu fangen.

Ginny will am Duke eine Zweitmeinung einholen. Ich erzählte ihr von dem Roller, und als sie auf dem Weg nach Durham ist, fährt sie an der Ausfahrt, an der das Motel liegt, ab und schaut es sich an. Sie schickt mir ein Bild von dem Parkplatz. An den krummen Ziffern der Zimmertür hängt ein herzförmiger Kranz.

»Die Sache wird langsam interessant«, schreibt sie.

Wir nennen unsere fiktive Kellnerin Lyla und beschließen, dass sie auf der Suche nach ihrem Dad Lyle ist. Alles, was sie von ihm hat, ist ein altes Foto und dieser Kranz in der Form eines Herzens, den sie im Schrank ihrer Mom gefunden hat, kurz nachdem diese gestorben war. Irgendwie helfen uns diese Hirngespinste, es liegt etwas seltsam Beruhigendes darin, sich Geschichten grenzenloser Verwundbarkeit auszumalen.

Bei dem Termin mit den positiven Scan-Nachrichten mahnt mich Dr. Cavanaugh – die gerade von einem Wochenendkurs in Schweigemeditation zurück ist –, wie wichtig es sei, trotz allem im Hier und Jetzt zu bleiben und mir nicht die Zukunft auszumalen.

»Ich kann Ihnen nichts versprechen. Ich habe keine Ahnung, was das zu bedeuten hat«, erklärt sie und dreht sich auf ihrem Stuhl herum. »Aber lassen Sie uns für einen Moment innehalten und zur Kenntnis nehmen, dass das tolle Neuigkeiten sind.«

Sie schließt die Augen, verharrt kurz in einer Mini-Meditation und atmet tief ein, während ich sie anstarre.

Einen Moment später reißt sie die Augen auf: »Sie wissen schon – halten Sie nicht zu sehr daran fest, lassen Sie aber auch nicht zu schnell los – empfehlen das nicht auch die Buddhisten?«

Oh mein Gott, ja!, möchte ich brüllen. Und: *Wie?! Wie zum Teufel schafft man das?* Darin liegt doch die Krux meiner ganzen Existenz! Und um ehrlich zu sein – unser aller Existenz, egal ob wir uns nun dessen bewusst sind oder nicht.

Ich muss an eine Metapher denken, die eine meiner Cousinen, die letztes Jahr ihren Mann an einen äußerst aggressiven Krebs verlor, in einer E-Mail verwendet hat. Sie verglich das Leben mit einer tödlichen Krankheit mit einem Drahtseilakt über einem schwindelerregenden Abgrund. Das Leben ohne Krankheit sei auch ein Drahtseilakt, nur dass Dunst und Wolken die Sicht in den Abgrund ein wenig vernebelten. Manchmal treibe der Wind die Wolken über der Schlucht ein wenig auseinander und gebe den Blick frei, an anderen Tagen hinge eine schöne, dichte Schicht darüber.

Apropos Abgrund: Als wir mit den guten Nachrichten nach Hause kommen, wage ich es zum ersten Mal, die Überlebensraten zu googeln – auch wenn mir versichert wurde, dass sie keine Aussagekraft haben. Tatsächlich sind sie in meinem Fall desaströs. Das ist nichts Neues für mich – und trotzdem ist es schwer, es auf diesem hell erleuchteten Bildschirm zu sehen.

Ich schließe die Website und wende mich lieber wieder der Embers Motor Lodge zu. In einem obskuren Reiseforum finde ich ein paar wenige Informationen: Jemand berichtet, dass sein Dad als Teenager in einem Steakhaus gearbeitet hat, das früher zur Lodge gehörte. Eine seiner Kolleginnen im Restaurant war mit Tom Zachary, einem Werfer aus der Major League, verheiratet. Dieser stammte aus Graham, North Carolina, und erlangte traurige Berühmtheit, weil er 1927 einen Homerun zuließ, der Babe Ruth zum Rekordhalter machte.

An der Stelle des Steakhauses steht jetzt ein Zigaretten-Outlet. Nach fast 20 Jahren im Profisport starb Zachary in den späten 1960er Jahren in Burlington. Ich stelle mir seine Frau vor, die Kellnerin, die Saison für Saison Wassergläser auffüllt und immer die gleiche Frage stellt, wie die Leute ihr Steak haben wollen. Nennen wir sie Faith. Ich stelle mir vor, wie sie mit ihrem Motorroller die Route 54 entlangknattert.

Während einer viertägigen Bestrahlungseinheit, in der ich täglich zum Duke und wieder zurück pendle, bleibt der Roller verschwunden.

»Etwas Schreckliches muss passiert sein«, sage ich zu John in einem fort, »ich spüre es!«

»Mal dir doch nicht immer gleich ein Worst-Case-Szenario aus«, erwidert John. »Manchmal ist es einfach nur das ganz normale Leben.«

Voller Zweifel starre ich ihn vom Beifahrersitz aus an.

Auf einer dieser Fahrten bemerke ich, dass die Tür zu Lylas

Zimmer offen steht. Am Türrahmen ist ein Kreuz aus gelbem Klebeband angebracht.

»Oh mein Gott!«, stöhne ich.

»Jetzt komm schon. Es muss sich doch nicht zwangsläufig um Absperrband der Polizei handeln«, spekuliert John. »Vielleicht wird renoviert. Es könnte auch ACHTUNG FRISCH GESTRICHEN draufstehen.«

Als wir das nächste Mal am Embers vorbeifahren, ist das Klebeband verschwunden und der Motorroller wieder an seinem Platz.

Wir tasten uns vorsichtig an die Zukunft heran. Der Frühling steht vor der Tür. Wir pflanzen unseren Garten neu an. Wir grillen Marshmallows über der Feuerschale im Garten. Häschen werden geboren, Mücken schlüpfen aus ihren Eiern. Auf meiner Glatze sprießen zaghaft erste Locken. Ich beginne wieder mit Physiotherapie und Pilates, um meinen Rücken zu stärken – auch wenn der Wirbelsäulenchirurg in Anbetracht meiner geringen Lebenserwartung zu bedenken gibt, »dass es vielleicht die Mühe nicht wert ist«.

Ich schlucke Unmengen von Tabletten, Heilkräutern und Vitaminen, reibe mir meine Füße mit Weihrauch ein, um mein Immunsystem zu stärken und die Entzündungswerte zu verringern. Ich machen Atemübungen. Die Kinder treten der Baseballmannschaft und dem Schwimmverein bei. Ich kümmere mich um sie, wenn sie krank sind, und unterschreibe die Rundbriefe der Schule. Kaum aus der Arbeit, schleppt John für mich einen Wäschekorb nach dem anderen die Treppen rauf und runter.

John hat so viel zu schleppen.

Beim Abendessen wird viel gelacht. Wir machen uns übereinander lustig. Wir versuchen, es nicht zu tun. Wir machen Pläne für den Sommer. Wir sind gefesselt von einer Nachrichtenmeldung, dass sich in der Sonne ein Loch in der Größe von 50 Erdbällen gebildet hat. Die Forscher nennen es ein *koronales Loch* – Plasma schießt dort ohne Unterbrechung mit einer Geschwindigkeit von 800 Kilometern pro Sekunde in den Weltraum.

»Sind wir in Gefahr?«, fragt Benny, für den die Auslöschung der Dinosaurier eine ziemlich aktuelle Angelegenheit ist. »Es muss doch schlimm sein, wenn etwas so Heißes, das so nahe bei uns ist, Dinge macht, die selbst Wissenschaftler nicht verstehen.«

»Sie sind sich nicht sicher«, antworte ich. »Es gibt ihnen Rätsel auf. Aber keiner scheint sich deswegen ernsthaft Sorgen zu machen.«

Derweil lesen wir, dass das Phänomen einen sichtbaren Nebeneffekt hat: Das heiße Plasma hat einen Sturm entfacht, der ein dramatisches Farbspiel an den Himmel zaubert, das von der Erde aus sichtbar ist. Der Himmel steht in Flammen, aber das ist okay.

Ich ahnte schon, dass meine Untersuchungen gut verlaufen würden, als wir auf dem Weg in die Klinik an der Embers Motor Lodge vorbeifuhren: Der Roller stand davor.

Wir hangeln uns von Monat zu Monat – Lyla und ich –, aber wir schlagen uns tapfer, dachte ich bei mir.

Ein kontrolliertes Feuer. Es ist furchteinflößend, aber vielleicht schaffen wir es auf diese Art und Weise, noch eine ganze Weile lang durchzuhalten.

12. Was würde Natalie Portman machen?

Manchmal macht mich einfach alles traurig: der Geschmack meines überbackenen Käsetoasts, wie kuschelig sich meine Socken anfühlen, ein Song, den John in der Küche spielt. Neulich legte er diesen albernen Song von Loudon Wainwright auf, den ich einmal auf einem Mixtape hatte und immer auf meinem Arbeitsweg von der Jungenschule in Bethesda zurück zu unserem damaligen Wohnort hörte. Wir waren damals frisch verheiratet, alles war gerade im Begriff zu beginnen. Die Einsicht, dass alles von so kurzer Dauer ist, bringt mich zum Weinen.

Da kommt Freddy und findet mich in Tränen aufgelöst oben auf meinem Bett liegen – ich versuche gar nicht erst, sie zu verbergen.

»Was ist los?«, fragt er, klettert zu mir aufs Bett und tätschelt mir die Schulter. »Was macht dich so traurig?«

»Der Gedanke an den Tod«, antworte ich und bin mir nicht sicher, ob das eine altersgerechte Antwort für einen Neunjährigen ist. »Und weil ich dich so sehr liebe.«

»Ja, das ist ganz schön heftig, Mom«, stimmt er mir bei. »Wenn ich so traurig bin, dann spiele ich Schlagzeug. Du solltest es auch mal probieren. Ich gehe in mein Zimmer, und wenn ich gespielt habe, fühle ich mich wie neu.«

»Das hört sich gut an«, schluchze ich und wische mir die Tränen von den Wangen. Der Gedanke, dass wir das Baby unserer Nachbarn Josie und Joe aus einem so triftigen Grund seit nunmehr einem Jahr um den Schlaf bringen, ist mehr als tröstlich. »Ich sollte es demnächst auch einmal versuchen. Ich finde es bestimmt auch super.«

In der Kinoversion meines Lebens würde sich eines Tages folgende Szene abspielen: John ist in der Arbeit und die Kinder in der Schule, als mich wieder dieser vernichtende Sog nach unten zieht. Ich luge in Freddys Zimmer, setze mich ans Schlagzeug und fange an, schluchzend darauf einzudreschen, bis ich wieder meinen Frieden habe. Ich weiß, dass ich das wahrscheinlich niemals tun werde, aber seit unserem Gespräch habe ich an der bloßen Vorstellung Spaß, immer wenn ich einen Blick in sein Zimmer werfe: ein wunderschönes Mädchen wie Natalie Portman, die kein verquollenes Gesicht bekommt, wenn sie weint, über das Schlagzeug gebückt, heulend und tobend vor Wut auf Gott und die Welt, bis sie nicht mehr kann.

13. Abseits von Battleground Avenue

Draußen im Wissenschaftszentrum ist einer der Tiger gestorben: Kisa, das Weibchen. Ich forsche ein wenig in der Lokalpresse über sie, erfahre aber kaum Details. In einem Monat wäre sie zwölf Jahre alt geworden. Offenbar hatte Kisa sich komisch verhalten, es wurde eine Harnwegsinfektion festgestellt, doch von der erforderlichen Notoperation hat sie sich nicht mehr erholt. Jetzt ist Axl, das Männchen, alleine.

Ich kann mich an unseren letzten Besuch draußen bei den Tigern noch nicht einmal mehr erinnern. Irgendwann hatten die Kinder kein Interesse mehr daran, regelmäßig Ausflüge ins Wissenschaftszentrum zu machen. Doch als ich von Kisa lese, schwelge ich in Erinnerungen an alte Zeiten: Kinderwägen, Windeln, Kekse und Trinklernflaschen. Meine Jungs, wie sie auf dem schmalen Pfad am Gehege der Lemuren vorbeirennen – die jedes Mal von ihnen völlig ignorierten Lemuren – auf direktem Weg zu den Tigern. Es mussten immer die Tiger sein, *Die verrückten Tiger!* kreischen sie.

Diese Tage sind für immer vorbei: Melissa und ich, wie wir unsere Kinderwägen vor uns herschieben und über Mastitis, Frühzeichen von Autismus, Montessori versus Waldorf, Vasektomie versus die Pille diskutieren. Wir sind wütend auf unsere Männer, die immer arbeiten, wütend auf unsere Leben – so klein und so lang. Voll Grauen diskutieren wir über die Hirnhautentzündung, die einer Freundin die Tochter geraubt hat – die Kleine war 16 Monate alt. Wir können es uns nicht vorstellen. Nein, nein, nein.

»Langsam, Jungs«, rufen wir, »ihr müsst in der Nähe bleiben!« Apfelschnitze und Safttüten und *Musst du Pipi machen?* und *Denkst du, es ist eine gute Idee, einen Tiger anzubrüllen?*

Axl schleicht am Zaun herum. Er dreht seine endlosen Runden, seinen Blick starr auf die Jungs mit ihren roten, saftverklebten Fingern und ihren verschmierten Mündern gerichtet. Kisa schaut von ihrem Felsen auf uns herab. *Zeit für den Mittagsschlaf*, sagen wir, *sagt Tschüss*, sagen wir – und treten den Rückweg zum Parkplatz an, wo wir die zusammengeklappten Kinderwägen in die Mäuler unserer Familienkutschen stopfen.

Mit wem wird Axl es jetzt treiben? Und wer wird in Zukunft wissen, so ruhig und voller Gewissheit, welche Gefahren im Wald an der Battleground Avenue lauern? Wer wird den vorbeibrausenden Autos lauschen und den Vögeln, die vorüberziehen, aber nie dort landen?

Aus der Zeitung erfahre ich, dass die Tiger von Greensboro ursprünglich aus dem Zentrum für Arterhaltung in Burlington stammen – eine halbe Stunde auf der Interstate, dann die Ausfahrt bei der Embers Motor Lodge nehmen und weiter Richtung Norden.

14. Krebs-Camp

Es ist Juli, Ferienzeit. Heute Vormittag sind die Hunde völlig durch den Wind. Normalerweise kabbeln sie sich stundenlang und zwicken sich dabei gegenseitig in Ohren und Pfoten – die Jungs nennen es den Vormittags-Fight, das Mittags-Match und die Abend-Attacke –, aber heute treiben sie das Ganze auf die Spitze. Hier und da höre ich ein Aufjaulen und Knurren. Der eine poltert gegen den Wassernapf, der andere verzieht sich schmollend unter den Esstisch. Vielleicht versuchen sie den Mangel an Trubel und Streit auszugleichen, der herrscht, seit die Kids aus dem Haus sind.

John ist gerade losgefahren, um sie von ihrer Woche im Krebs-Camp wieder abzuholen. Jetzt, da die Kinder wiederkommen, werden wir uns von der flapsigen Bezeichnung verabschieden müssen und es wieder in Camp Kesem umtaufen. Ein Ferienlager für Kinder mit einem Elternteil, der an Krebs leidet oder daran gestorben ist. Ein kleiner, wunderschöner, liebevoll geborgener Ort. Eigentlich wollte ich mitkommen, um die Kinder abzuholen, aber ich fühle mich nicht gut genug. Die letzte Bestrahlung war zermürbend.

Ich habe einen neuen Tumor in meiner Wirbelsäule, oben in der Nähe des Th7-Brustwirbels und einen in der Lendenwirbelsäule neben dem L2. Dazu die Tumoren in meinen Hüftknochen. Sie behandeln mich jetzt mit einer höheren Bestrahlungsdosis, und da der Tumor direkt an mein Rückenmark angrenzt, ist äußerste Präzision gefragt. Dafür liege ich auf einer speziellen, für mich angefertigten Matratze mit meinem individuellen Körperabdruck, damit ich bei jeder Bestrahlung in exakt derselben Position liege.

»Rutschen Sie noch ein Stückchen nach oben«, weist mich Nelson, der Radiologieassistent, an, als ich auf dem Metalltisch liege. »Der Laser muss genau auf Linie mit dem Fadenkreuz auf Ihrem Bauch sein.«

45 Minuten wird gemessen, gerutscht und gewartet – dann schlafen mir meine Arme ein, die ich über dem Kopf halte, und fangen an zu krampfen. Ich bin völlig dehydriert, weil ich mich auf der Rückfahrt von der letzten Behandlung die ganze Zeit übergeben musste. Ich zucke leicht mit den Schultern, und sofort taucht Nelsons Kollegin Kelly am Kopfende des Tischs auf: »Schätzchen, Sie dürfen sich nicht bewegen, Sie dürfen nicht einmal daran denken. Jetzt müssen wir die ganze Prozedur noch mal machen.«

»Es tut mir wirklich leid«, sage ich und versuche, nicht in Tränen auszubrechen.

»Ich weiß«, antwortet Kelly und tätschelt mir den Oberschenkel. »Es ist nicht Ihr Fehler, aber Sie müssen sich noch mehr anstrengen.«

In den letzten fünf Tagen hingen John und ich herum und taten das, was vermutlich alle Camp-Eltern machen: Wir genossen die Stille und Ordnung in unserem Haus, aßen auf der Couch Kräcker und Käse mit Bier zum Abendessen und drückten gleichzeitig alle zwei Minuten auf den Aktualisierungs-Button der Facebook-Seite des Camps, auf der täglich Hunderte von Fotos gepostet wurden.

»Hast du das Bild mit den Betreuern gesehen, auf das Freddy sich gedrängt hat? Typisch.«

»Jep. Hast du Benny in dem Paddelboot mit seinen Kuscheltieren schon entdeckt? Ich glaube, er lächelt. Denkst du, er lächelt?«

Bei Benny hatten wir Bedenken – er ist ein überzeugter Stubenhocker und einer der Jüngsten im Camp. Außerdem ein unverbesserlicher Dickschädel.

Dennoch ist es Freddy, wegen dem man uns anruft. Joy, eine Betreuerin, ist am anderen Ende der Leitung.

»Den Jungs geht es gut«, beruhigt sie uns. »Aber in den letzten Tagen macht Freddy Probleme. Er hört nicht, wenn man ihn um etwas bittet. Und gestern hat er während der Zubettgehzeit zusammen mit einem Freund Radau gemacht und dabei einem anderen Jungen in die Eier getreten.«

Ach, Freddy.

»Es tut mir sehr leid, auch wenn mich das Ganze nicht sonderlich überrascht«, meine ich. »Diese Probleme hat er auch zu Hause.«

»Kein Problem«, antwortet sie, »er ist wirklich witzig, schlau, lustig und sehr verantwortungsvoll, was seinen Diabetes anbelangt. Doch ich wollte es Ihnen mitteilen, da er beim nächsten Camp Kesem nicht mehr teilnehmen darf, wenn er so weitermacht.«

»Natürlich«, meine ich. Während des Telefonats liege ich im Bett, mit einer parfümierten Schlafmaske auf den Augen, um die Übelkeit in Schach zu halten. »Ich habe verstanden.«

Nach oben schauen hilft – gegen die Übelkeit, und wenn das eigene Kind kurz davor ist, aus dem Krebs-Camp geschmissen zu werden.

Auf dem Nachhauseweg, als ich mich immer wieder in eine McDonald's-Tüte erbrach, entdeckte mein Dad – mein armer Dad! – am Himmel über Graham, unweit der Ausfahrt bei der Embers Motor Lodge, einen Zeppelin.

»Schau dir das an«, sagte er – und das taten wir und bewunderten, wie lautlos und kaum wahrnehmbar er sich von unserem Blickwinkel unten auf der Straße aus fortbewegte. Ich liebe Zielstrebigkeit, die richtungslos wirkt, es aber in Wirklichkeit nicht ist. Nur äußerst subtil. Es geht seinen Weg, ohne Hoffnung, ohne Verzagen. Hat Tanja Blixen dies nicht auch über das Schreiben behauptet? Mit dem Leben verhält es sich genauso.

»Benny, hingegen«, erzählt Joy, bevor wir uns verabschieden, »hat seinen eigenen Kopf, nicht wahr? Es geht ihm gut.« Welch Überraschung.

Auf lange Sicht ist die ganze Sache nach wie vor ziemlich unklar. Abgesehen von der Bestrahlung gibt es kaum Behandlungsmöglichkeiten, obwohl sich die Lage ständig zu verändern scheint. Der letzte Schrei in Sachen Brustkrebs (und anderen Krebsarten) ist jetzt die Immuntherapie, doch ist sie meist nur durch die Teilnahme an einer klinischen Studie verfügbar (außer – wie Dr. Cavanaugh andeutete – ich wäre bereit, ein Gebäude oder Ähnliches an die Klinik zu spenden).

Momentan bin ich kein geeigneter Kandidat für eine Studie, da zunächst eine weitere Runde Chemotherapie fehlschlagen müsste. Gut und schön, nur dass Dr. Cavanaugh den Eindruck hat, dass es mein Immunsystem ist, das den Krebs momentan daran hindert, wie ein Flächenbrand in meinem Körper zu wüten, und dass mehr Chemotherapie mein Immunsystem nur schwächen wurde.

»Könntest du nicht einfach so tun, als würdest du die Chemo-Pillen schlucken, und sei es auch nur, damit du in die Studie kommst?«, fragt mein Dad.

Ich finde den Gedanken, einen kleinen Aufstand anzuzetteln, ziemlich reizvoll.

Aber selbst wenn ich es machen würde: Alle klinischen Immuntherapiestudien sind derzeit randomisiert und blind, was bedeutet, dass man eine Chance von 1:3 hat, das Medikament und nicht ein Placebo zu bekommen.

Die Hunde sind immer noch nicht zur Ruhe gekommen. Irgendwann heute Nachmittag erwarte ich John mit den Kindern wieder zurück. MacDuff bewacht die Eingangstür und ist in höchster Alarmbereitschaft – jeder Rasenmäher, der an diesem Samstagvormittag ratternd anspringt, jedes vorbeifahrende Fahrrad wird mit einem Bellen kommentiert.

Ellie liegt am Fußende meines Betts. Sie hört und sieht nicht mehr so gut. Aber wenn sie fühlt, dass ich mich umdrehe, steht sie blitzschnell auf, den Blick fest auf mich geheftet.

»Was ist los?«, scheint sie mich zu fragen, »was machen wir jetzt?«

»Ich habe keine Ahnung, mein altes Mädchen«, sage ich zu ihr und tätschle ihr den Kopf. »Lass uns einfach abwarten.«

15. Die Liste

John ist ein wunderbarer Dad, aber neuerdings führe ich auf meinem Handy eine Liste mit Dingen, die – so befürchte ich zumindest – niemand meinen Kindern beibringen wird: Tischmanieren, Scrabble spielen, ohne eine Rauferei anzuzetteln, schriftliches Dividieren, mit leichtem Gepäck reisen, den Orangensaft im Kühlschrank finden.

»Lasst uns alle Menschen aufzählen, die Dad dabei helfen werden, sich um uns zu kümmern«, schlägt Freddy eines Abends vor, als sie sich auf die untere Matratze ihres Stockbetts kuscheln und ich sie zudecke.

Sie schlafen immer noch gerne in einem Bett.

»Wow, das sind ja mehr, als ich an beiden Händen abzählen kann!«, ruft Benny mit einem breiten Grinsen im Gesicht.

Freddy sagt nichts und umarmt mich.

16. *Jump Around*

Ich hole John in seiner Mittagspause ab. Wir sind verabredet, um im Sanitätshaus einen Gehstock für mich auszusuchen.

Mit den Tumoren in Hüfte und Becken fällt mir das Gehen immer schwerer. Erst versucht John, mir ein Modell im Camouflage-Design aufzuschwatzen, dann eines, das ihn offenbar an seine jugendliche Begeisterung für *Der Herr der Ringe* erinnert. Ich aber entscheide mich für einen dunkelblauen Gehstock mit einem bequemen Gummigriff und einem Blumenmuster, das an eine Badezimmertapete aus den 1960er Jahren denken lässt. Ich versuche mir einzureden, dass ich gerade einen neuen, angesagten Trend setze, den noch keiner auf dem Schirm hat – wie E-Zigaretten, Vollbärte und Bone Broth. Gehstöcke: die neue Dimension der Fortbewegung. Wie Gehen, nur besser. Natives Gehen, extra kaltgepresst.

Zwei Tage, nachdem ich mir den Gehstock zugelegt habe, haben John, Tita, Drew und ich Karten für ein Konzert von Grandmaster Flash. Es findet auf einem riesigen Parkplatz in der Stadt statt. Wir sind weder die ältesten und bei weitem nicht die jüngsten Konzertbesucher. Flash selbst wird in zwei Jahren 60. Eineinhalb Stunden lang tanzen wir und lassen uns von der Menge herumschubsen. Bei »Jump Around« gelingen mir dank Gehstock extrahohe Sprünge.

Am Tag darauf komme ich nicht aus dem Bett und muss

meine Schmerzmitteldosis verdoppeln. Ich finde mich damit ab, dass ich ein größeres Fentanylpflaster brauche. Wenn ich die Dosis einmal erhöht habe, schaffe ich es nie, sie wieder zu reduzieren.

17. Die Auftragsmörderin

Eines Nachts träume ich, dass ich von einem Auftragsmörder – genauer einer Auftragsmörderin – verfolgt werde. Sie hat einen Dienstausweis und ist gekleidet wie ein Anwalt, allerdings wirkt sie ein wenig ungepflegt und spricht mit französischem Akzent. Sie verfolgt mich schon seit Tagen, als ich mich irgendwann ruckartig zu ihr umdrehe und sie zur Rede stelle.

»Verstehen Sie doch. Sie müssen das nicht tun. Das ist doch nicht in Stein gemeißelt«, sage ich zu ihr.

»Tut mir leid«, antwortet sie und versteckt die Pistole unter ihrer Kostümjacke. »Ich muss es tun. Es ist mein Job.«

»Bitte«, flehe ich sie an. »Ich habe Kinder. Sie sind noch klein. Und sie brauchen mich. Können Sie mir nicht wenigstens noch ein paar Jahre lassen? Ich verspreche, ich gehe ohne Widerrede, wenn Sie mir noch ein paar Jahre mit ihnen schenken.«

Ich weine in diesem Traum, wie ich noch nie in meinem Leben geweint habe. Ich bin völlig hysterisch. Die Situation ist so grausam. Es ist das Traurigste, was ich mir je vorgestellt habe.

»Mal sehen«, murmelt sie schulterzuckend und geht. »Mal sehen, was ich tun kann.«

Als ich aufwache, erzähle ich John von dem Traum.

»Oh mein Gott!«, ereifert sich John mit gespielter Betroffenheit, zieht mich an sich und umarmt mich. »Stell dir mal vor, wenn dir das wirklich passiert wäre.«

Ich boxe ihn in den Arm. Ständig werde ich von den Gefühlen verfolgt, die ich unfähig bin, zuzulassen.

18. Mom sieht alles!

Es ist kaum zu glauben, aber ungefähr zu der Zeit, als Ginnys Krebs metastasierte, tauchte auf dem leeren Parkplatz vor der Embers Motor Lodge ein zweiter Motorroller auf. Ein paarmal waren sie beide verschwunden, doch normalerweise steht immer mindestens einer an Ort und Stelle. Über dem einen hängt eine Abdeckplane, der andere ist Wind und Wetter ausgesetzt.

Da Ginny auch Lungenmetastasen hat, eignet sie sich als Kandidatin für eine Immuntherapie. Bei ihr können die Tumoren genauer vermessen werden, außerdem ist es bei ihr möglich, Gewebeproben zu entnehmen. Gerade ist sie auf der Suche nach einer klinischen Studie, und wie es aussieht, bietet die University of North Carolina eine gute Option. Sie musste tausend Einwilligungsformulare ausfüllen, schmerzhafte Bronchoskopien und zig Untersuchungen über sich ergehen lassen, und jetzt heißt es nochmals eine Ewigkeit auf den Bescheid warten, ob sie zugelassen wird. Proben von Ginnys Tumor mussten nach Europa geschickt werden, und offenbar sorgte ein europäischer Bürokrat für Verzögerungen – zumindest nach der Aussage des Studienleiters an der UNC.

Tage des Wartens werden zu Wochen des Wartens. In der Zeitrechnung eines Krebspatienten fühlen sich Wochen wie Jahre, wie Jahrzehnte an – als rauschten die Tage, die einem noch bleiben, vorbei wie Autos auf einer vielbefahrenen Straße.

»Immer noch keine Nachricht von der Studie, war ja klar«, simst mir Ginny eines Nachts. »Ich habe mir zwei Whiskey genehmigt und bin ins Bett.«

»Was zählt, ist, dass du dich um die wirklich wichtigen Dinge kümmerst«, schreibe ich zurück. Es ist noch nicht mal 8 Uhr abends, und auch ich liege schon im Bett.

Sie erzählt mir, dass sie darüber nachdenkt, im Voraus Briefe für ihre Kinder zu schreiben, die ihnen ihre Tante dann im Teenageralter zu gegebenem Anlass per Mail schicken soll.

An ihren Sohn, der so alt wie Freddy ist: »Hol dein Ding nur in deiner Privatsphäre, also deinem Zimmer oder der Dusche, hervor, *und wehe*, du lässt deine Tante deine vollgewichsten Socken wegräumen. Wichsen ist okay, aber sei höflich dabei.«

Ich könne mir den Brief selbstverständlich abschreiben, wenn ich wolle.

An ihre elfjährige Tochter schreibt sie: »Wenn dich ein Typ am Hinterkopf packt und dein Gesicht in seinen Schritt zieht, machst du sofort Schluss! (Außer, er hat dich gerade geleckt … aber selbst dann ist es Zeit zu gehen, finde ich.)«

Ich schicke ein kurzes Stoßgebet zum Himmel. Ich habe mir immer ein Mädchen gewünscht und war stets eifersüchtig auf Mütter mit Töchtern. Aber sich vom Grab aus um eine Tochter im Teenageralter zu kümmern, hört sich schlimmer an als Krebs im Endstadium.

Ginny simst mir noch einen Entwurf: »Kinder, wenn ihr mit jemandem rumknutscht und plötzlich dieses beängstigende Gefühl habt, *Oh Scheiße, meine Mom kann uns sehen,* dann denkt daran: *Wenn* der Himmel wirklich existiert und *wenn* ich dorthin komme und *wenn* ich tatsächlich sehen kann, was ihr macht, dann werde ich mich höflich abwenden und euch eure Privatsphäre lassen. Zumindest werde ich es versuchen. Na ja, vielleicht schaue ich doch zu, um sicherzugehen, dass ihr nichts Unanständiges macht.«

Ich liebe diesen Brief. Seltsamerweise habe ich exakt diese Gedanken, seit meine eigene Mom gestorben ist. Als ob man als totes Elternteil mehr Einfluss auf seine Kinder hat als zu Lebzeiten. Kriegt sie jetzt auf wundersame Weise mit, wie selten ich die Dusche im Erdgeschoss putze? Wie schlecht ich mit Geld umgehen kann? Dass ich seit drei Tagen dieselbe Jeans trage?

Als die Kinder noch kleiner waren, redeten John und ich ihnen ein, dass der Begriff »Aufsicht« eine superheldenhafte, alles sehende Macht bedeute, mit der manche Menschen ausgestattet sind – besonders Erwachsene: *unter der Aufsicht eines Erwachsenen, unter der Aufsicht der Eltern.* Und dass wir diese Macht besäßen. So bedeutete ein Schild an einem Whirlpool mit der Aufschrift »Nur unter Aufsicht der Eltern« für sie, dass Kinder nur dann in den Whirlpool gehen dürfen, wenn ihre Eltern die »Aufsicht« haben, also sehen, wie die Kinder sich benehmen, egal ob sie gerade hinschauen oder nicht.

Mit ein wenig Glück und einer guten Intuition konnten wir diesen Trick bis jetzt halbwegs aufrechterhalten. Vermutlich wird er durch meinen Tod umso besser funktionieren, zumindest bis zu ihrer Pubertät. Ich will meine Jungs nicht in die Paranoia treiben, habe aber kein Problem damit, sie anzuflunkern, um ihnen Anstand beizubringen.

Es ist jedenfalls nicht so fies wie der Trick von Freunden

von Ginny, die ihren Kindern weismachten, dass das Bimmeln des Eiswagens bedeutet, dass das Eis ausgegangen ist.

»Wir könnten John und deiner Schwester die Passwörter für unsere E-Mail-Accounts überlassen«, antworte ich. »Auf diesem Weg bekommen die Kinder, immer wenn es nötig ist, eine ›Mom sieht alles‹-E-Mail.«

»Perfekt«, schreibt Ginny. »Wir können sie schon mal texten, und meine Schwester und John brauchen nur noch auf Senden klicken: Freddy, ich habe mitbekommen, dass du dir auf deinem Notebook einen Porno angeschaut hast. Nicht gut. Überhaupt nicht gut. Frauenfeindlich, außerdem wird man blind davon. Nutze deine Zeit bitte sinnvoller. Alles Liebe, Mom.«

Endlich bekommt Ginny grünes Licht für die klinische Studie. Wenn ihre Krankheit sich währenddessen nicht dramatisch verschlechtert und sie nicht in der Placebo-Gruppe landet, hat sie eine Chance von 1:5, dass die Immuntherapie bei ihr Wunder wirkt.

20 Prozent. Ginnys Onkologe meint, dass, wenn es bei ihr anschlägt, sie tolle Chancen hätte, und wenn nicht, dann eben nicht.

»Zumindest kein Stress«, tröstet sich Ginny. »Es lastet kein gigantischer Druck auf mir, wenn ich morgens aufwache.«

Am Abend bevor Ginny ihre Lungenbiopsie für die klinische Studie hat, treffen wir uns in einem schicken Hotel in der Stadt. Ginny hat ihre beste Freundin Lee dabei, ich habe Tita mitgebracht. Zu viert sitzen wir an diesem Herbstabend im Innenhof des Hotelrestaurants und trinken Cocktails. Der Kellner zündet den Gaskamin für uns an.

»Klasse, dass ihr Mädels schon so früh unterwegs seid und

es euch gut gehen lasst«, sagt er. »Da habt ihr euch einen schönen Abend dafür ausgesucht.«

Wir sind tatsächlich sehr früh dran – weil Ginny nach Mitternacht nichts mehr essen und trinken darf. Irgendwann an diesem Abend lehnt sie sich aus ihrem überdimensionierten, luxuriösen Loungesessel zu mir hinüber und raunt: »Es ist ziemlich verrückt, dass ich ständig für später, wenn die Kinder älter sind, Klamotten kaufe, oder? Gestern war ich in einem GAP-Outlet in der Nähe vom Duke und habe ein Vermögen für Jungenhosen für 12- und 14-Jährige ausgegeben. Und ich habe die Abschlussballkleider durchgeschaut.«

»Ziemlich verrückt«, meine ich.

Was so viel bedeutet wie: Meine Liebe, das ist das Vernünftigste, das ich seit Langem gehört habe.

Was so viel bedeutet wie: Ich kann nicht aufhören, mich darüber zu wundern, wie schön und grausam zugleich diese Welt doch ist.

19. Lyla

Eines Nachmittags erblicke ich auf der Rückfahrt vom Duke auf dem Parkplatz vor der Embers Motor Lodge eine Person, die Lyla sein muss. Die zwei Motorroller sind da, und die Tür zum Motelzimmer steht offen. Lyla trägt eine viel zu enge Jeans, hat eine Kippe in der Hand und unterhält sich mit einem Typen in einem klapprigen Sportwagen. Sie hat langes blondes Haar, helle pfirsichfarbene Haut und ist viel draller als in meiner Vorstellung.

»Da ist Lyla«, kreische ich, und John brüllt, »Herrgott noch mal, musst du so schreien? Wegen dir fahre ich noch in den Graben!« Ich rufe, »Lyla, Finger weg von den Zigaretten«, und John knurrt, »War doch klar, dass sie raucht, was dachtest du denn?«

»Ja, wahrscheinlich hast du recht, aber dieser Typ, mit dem sie da quatscht, gefällt mir überhaupt nicht«, meine ich.

»Vielleicht sollten wir anhalten und umkehren, damit du ihr das sofort sagen kannst, dann kannst du ihr auch gleich noch einen Vortrag darüber halten, wie schädlich Rauchen ist«, schlägt John vor. Normalerweise streichelt er mir auf der Rückfahrt vom Duke immer den Nacken, aber jetzt hat er damit aufgehört, weil ich ihn erschreckt habe. Ich wünschte, er würde wieder weitermachen.

Lyla trifft eine falsche Entscheidung nach der anderen. Sie verprasst im Outlet ein Viertel ihres Gehalts für ein Paar kniehohe Stiefel. Sie verschläft die Auswahlprüfung für die Ausbildung zur Hilfsschwester. Im Café ist sie immer zu den falschen Kunden besonders nett: zu dem Typen, der auf dem Weg zu den Casinos in Cherokee ist, zu dem Typen, der es toll fände, wenn sie nichts als ihre kniehohen Stiefel anhätte, zu dem Typen, der nicht weiß, wo er hinsoll, und gerade das Sorgerecht für seine Tochter verloren hat, weil eines der Tageskinder, um die sich seine Mom in der gemeinsamen Wohnung kümmert, Saft auf den Controller seiner X-Box verschüttet hat und er daraufhin dem kleinen Schwanzlutscher gesteckt hat, dass dieser ihn mal am Arsch lecken kann. Jetzt hat er eine Klage wegen sexueller Belästigung von Minderjährigen am Hals.

Manchmal trifft Lyla auch gute Entscheidungen: Wenn nachts die Klimaanlage ausfällt und der Typ, der das Sorgerecht verloren hat, neben ihr schnarcht und furzt und es so heiß ist im Zimmer, dass ihre Schenkel aneinanderkleben, dann schnappt sie sich ihren Roller und brettert mit Vollgas auf der Route 54 in Richtung Süden, auch wenn sie ein paar Kröten mehr für das Benzin blechen muss – wirklich schnell ist sie nicht, aber es reicht, um sich trotz absoluter Windstille eine leichte Brise um die Nase wehen zu lassen und die schweißverklebten Haare im Nacken zu lösen.

Manchmal schlüpft sie aus ihrem Zimmer und tappt zur Rückseite des Zigaretten-Outlets. Dort stehen ein paar Stühle herum, auf denen die Angestellten während ihrer Zigarettenpausen sitzen. Sie stellt zwei Stühle zusammen und legt die Beine hoch. Sie liebt es, hier zu sitzen, mit Blick auf den Highway, der weiter Richtung Westen nach Greensboro, nach

Winston und dann dahin führt, wo keine Lichter mehr leuchten: in die Berge, nach Cherokee. Lyle hat ihr oft von den Bergen erzählt, die er von seinen Touren als Fernfahrer kennt. Monster, die sich über Hunderte von Kilometer am Horizont erstrecken, dunkler als die Dunkelheit des Nachthimmels.

In der Embers Motor Lodge wird es nie richtig dunkel – da sind der Highway und die orange leuchtenden Werbeschilder der Schnellrestaurants und Tankstellen – ein Glimmen, als würde irgendetwas gleich Feuer fangen, als würde irgendetwas Heißes in ihrer Brust ihr zuflüstern: Es gibt keine Zukunft. Du hast nur das hier. Nur diesen Stuhl, der dich stützt. Sie ist nur irgendein kleines Mädchen, das das Wort *Sorgerecht* nicht versteht und das seinen Dad, dieses Arschloch, vermisst. Nicht Lyle, sondern denjenigen, der Lyle hätte sein können. Dieser beständig dahinfließende Autostrom, der wer weiß wohin fließt. Irgendwohin – vielleicht 50 Kilometer Richtung Westen – zu einer Frau, die nicht schlafen kann. Eine Frau, die einfach nicht weiß, wie sie loslassen kann.

20. *Der Jahrestag*

August, ein Jahr nach dem Tod meiner Mom – ich habe gerade wegen neuer Metastasen in meiner Wirbelsäule eine weitere Bestrahlungsrunde hinter mich gebracht –, versammeln wir uns wieder an der Fahnenstange auf Cape Cod. Ein Kreis aus Adirondack-Stühlen am Steilufer, ein paar Drinks. Mom liebte die Cocktailstunde. Einige meiner besten Freunde sind mitgekommen – Tita und Drew, Melissa und Adam –, auf der anderen Seite hat sich da ein neuer kleiner Familienclan gebildet: John und ich, unsere Kinder, Charlie und Amelia.

Jahrestage machen mich nervös. Dieses erzwungene Heraufbeschwören von Gefühlen für jemanden oder wegen irgendetwas an einem ganz speziellen Tag im Jahr. Manchmal hilft es, sich wieder am Ort des Geschehens mit all seinen Gerüchen und seinem speziellen Licht einzufinden.

Nach dieser Logik müssten wir uns alle in Moms stickigem Schlafzimmer zusammendrängen – aber hier auf der Insel zu sein, ruft auch viele Erinnerungen wach. Nicht nur die an ihren Tod – liegt ihre Asche immer noch hier, um uns herum im Gras verstreut? –, sondern auch an ihre Lebzeiten. Nach einem Tag am Strand haben wir uns alle einen leichten Sonnenbrand geholt. Wir haben uns abwechselnd unter der Außendusche erfrischt und nippen unseren Wein aus bunt zusammengewürfelten Bechern. Die wilde Kinderbande – sechs Jungs – treibt sich bei den Felsen herum und hat sich eine

Vorführung ausgedacht, die wir Erwachsene heute Abend zu sehen bekommen. Wir haben ihnen versprochen, zu ihrem Amphitheater neben dem Komposthaufen hinunterzuwandern und uns das Stück anzusehen, sobald wir die erste Runde Drinks intus haben.

»Konntest du sie spüren?«, frage ich Charlie.

»Ich spüre ihre Abwesenheit – wenn das auch zählt, dann spüre ich sie«, erwidert er. »Wenn wir uns abends zum Essen an den Tisch setzen, habe ich die ganze Zeit das Gefühl, dass wir noch auf jemanden warten, der gleich durch die Türe kommt. So als wäre sie nur kurz im Bad und gleich wieder bei uns.«

»Ja, das Gefühl kenn ich nur zu gut«, meine ich. »Und das Gefühl, dass ich mir irgendetwas leiste, wofür sie mich gleich zur Rede stellt.«

Früher nutzte Mom unsere Familienurlaube gerne, um Klartext zu reden. Man konnte gerade noch friedlich mit ihr zusammen im Whirlpool sitzen, und plötzlich hieß es: »Weißt du, worüber ich schon lange mit dir reden wollte?« Und von einem Moment auf den anderen strudelte man durch ein Universum, in dem jedem außer einem selbst sonnenklar war, dass man auf äußerst subtile aber beunruhigende Weise im Leben versagt hat. Einem Universum, in dem das Tragen von löcherigen Socken ein schweres Vergehen ist, und in dem man seine Kinder auf nicht wiedergutzumachende Weise verzieht, wenn man ihnen Nachtisch erlaubt, obwohl sie sich nicht an die Tischregeln gehalten haben.

Sogar meinem Dad geht es so: Sollten wir jetzt noch zu einem Picknick aufbrechen, obwohl wir so spät dran sind? Sollten wir wirklich den ganzen Tag lesend am Fenster sitzen? Hat heute schon jemand die Küche gekehrt? Es ist keiner mehr da, der uns sagt, was wir zu tun haben. Den Couchtisch im Wohnzimmer räume ich immer noch aus reiner Angst auf.

»Ich kann dir gerne mal ordentlich die Leviten lesen, wenn du dich danach besser fühlst«, witzelt Charlie.

Früher schliefen meine Eltern immer im ehemaligen Schlafzimmer meiner Großeltern, aber dieses Jahr übernachtet mein Dad in einem anderen Raum. So beziehen John und ich das Reich meiner Großeltern. Es ist ein großer, nach Westen ausgerichteter Raum mit eigenem Badezimmer und Blick auf den Strand. Eine mit einem Fliegengitter versehene Tür führt hinaus auf die Veranda, und wenn der Wind bläst, geht im Zimmer ein angenehmes Lüftchen.

Ich sitze am Kopfende des Betts und inspiziere im alten Spiegel des Kleiderschranks die Lockenpracht auf meinem Kopf. In der salzigen Luft kräuselt sie sich viel stärker als sonst. Mein Gesicht ist leicht gebräunt, und ich habe ein Tanktop an. Ich sehe nicht krank aus.

»Ich werde sicher mal im Winter sterben«, sagte meine Mom einmal vor ein paar Jahren. »Der Sommer ist eine so freundliche Jahreszeit, der Winter aber setzt mir immer zu.«

Jetzt, am Spätnachmittag, wenn das Licht sich verändert und der Wind auffrischt, kann ich sie förmlich hier neben mir im Bett sitzen spüren. Sie hält ein Buch in den Händen und liest, während Dad noch schnell vor dem Abendessen eine Runde mit dem Boot zum Angeln rausfährt. Sie ist alles andere als abwesend. Als kleines Mädchen – und auch noch als Teenager – liebte ich es, sie in ihrem Zimmer zu besuchen. Ich hatte sie dann ganz für mich alleine, wohl wissend, dass ich Gefahr lief, eine Standpauke über meine neuesten Vergehen zu kassieren. Ich saß einfach gerne bei ihr und genoss die Stille, die sie umgab – wie so viele Kinder, die diese Vorliebe teilen und nicht ahnen, dass sie diese Ruhe durch ihre bloße Präsenz stören. Just in diesem Augenblick höre ich Benny den Flur entlangtrampeln: »Mom! Wo bist du? Ich will mit dir kuscheln!«

In emotionaler Hinsicht jährt sich der Todestag meiner Mom erst, als der Sommer definitiv vorbei ist, und natürlich kommt dieser Tag ohne Vorwarnung. Ende September. Wir sind wieder zurück von Cape Cod. Die Kinder gehen wieder in die Schule. Charlie und Amelia sind gerade in die Stadt gezogen. Sie haben beschlossen, dem Winter in Western Massachusetts zu entfliehen und im Haus meines Dads zu wohnen, bis Charlie seine Doktorarbeit fertiggeschrieben hat.

Die beiden haben sich gerade einen Hund zugelegt – Luna –, einen jungen, springlebendigen Pitbull-Mischling, ein absolutes Temperamentsbündel. Sie kann nicht stillhalten und hatte diesen Sommer im Wald eine unangenehme Begegnung mit einem Stinktier, von der sie sich immer noch erholen muss. Charlie und Amelia schaffen es kaum, sie in Zaum zu halten.

In der zweiten Nacht nach Charlies und Amelias Umzug liefern sich Luna und Clyde, der uralte, fette Beagle meines Dads, eine üble Rauferei. Luna richtet Clydes Gesicht schlimm zu, und er hat Bisswunden an der Schnauze. Clyde, der ohnehin schon fast völlig dement ist, wird daraufhin auch noch völlig inkontinent. Im Haus kann man kaum mehr einen Fuß vor den anderen setzen, ohne in eine Pfütze oder einen Haufen zu steigen, und um seine Wunden nähen zu lassen, ist Clyde nicht stabil und kräftig genug. Am nächsten Morgen entscheidet mein Dad, ihn einschläfern zu lassen. Da die Tierärztin weiß, dass Clyde zu Krampfanfällen neigt, wenn er Angst hat, erklärt sie sich bereit, zu meinem Dad nach Hause zu kommen.

Mein Dad ruft mich an: »In ungefähr zehn Minuten ist es so weit.«

»Okay«, bringe ich heraus, springe ins Auto und schicke John am Stoppschild dank Autokorrektur eine völlig unsinnige Textnachricht.

Bereits hier sickert eine Art von Déjà-vu zu mir durch.

Als ich bei meinem Dad ankomme, ist Charlie ziemlich durch den Wind, Amelia wirkt völlig verängstigt: Luna haben sie schon den ganzen Vormittag im Obergeschoss eingesperrt, und Clyde wandert apathisch im Garten herum.

»Es ist so schrecklich!«, seufzt Amelia. Sie sitzt auf der Terrasse, ihre Knie fest umklammert.

Charlie reibt seine Nase.

»Es ist schon eigenartig«, versuche ich zu witzeln. »Immer, wenn ihr zwei in die Stadt kommt, stirbt irgendjemand.« Wir schauen uns an, aber keiner lacht. Da kommt mein Dad mit der Tierärztin.

Die Art und Weise, wie mich die Tierärztin begrüßt und umarmt, verrät mir, dass sie mich für meine Mom hält. Wir sehen uns zum Verwechseln ähnlich, besonders wenn man uns nicht gut kennt. Wahrscheinlich lässt mich mein Gehstock auch nicht gerade jugendlich frisch wirken.

»Armer Clyde«, sprudelt die Ärztin los. »Es tut mir leid, aber heute hat dein Stündchen geschlagen! Er hatte so ein tolles, langes Leben bei Ihnen!«

»Danke, dass Sie gekommen sind«, meine ich. Mein Dad ist sehr ruhig, wie immer in solchen Situationen. Wir stehen im Kreis und starren betreten auf unsere Füße. Ich habe mich zu Clyde auf den Boden gekniet und streichle ihn übertrieben – viel liebevoller als ich es normalerweise machen würde –, weil ich spüre, dass mein Dad völlig abwesend ist und ich das Gefühl habe, dass irgendjemand das jetzt machen sollte.

»Wollen wir es hier auf der Terrasse machen? Es ist ein so schöner Tag!«, fragt die Tierärztin. »Könnten Sie sein Körbchen herbringen? Ich denke, da fühlt er sich wohl.«

»Gute Idee«, meine ich, und mein Dad eilt ins Haus, um das uringetränkte Hundekissen, das Totenbett, zu holen.

Ohne dass wir es geplant hätten, ist es genau zwölf Uhr – die Glocken der Campus-Kapelle läuten –, als die Ärztin Clyde eine sehr hohe Dosis Pentobarbital injiziert. Verlegen stehen wir um sein Kissen herum. Nach ungefähr einer Minute überprüft sie seinen Puls und gibt ihm eine weitere Dosis. Dann ist er tot.

Natürlich ahnt die Tierärztin nicht, dass uns die Farbe ihres Arztkittels, ihr Haarschnitt und ihr ganzes Auftreten frappierend an Patty, die Hospizschwester meiner Mom, erinnern. Sie ahnt nicht, dass wir uns am Morgen, nachdem sie gestorben war, hier draußen auf der Terrasse versammelt hatten – auf genau diesen Stühlen saßen – und spürten, wie der erste Tag ohne sie schleichend im Begriff war, zu erwachen. Wie ähnlich sich die Sonne an diesem Tag anfühlte, so niederschmetternd und doch wärmend. Sie weiß überhaupt nichts von unserem Verlust, denn sie denkt ja, dass ich meine Mom bin.

»Sie werden sehen, mit der Trauer ist es so eine Sache«, meint sie, als Clydes Pfoten und Kiefer nicht mehr zucken. Sie ist nicht verheiratet, hat dieses Jahr ihren 15 Jahre alten Dachshund verloren. »Gerade, wenn man denkt, dass man sie im Griff hat, erwischt sie einen wieder eiskalt.«

Als sie mich zum Abschied umarmt, drückt sie meinen Arm. »Ich bin froh zu sehen, dass es Ihnen wieder besser geht. Ich habe gehört, dass Sie sehr krank waren. Gott ist gut.«

Nachdem sie weg ist, sitzen Amelia und ich auf der Terrasse. Dad und Charlie heben im Garten unter der Forsythie, einem von Clydes Lieblingsplätzen, ein tiefes Loch aus. Wir beobachten, wie sie den Kadaver vom Hundebett in die Grube hieven und sie anschließend wieder mit Erde auffüllen.

»Meinst du, Luna wird ihn ausgraben?«, frage ich Amelia.

»Vielleicht«, antwortet sie finster.

Aber mein Dad ist schon dabei, dies zu verhindern – und bedeckt die Stelle mit allerlei Gerümpel aus der Garage, Sperrholz und einer Leiter.

»Das sollte reichen«, meint er. Ein Ästhet war er noch nie gewesen.

»Ruhe in Frieden, alter Junge«, sage ich und umarme meinen Dad.

Als meine Mom gestorben ist, brachte ich diese Phrase nicht über die Lippen. Für mich ist sie makaber und klischeehaft. Sie ist in einen Grabstein aus Styropor geritzt, den die Jungs immer an Halloween im Vorgarten aufstellen. Und dennoch ist es das, was ich mir für sie am meisten wünsche und auch für mich selbst: Ruhe in Frieden, Mom.

»Ruhe in Frieden«, murmelt mein Dad, bevor er in seinen klapprigen Lieferwagen steigt und zurück zur Arbeit fährt.

21. Punkt 18-B

John und ich wollen zu einem Finanzberater gehen, weil das Erwachsene eben so machen. John ist jetzt 40. Und ich werde es vermutlich im Frühling.

Der Berater ist nett – ungefähr unser Alter, freundlich, hat Kinder und kennt eine Menge Leute, die wir auch kennen. John hat ihn am Telefon vorab über meine Diagnose informiert.

»Ich habe von Ihrer Situation gehört, es tut mir wirklich sehr leid«, begrüßt er uns, als wir sein Büro betreten. Sein Händedruck ist herzlich, und er schaut mir in die Augen. »Ich kann mir gar nicht vorstellen, was sie jeden Tag durchmachen.«

Scharfzüngig wie ich bin, denke ich erst, *nun ja, geht mir auch so* – aber mit einem Mal bin ich dankbar für diesen freundlichen Mann, seine Klarheit, seinen Händedruck, seine Fähigkeit, kopfzurechnen, sein helles Büro, in dem stapelweise Ausdrucke mit Tabellenkalkulationen herumliegen, die uns vorsichtig die Zukunft darstellen. Von seinem Büro aus hat er einen gigantischen Blick ins Grüne im Nordwesten der Stadt.

»Erzählen Sie mir, wo Ihre Prioritäten liegen«, fordert er uns auf, als wir unsere Plätze eingenommen haben. »Was bedeutet Ihnen am meisten? Wie soll Ihr Leben aussehen, wenn es nach Ihnen geht?«

Dies ist eine bedeutungsschwere Frage, aber es macht mir Spaß, darüber nachzudenken. Wie sich herausstellt, ist Finanzplanung eine zutiefst optimistische Angelegenheit.

John und ich schauen uns erst ein wenig bedröppelt an, als ich schließlich sage: »Ich würde gerne reisen, so lange ich kann – und mit den Kindern zusammen ein paar schöne Erinnerungen sammeln.«

»Yep«, stimmt John zu. »Und ich hätte wirklich gerne ein wenig mehr Abstand zu den Kindern, wenn ich aufs Klo gehe.« John spielt damit auf unseren Traum von einem Elternbad ganz für uns allein an.

»Ach ja, und ich hätte gerne, dass die beiden mal auf die Uni gehen!«, werfe ich noch ein.

»Selbstverständlich«, meint der Berater lächelnd. »Das klingt alles machbar.« Wir haben ihm alle Dokumente, die in irgendeiner Form für unser Leben wichtig sind, mitgebracht – Bankauskünfte, Steuerunterlagen, Rentenbescheide und so weiter. Zu Hause stopfen wir diese Papiere immer in eine riesige Mappe, auf der in der unsicheren Handschrift einer 23-Jährigen *Wichtige Unterlagen* geschrieben steht. Nun liegt eine Kopie davon ordentlich aufgestapelt vor unserem Finanzberater.

»In einem nächsten Schritt werden wir einen Blick darauf werfen, es sorgfältig durchrechnen und Ihnen bei unserem nächsten Treffen einen guten Vorschlag machen.«

Das nächste Treffen versäume ich wegen eines Arzttermins, aber als ich wieder zu Hause bin, überreicht mir John ein stattliches, 27 Seiten umfassendes Dossier mit diversen Grafiken und Rechenbeispielen.

»Punkt 18-B hat es in sich«, warnt er mich.

Punkt 18-B ist eine nach Alter aufgeschlüsselte Aufstellung

unserer beider Jahresgehälter und Ausgaben. Johns Spalte erstreckt sich bis ins Alter von 93 Jahren. Meine hört bei 40 auf.

»Du lieber Himmel«, meine ich. »Sehr viel Vertrauen scheint er nicht in mich zu haben.« Mein erster Gedanke ist, dass der Berater irgendwie mit Dr. Cavanaugh gesprochen haben muss und jetzt etwas weiß, was ich nicht weiß.

22. *Faith*

Vor einigen Wochen klebte mir Carla, die Radiologieassistentin, die mich immer zu den MRT-Untersuchungen begleitet, einen kleinen Zettel unterhalb des Griffs meines Gehstocks. Darauf steht in Großbuchstaben FAITH geschrieben.

»Glauben Sie mir«, sagte Carla, als sie ihn festklebte, »Sie müssen ihn einfach haben, Sie werden ihn brauchen.«

Ich war nicht sicher, was ich darüber denken sollte. *Faith, Glaube,* ist ein Wort, mit dem ich meine Probleme habe, ein Code, den ich nicht entschlüsseln kann. Ich habe inzwischen die Angewohnheit, mit meinem rechten Zeigefinger über den Zettel zu reiben. Manchmal mache ich es unbewusst, aus Verlegenheit: weil ich dieses Wort so offensichtlich zur Schau stelle – als hätte es irgendetwas mit mir zu tun. Manchmal hat es einen eher meditativen Charakter: ein Denkanstoß, mich noch mehr zu bemühen, herauszufinden, worum es im Leben wirklich geht, ein Denkanstoß, angesichts des Unbekannten, des Unbegreiflichen gelassener zu werden.

Für mich bedeutet Faith, in einen dunklen Abgrund voller Ungewissheit zu starren – und damit klarzukommen. Wenn mir dies gelingen würde – ATMEN. LUFT ANHALTEN. WEITERATMEN – und sei es auch nur für einen kurzen Moment, hätte ich schon viel erreicht.

Jetzt, da mein Gehstock ein Namensschild hat, nennen die Kids ihn Faith. Der Name passt gut zu ihm: das Blumenmuster, der stabile Gummigriff. »Vergiss Faith nicht«, erinnert mich Freddy mit einem breiten Grinsen. »Hast du Faith schon wieder verloren?« Langsam denke ich, Carla hat mir einen Streich gespielt. An manchen Tagen brauche ich Faith, meine Stütze, überhaupt nicht – an anderen bin ich völlig auf sie angewiesen. Fentanyl, Oxycodon und Ibuprofen brauche ich, um es über den Tag zu schaffen, doch es ist Faith, auf die ich mich stütze.

Es ist schwer zu beschreiben, auf welche Weise der Schmerz Einfluss auf mein Leben nimmt. Er ist so unstet wie das Wetter, wie Tomaten, wie ein Kind. Manchmal packt er mich schon morgens, wenn ich mich im Bett umdrehe; manchmal nur, wenn ich zu lange auf einer Party war; und manchmal bestehe ich aus Schmerz – bis in mein Innerstes –, manchmal kann ich ihn nur in den Gesichtern der anderen lesen. Schmerz – auch du bist ein Code.

Ich bin mit Freunden zum Mittagessen verabredet und klemme Faith an meine Stuhllehne, wo sie sich baumelnd ausruht. Meine Freundin fragt: »Wie geht es dir heute? Ich hoffe, deine Schmerzen sind erträglich.«

Montaigne berichtet darüber, dass die alten Ägypter bei ihren Festgelagen ihren Gästen gerne eine Darstellung des Todes präsentierten – ein Skelett etwa oder einen Totenschädel –, wobei der spitzfindige Gastgeber ausrief: »Trinkt und seid lustig!«

Für mich ist Faith das Skelett bei dem Festgelage, denke ich manchmal. Ich sehe den stutzigen Gesichtsausdruck der jungen Mutter, die starrenden Kinder, den nervösen Blick des

Kellners, meine Freunde, die aufspringen, um mir den Stuhl zurechtzurücken. Vielleicht bin ich es selbst, das Skelett bei dem Festgelage.

23. Der Sensenmann

An Halloween verkleidet sich Freddy als Slash, den Gitarristen von Guns 'n' Roses und sieht ihm mit Hut, Lederjacke, schwarzgelockter Perücke, E-Gitarre und Rockstar-Gehabe verblüffend ähnlich. Benny hat sich in letzter Minute dazu entschlossen, als Sensenmann zu gehen. »Warum willst du kein kleiner, kuscheliger Fuchs mehr sein?«, frage ich ihn, als er mit Freddys altem Harry-Potter-Kapuzenmantel und einer durchaus überzeugenden Sense aus wild zusammengeklebten Stöcken die Treppe herunterkommt. »Ich war ganz verliebt in deinen kleinen orangen Schwanz und deine orangen Ohren!«

»Tut mir leid«, sagt er ernst. »Ich hatte plötzlich keine Lust mehr, ein Fuchs zu sein. Nächstes Jahr gehe ich wieder als Fuchs, versprochen. Aber dieses Jahr wollte ich auf einmal unbedingt ein Sensenmann sein.«

»Das ist in Ordnung«, meine ich. »Gerade ist man noch ein kleines glückliches Waldtierchen und von einem Moment auf den anderen der personifizierte Tod.«

»Ja, Mom«, stimmt Benny mir zu, während er seine Sense über die Schulter schwingt und sich stolz im Wohnzimmerspiegel anschaut. »Genau so ist es.«

24. Landmine

Gleich nach Thanksgiving schaffe ich es in eine klinische Studie. Dr. Cavanaugh hat herausgefunden, dass mein Primärtumor auf das Hormon Androgen anspricht – zwar nur leicht, aber immerhin. Dies bedeutet, dass das Tumorwachstum durch die Unterdrückung der Androgenausschüttung gehemmt werden könnte. Sie leitet am Duke eine Studie zu dieser Theorie.

Vielleicht fühlt sich die Zusage für die Teilnahme an einer klinische Studie genauso an wie die Qualifikation für Olympia. Zumindest stelle ich es mir so vor: Ja, du hast es geschafft! Gratulation! Jetzt macht sich deine Ausdauer belohnt! Eine Goldmedaille fürs Blutabnehmen. Eine Goldmedaille fürs Unterschreiben von Formularen. Eine Goldmedaille für Geduld. Es herrscht ein befremdendes Gleichgewicht: Man ist krank genug, um in die Studie zu kommen, aber nicht zu krank, um ausgeschlossen zu werden, außerdem hat man ein paar spezielle Merkmale vorzuweisen, die es wert sind, erforscht zu werden.

»Lassen Sie uns gleich das Projektteam zusammentrommeln und uns die Zustimmung für Sie einholen«, schlägt Dr. Cavanaugh vor, euphorisch darüber, sich endlich wieder auf bekanntem Terrain zu befinden. *Jetzt machen wir Nägel mit Köpfen.* Es dauert noch ein Weilchen, bis ich begreife, dass in meinem Fall *bekanntes Terrain* ein wissenschaftliches Experiment bedeutet: Hypothesen aufstellen, Daten sammeln, auf das Unbekannte warten.

Ich muss stapelweise Dokumente lesen: häufige Nebenwirkungen, gelegentliche Nebenwirkungen, seltene, schwere Nebenwirkungen. Abgeschlagenheit, Schmerzen, Zittern, Verwirrtheit, Übelkeit, Schwitzen, kindliche Fehlbildungen. Schutz der Privatsphäre des Patienten, Forschungsmethoden.

Überall verbergen sich Landminen: »Sie müssen noch eine weitere Verhütungsmethode anwenden«, erklärt mir eine Krankenschwester aus dem Projektteam. Ich lache auf bei dem Gedanken, wie keusch sich unsere Abende in letzter Zeit gestalten: Wir glotzen Serien auf Netflix über britische Detektive, Superhelden oder irgendwelche Spezialeinheiten. Ich kuschel mich dabei an John, der tunlichst versucht, mich nicht aus Versehen anzurempeln, weil ich dann eine weitere Schmerztablette schlucken müsste.

Ich denke, wir sind mit dem Thema durch.

»Spirale? Vasektomie?«, fragt sie.

Alle Blicke sind auf John gerichtet.

»Ich bin dabei!«, ruft er mit erhobenen Händen. »Ich bin schon seit Jahren bereit dafür!«

»Nein«, sage ich bestimmt. »Ich lasse mir so schnell wie möglich eine Spirale einsetzen. Ich werde noch diese Woche zu meinem Gynäkologen gehen.«

Die Krankenschwester macht sich eine Notiz. »In Ordnung – lassen Sie uns einfach wissen, wie Sie sich entschieden haben.«

»Für die Spirale«, wiederhole ich.

»Was ist los mit dir?«, fragt mich John, als das Personal das Untersuchungszimmer verlassen hat. »Warum muss es unbedingt die Spirale sein?«

»Du wirst keine Vasektomie machen lassen. Es fühlt sich nicht richtig an«, erkläre ich ihm, während ich die unzähligen Formulare in meine Tasche stopfe. »Du weißt doch gar nicht, was du einmal wollen wirst – danach.«

»Ach Nina«, seufzt John und reicht mir meinen Gehstock. »Was ich sicher weiß, ist, dass ich keine weiteren Kinder will.«

»Vielleicht will aber deine neue Frau welche.«

»Vergiss die Auflauf-Schlampe!«, erwidert er.

Ich habe keine Ahnung von Landminen, nur eines weiß ich: Sobald man auf eine tritt, muss man darauf stehen bleiben, um nicht in die Luft zu fliegen. Außer ein Soldat aus einer Spezialeinheit eilt einem zu Hilfe und bringt es auf wundersame Weise fertig, das Gewicht deines Fußes im fliegenden Wechsel durch irgendetwas anderes zu ersetzen, eine andere Person oder irgendwelches Zeug, das in der Gegend herumliegt.

John und ich stehen in diesem Untersuchungszimmer und scheinen uns mitten in einem solchen Manöver zu befinden: John hat seine Arme um mich geschlungen, ich lehne meinen Kopf gegen seine Brust. Keiner von uns beiden ist bereit, sein Gewicht zu verlagern und loszulassen.

25. XXX

Ich rufe Ginny an, um ihr zu erzählen, dass ich zu der Studie zugelassen bin.

»Hurra!«, keucht sie. »Jetzt sind wir beide offiziell Laborratten.«

Die Tumore in Ginnys Lungen sind so stark gewachsen, dass sich in ihrer Brust Flüssigkeit angesammelt hat – ein Pleuraerguss –, die ihr das Sprechen und Atmen erschwert. Sie haben ihr eine Drainage gelegt, damit sie leichter atmen kann.

»Ich habe jetzt quasi einen Wasserhahn an meinem Rücken«, jammert sie. »Ich werde nie wieder Sex haben.«

»Ach was«, sage ich. »Ich wette, da draußen gibt es eine ganze Subkultur, die auf so etwas steht. Wie ein Doktorspielchen-Fetisch. Such doch mal im Internet danach, du findest bestimmt was.«

»Denkst du wirklich, das hätte ich nicht schon längst getan?«, ruft sie, lachend und hustend.

26. *Der Kamin*

Robert Richardson beschreibt in seiner Biografie über Ralph Waldo Emerson, wie dieser – sechs Tage vor seinem Tod – ein letztes Mal die Stufen zu seinem Bett in seinem Haus in Concord erklomm. Zuvor aber ließ er es sich nicht nehmen, sein Arbeitszimmer nach einem langen Tag selbst aufzuräumen: die Fenster zu schließen, die Fensterläden zu verriegeln und die noch glühenden Kohlen im Kamin auseinanderzuschieben. Ich stelle mir vor, wie sein langer, hagerer Körper, benebelt von der Demenz sowie geschwächt und fiebrig von der Lungenentzündung, nach dem Schürhaken greift, die Asche zusammenschiebt und langsam in der tief orangefarbenen Glut herumstochert. Vielleicht fand er sie schön – ihre langanhaltende, geheimnisvolle Wärme.

Emerson liebte das Bild kleiner Flammen, die zu einem großen Feuer verschmelzen. Für ihn war es eine Metapher für den kreativen Schaffensdrang, der sich mit Spiritualität verband. In sein Tagebuch schrieb Emerson: *»Ein Feuerfunke ist unendlich tief, aber ein loderndes Feuer, das von der Erde bis zum Himmel reicht, ist das Zeichen für die widerstandsfähige, vereinte, brennende, strahlende Seele.«*

Über den Hügeln am Walden Pond erhebt sich die Sonne in reinem Orange. Als sie schon fast über dem Highway steht, sitzt Lyla in Licht gebadet auf ihrem Klappstuhl. Orange, die Farbe, nach der meine Mutter im Delirium verlangt, während mein Vater ihre Stirn streichelt.

27. *Well of Mercy*

Ich habe das Gefühl, dass ich ein wenig Zeit für mich alleine und zum Schreiben brauche, deswegen quartiere ich mich für ein paar Tage im Meditationszentrum *Well of Mercy* ein, etwa eine Fahrstunde von zu Hause entfernt. Das Zentrum wird von katholischen Nonnen betrieben, aber sie behaupten, jeden aufzunehmen – auch meine Mom war vor einigen Jahren dort zu Gast.

»Es ist eine solche Wohltat, sich dem Trubel der Welt für eine Weile zu entziehen«, sagte meine Mom damals, »doch es war auch schön, wieder nach Hause zu kommen.«

Es ist ein ruhiger, fröhlicher Ort mit riesigen Fenstern, die den Blick in den Wald freigeben. Es gibt Wanderwege, ein Labyrinth und einen Whirlpool. Das Essen ist warm und einfach, genauso wie die Zimmer. Überall hängen Schilder, die zur Ruhe mahnen. Und dennoch bin ich seit meiner Ankunft von Dunkelheit erfüllt – vom nackten Grauen.

Vermutlich hat es sich in mir ausgebreitet, noch bevor ich von zu Hause aufgebrochen bin; wahrscheinlich schon morgens, als ich in meinem hellen, stillen Schlafzimmer meine Tasche gepackt habe und die Kinder längst auf dem Weg zur Schule waren – als ich mich darauf vorbereitete, sie zu verlassen. Ich übe, sagte ich mir. Das ist nur eine Übung.

Das Grauen wuchs, als ich den hellen, leeren Highway in Richtung der Berge nahm – dann weiterfuhr auf einer Landstraße, vorbei an Ziegen und Eseln, leblosen Traktoren, laublosen Bäumen und schließlich auf einen schlammigen Feldweg abbog, der in die Senke mündete, wo sich das Kloster versteckte. Das Grauen wuchs in den weichen, warmen Brüsten der heiteren Nonnen, die mich an der Türe willkommen hießen. Es wuchs derart an, dass ich ihnen kaum in die Augen schauen konnte. Es wuchs, als ich die Zimmertür hinter mir schloss und meine Tasche aufs Bett stellte.

Ich hatte auch früher schon Panikattacken, aber nur etwa alle zehn Jahre: vor den Kindern, vor der Diagnose. Ich bekomme keine Luft: Dunkelheit, wo ich auch hinschaue. Es ist, wie in einer Holzkiste oder in einer Metallröhre zu liegen. Nichts sehen zu können, nicht wegschauen zu können. Ich frage mich, ob meine Mom damals dasselbe Zimmer hatte. In meiner Brust wird es eng – mich überkommt das überwältigende Gefühl, von etwas zerrissen zu werden, zerschmettert und zerstoßen. Der Gedanke hilft mir nicht. Ich versuche mich zu beruhigen und fange an, meinen Schlafanzug, meinen Kulturbeutel auszupacken. Meine Hände zittern. Ich habe das Gefühl, mich gleich übergeben zu müssen.

Über der Kommode hängt ein kleiner Spiegel. Ich starre hinein. Das ist mein Gesicht: Ich bin noch da, wenngleich ich sehr alt aussehe. Ich schaue auf mein Handy. Ich habe keinen Empfang, aber ich spüre, dass John und die Kinder da draußen sind. Dass ihre Welt sich rasend schnell dreht. Und ich bin hier – im Abseits, isoliert, alleine. Ich sage laut: »Du kannst heimfahren. Du musst nicht hierbleiben.«

Ich versuche es mit Atemübungen. Ich versuche es mit Zählen. Ich stehe am Fenster, mein Puls rast, mein Körper schmerzt, bis ich mich bebend vor Schluchzen aufs Bett fallen lasse.

»Ich bin nicht bereit dafür«, schreie ich in mein Kissen. Ich bin nicht bereit dafür, *weg* zu sein. Ich bringe mich um, wenn ich jetzt schon gehen muss. Ich werde meine Augen schließen und den Atem anhalten, bis mein Kopf explodiert. Oder ich schreie. Vielleicht werde ich schreien.

Stunden später wache ich auf. Für ein paar Minuten ist noch Licht am Himmel zu sehen. Ich fühle mich nicht besser, aber ich zwinge mich dazu, aufzustehen und meine Stiefel anzuziehen. Raschelnd wühle ich in meiner Medikamententasche herum, bis ich eine Xanax gefunden habe. Ich verlasse das Gebäude durch die Hintertür und gehe bis zum Ausgangspunkt eines Wanderwegs, der mich in den Wald führt.

Ich gehe nicht weit. Das schaffe ich nicht. Ich genieße es einfach, dem Klang meiner Schritte, dem Rascheln des Laubs zu lauschen. Der Weg führt an einem seichten Bach vorbei, der nicht zugefroren ist – aber es ist sehr, sehr kalt. Eine der Nonnen schlägt den Tisch-Gong. Ich ringe mir ein schwaches Lächeln ab und schleppe mich mit rosigen Wangen zum Abendessen.

Später an diesem Abend wandere ich bis zum Ende der Schotterstraße, in der Hoffnung, dort oben Handyempfang zu haben. Ich rufe John an. Unten in der Senke liegt das Kloster in warmes Licht getaucht.

»Das lässt nichts Gutes ahnen. Selbst wenn du nicht hier bist, wollen die Kinder lieber mit dir sprechen«, erzählt mir John. »Freddy taucht immer wieder in der Tür auf, sagt ›oh‹ und geht wieder in sein Zimmer. Benny liegt im Bett und brüllt die ganze Zeit deinen Namen, weil er dir etwas erzählen will. Gerade eben hat er geschrien ›Mom! Willst du wissen, welche meine drei Lieblings-Huftiere sind?‹ Was soll ich da antworten?«

»Sag einfach ›Unbedingt!‹«, meine ich. »Im Grunde ist es ihm egal. Er will sich hauptsächlich selbst reden hören.«

Ich erzähle John von meiner Panikattacke.

»Wow«, stöhnt John. »Was meinst du, hat sie ausgelöst?«

Inzwischen bin ich in völlige Dunkelheit eingehüllt. In der Entfernung sehe ich im Kloster die Nonnen herumlaufen.

»Die Tatsache, von euch getrennt zu sein«, meine ich. »Die Einsicht, wie viel kleiner meine Welt in letzter Zeit geworden ist. Es ist sehr intensiv hier. Obwohl hier alles mit fröhlichem, blaugrünem Teppich ausgelegt ist, kann man spüren, dass in diesen Gästezimmern schon die großen Fragen des Lebens gewälzt wurden.«

Ich stelle mir meine Mom vor: ihren kleinen schwarzen Koffer, ihre Yogamatte, ihren filigranen Körper, zusammengekauert auf dem Doppelbett, die Ungewissheit, was noch auf sie zukommen würde.

»Ja, das glaube ich auch«, stimmt John mir zu.

»Ich habe einen kleinen Spaziergang gemacht«, erzähle ich ihm. »Ich bin sicher, dass Emerson das auch empfohlen hätte.« Das Gelände hier erinnert mich ein wenig an Concord – Ackerland und Wälder, alte Laubbäume, ein Bergrücken voller nackter Äste, wie ein schmaler Übertritt zwischen Himmel und Erde. Wenn ich es nicht besser wüsste, könnte ich mich auch auf einem der Wege durch Walden Woods befinden.

Emerson fing sich seine tödlich verlaufende Lungenentzündung auf einem zu ausgedehnten Spaziergang durch jene Wälder ein. Er war fast 80. Laut Emersons Sohn Edward, einem Arzt, war der Frühling 1882 kühl und unwirtlich. Edward berichtet, dass Emerson trotz einer Erkältung ohne Mantel hinaus in den Regen gegangen war. Dadurch verschlimmerte sich sein Zustand.

Ich stelle mir diese Momente als Zellen vor – sie wachsen, teilen und vervielfachen sich. Emerson in der Diele; in seinem Garten bei strömendem Regen; durch den Wald stolpernd; mit nassen Füßen und glühender Stirn; sich im Fieberwahn im Bett wälzend, die Glut auf dem Feuerrost verteilend; unstete, knisternde Funken, die vielleicht ein großes Feuer entfachen; ein Funken, der von der Erde bis zum Himmel reicht; Emerson oben in seinem Bett; sein Körper, der langsam erkaltet, und sein Leichnam, der durch den Hauseingang hinausgetragen wird.

»Und«, frage ich John, »was sind die tollsten Huftiere?«

»Laut Benny sind es Esel, Schweine und Iberische Steinböcke«, berichtet mir John.

Mein Wunsch, sie zu sehen, ist so überwältigend groß, dass sich mein Innerstes zusammenkrampft, obwohl ich noch nicht einmal einen ganzen Tag von ihnen getrennt bin. Aber es werden immer zu wenige Tage sein. »Ich halte das nicht aus«, sage ich zu John, »ich komme morgen wieder nach Hause. Ich bin ein solches Weichei.«

»Das bist du nicht«, beruhigt mich John. »Ich verstehe das. Vielleicht musstest du dorthin fahren, um einmal richtig zu weinen.«

»Vielleicht«, meine ich. »Und auch, um zu erkennen, dass ich nie mehr von euch getrennt sein will, bis ich keine andere Wahl mehr habe.«

»Das ist in Ordnung für mich«, sagt John.

Als ich am nächsten Morgen auf dem Highway nach Hause rase, habe ich das Gefühl, eine Quelle der Erleichterung bräche sich sprudelnd Bahn, ein gewaltiger Wasserschwall, wie bei einer Geburt.

28. Die Heimfahrt

Im Herbst besuchen John, ich und die Kids eine Selbsthilfegruppe für Familien im Krebszentrum. Eltern und Kinder treffen sich in separaten Räumen. Bei den Eltern ist alles dabei: Lunge, Hirn, Knochen, Magen, Blut, Haut, Brust – unterschiedliche Stadien. Wir drehen uns im Kreis. Wir verpacken ein und dieselbe Aussage in unterschiedliche Worte: Wir haben schreckliche Angst. Und diese Angst wird umso größer bei der Frage, wie man damit klarkommen soll, wenn man Kinder hat.

Eine Frau, deren Ehemann eine Lebenserwartung von nur wenigen Monaten prognostiziert bekam, dem es aber momentan ganz gut geht, seufzt: »Die Leute verstehen es nicht. Sie denken, dass unser Albtraum zu Ende ist, nur weil es ihm gerade besser geht. Aber wir wissen es besser. Wir wissen, dass wir uns gerade nur auf dem höchsten Punkt einer Achterbahnfahrt befinden.«

Als wir am Ende des Abends die Kinder wiedersehen, sind sie überdreht, weil sie Freundschaften geschlossen und viel Neues erfahren haben.

»Das war super!«, rufen beide und springen im Foyer von ihren Stühlen auf. »Wir haben gelernt, dass Krebszellen wachsen, indem sie Blasen machen! Und wir haben echten Krebs auf einem echten Röntgenbild gesehen!«

»Habt ihr auch darüber gesprochen, wie es euch mit meinem Krebs geht?«, frage ich die beiden, als wir zur Parkgarage gehen.

»Klar«, meint Benny, »ich habe erzählt, dass es anfangs, als du die ganze Zeit krank warst, wirklich blöd war – aber dass es dir jetzt viel besser geht.«

Freddy bleibt stehen und schaut mir direkt ins Gesicht. »Stimmt das, Mom? Geht es dir viel besser?«

Auf meinem Kopf kringeln sich volle Locken. Und ich muss nicht ständig zur Behandlung ins Krankenhaus, da in der klinischen Studie Tabletten statt Infusionen verabreicht werden.

Man sieht es mir nicht an, dass ich krank bin – mal abgesehen von meinem Gehstock. Ich habe mir schon Gedanken gemacht, welche Auswirkungen dies wohl haben würde.

»Im Moment geht es mir gut«, antworte ich. »Aber ihr wisst, dass mein Krebs nie mehr wirklich besser werden wird.«

Diesen Teil der Geschichte haben sie vergessen. Als wir ins Auto steigen, sehe ich, dass sie beide mit den Tränen kämpfen.

Deswegen klettere ich auf den Rücksitz, setze mich zwischen die Jungs und ziehe sie fest an mich. Zuletzt saß ich so – John vorne am Steuer und ich hinten neben den Kindern –, als wir sie jeweils als Babys vom Krankenhaus nach Hause geholt haben.

Es ist schon spät, und wir haben noch eine Stunde Fahrzeit vom Duke bis nach Hause vor uns. John greift nach hinten, drückt mein Knie und dreht die Musik lauter. Die Jungs lehnen ihre Köpfe an mich, und zusammen rasen wir auf der dunklen Straße nach Hause.

28. *Memento mori*

Denke daran, dass du sterben musst. Dieser Satz begleitet mich aus den Untiefen des Schlafs, als John aus dem Bett springt, um den Alarm seines iPhones zum Schweigen zu bringen. Während er duscht, starre ich in die Dunkelheit. Wir sind schon eine halbe Stunde vor Sonnenaufgang wach. Denke daran, dass du sterben musst. *Memento mori.*

John stolpert herum, füllt die Wasserflaschen auf und fummelt an den Reißverschlüssen der Rucksäcke herum. Er bringt mir dünnen Kaffee in einem Styroporbecher ans Bett. Ich nehme eine Handvoll Ibuprofen und Oxycodon. Jetzt wird es Zeit, die Kinder zu wecken, die wie besinnungslos in dem großen Doppelbett neben uns liegen.

Draußen steigt die Sonne gerade über dem Hafen auf. Die Bucht von Portofino. Ruhig liegen die Ruderboote im Wasser, wo sie über Nacht vertäut worden sind. Am Bug eines der Boote setzt ein Reiher zum Sturzflug an, dann zieht er weiter.

Am leeren Hafen tauchen kleine Gruppen, ähnlich wie wir, aus dem Schatten auf: eine Mom, ein Dad, ein paar Kinder. Wir reden nicht viel und schlurfen zur Barkasse im Hafenbecken. Jetzt legen einige, besonders die Kinder, an Tempo zu. Wir gehen durch die Sicherheitskontrolle, und als wir auf den Teakholzbänken sitzen – nass und glänzend vom Morgentau –, tasten sich meine Finger durch meine Tasche, finden meine Geldbörse, öffnen die Schnalle und sortieren einen Stapel kleiner Karten: Eintrittskarten, Tickets für extra frühen Einlass, Expresspässe und Hotelzimmerkarten.

Wir sind in Orlando, Florida, und wir wollen – wie Tausende andere auch – in den Erlebnispark der Universal Studios. Es sind Weihnachtsferien. Jetzt ist es ein gutes Jahr her, dass ich die Diagnose *unheilbar* bekommen habe: eine neue Art der Zeitrechnung. *Memento mori*, sage ich mir immer wieder.

Man hatte uns eingebläut, unbedingt unter den Ersten im Park zu sein, um nicht in Harry Potter's World von den Besucherhorden überrannt zu werden. Freddy hat vor, sich bei Ollivander einen Zauberstab zu kaufen. Benny will einen lilafarbenen Minimuff aufstöbern, der zu dem rosaroten passt, den er zu Hause hat. Freunde haben den Kids ans Herz gelegt, *unbedingt* das Butterbier zu probieren, das in den roten Wägen entlang der Hauptstraße, die zur Hogwarts-Schule führt, verkauft wird.

Memento mori ist ein Spruch, den ich wahrscheinlich zum ersten Mal in einem meiner Kunstgeschichte-Kurse in Florenz gehört habe: der unscheinbare Totenkopf, der im Hintergrund eines Stilllebens lauert, um uns an unsere Gebrechlichkeit und unseren unvermeidlichen Tod zu erinnern. *Memento mori* und *vanitas* sind miteinander verwandte Konzepte, in denen weltliche Gegenstände (Bücher, Wein, Musikinstrumente) neben ein Todessymbol gestellt werden. Im 17. Jahrhundert, einer Epoche, in der das Lebensziel eines jeden Menschen das Erreichen des Jenseits zu sein schien, erfreuten sich *Memento mori* und *vanitas* wachsender Beliebtheit.

Auch die Puritaner in Amerika liebten diese Vorstellung: Meine Vorfahren mit ihren stets verschränkten Armen mieden sonst jede Form von Kunst, weil sie als Versuchung galt, die den Menschen von Gott entfernte. Doch bei den Darstellungen von Totenschädeln und anderen Todessymbolen machten sie eine Ausnahme, weil sie die Vorstellung liebten, dass der Tod nicht weit ist – und ständig näher rückt.

Der Ausdruck *memento mori* entspringt einem Ritual aus dem alten Rom: Bei seiner Rückkehr aus einer Schlacht wurde dem siegreichen Feldherrn ein Sklave zur Seite gestellt, der ihm ins Ohr flüsterte: »*Respice post te. Hominem te esse memento.*«

»Schau ins Jenseits«, sollte der Sklave sagen, um den Feldherrn vor Hochmut angesichts all des Ruhms nach seinem Triumph zu bewahren, »und denke daran, dass du nur ein Mensch bist.« *Vergiss nicht*, wispert die Welt, *dass du sterben musst.*

»Bewegt euch«, ermahne ich die Kinder, als wir aus dem Hogwarts-Express aussteigen und uns durch die Absperrungen schlängeln, die später dann jene Besucherhorden in Zaum halten, die keine Tickets für extra frühen Einlass vorzuweisen haben. »Wenn ihr euch beeilt, sind wir vor den Massen da.«

Ich fand es schon immer schrecklich, Schlange zu stehen – ein Wesenszug, den ich mit Sicherheit von meiner Mom geerbt habe. Selbst wenn die Expresspässe und Tickets für extra frühen Einlass nicht Teil des Buchungspakets gewesen wären, hätte ich sie mir wahrscheinlich geleistet. Oder ich hätte mir die nötigen Unterschriften meiner Ärzte geholt, um sie umsonst zu bekommen.

»Was es auch ist, ich unterschreibe«, versicherte mir Dr. Cavanaugh, als wir ihr erzählten, dass wir die Kids mit einem Trip zu den Universal Studios überraschen wollen. »Es lohnt sich – und Sie haben es verdient.«

Erst kürzlich ist sie mit ihren Kindern dort gewesen. »Es ist ein so kleines Zeitfenster – sie müssen alt und zugleich jung genug sein, um es wirklich genießen zu können«, erklärt uns die weltweit bekannte Onkologin. »Es wird Ihnen gefallen. Sie werden einen Riesenspaß haben.«

Ich war einmal im echten Portofino – damals auf diesem turbulenten Mutter-Tochter-Trip mit 19, als ich alles über *memento mori* lernte. Ich erinnere mich an die fröhlichen Farben der Fassaden und an das Blau-Grün der Riviera. Ich erinnere mich an die Fischerboote und den Geruch von frisch gebrühtem Kaffee. Ich erinnere mich, wie ich mir alles Mögliche aufschrieb, während wir am Bahnsteig auf den Zug warteten – in ein Notizbuch, auf das ich arroganterweise *ars longa, vita brevis*: *die Kunst währt lange, das Leben ist kurz* gekritzelt hatte.

Etwas, das ich zweifelsohne in einem Kurs für kreatives Schreiben gelernt hatte. Kein Wunder, dass ich meine Mom damals so genervt habe. Sie saß neben mir mit ihrem schwarzen Rucksack auf dem Schoß und ging immer wieder mit den Fingern einen Stapel Papiere durch: Interrail-Pässe, Lire-Scheine, Landkarten, Platzreservierungen. Ich erinnere mich an den Stress, den sie verbreitete: »Stör mich nicht – ich zähle! Wenn du jemals Venedig zu Gesicht bekommen willst, dann lass mich jetzt in Ruhe!«

Das Portofino Bay Hotel der Universal Studios: Es ist die exakte Nachbildung des italienischen Ferienorts. Man verliert leicht den Überblick angesichts seiner vielschichtigen Künstlichkeit, die mich an meinen eigenen Körper erinnert. Von außen betrachtet sieht er unversehrt aus, schön und ebenmäßig – aber man spürt, dass in seinem Inneren irgendetwas nicht stimmt.

Der von Menschenhand gegrabene Fluss, auf dem das Wassertaxi uns zum Haupteingang des Vergnügungsparks bringt, ist eher grün als blau, das Wasser sieht einen Hauch zu chemisch aus. Während unser schimmerndes Boot den Kanal entlangrauscht, halte ich im Wasser Ausschau nach Fischen, Schildkröten oder Alligatoren, kann aber nichts entdecken.

Als wir uns dem Tor des Parks nähern, frage ich mich: Braucht der Kapitän eines echten Boots, der auf einem künstlichen Kanal echte Menschen befördert, einen echten Bootsschein?

Auch der Bahnhof King's Cross, wo wir auf Bahnsteig 9 ¾ auf den Hogwart-Express warten, ist eine genaue Nachbildung des echten Londoner Bahnhofs. Doch die ungeduldigen Menschenmengen, der britische Ticketkontrolleur und die überquellenden Mülleimer lassen den Ort sehr authentisch wirken. Ein Eichhörnchen springt über den Zauntritt.

»War das eine Ratte?«, kreischt Benny und springt auf und ab. »Denkst du, dass sie Tollwut hat?«

»Was?«, ruft John. »Das war ein Eichhörnchen! Und nein. Ich denke nicht, dass du dir Sorgen machen musst, dass es Tollwut hat.«

John ist angespannt. Er zermartert sich schon den ganzen Vormittag lang sein Hirn, ob er eine Xanax nehmen soll oder nicht. In Anbetracht meines Medikamentenkonsums sollte zumindest er als Dad in Bestform sein. Andererseits: Vielleicht würde eine der angstlösenden Pillen dabei helfen. Ich habe eine ganze Dose davon dabei – und noch diverse andere –, und sie rasseln in meinem Rucksack vor sich hin, gleich neben dem Stapel mit den Tickets und Pässen.

Hogsmeade hingegen ist eine sehr realistische Nachbildung eines Ortes, der gar nicht existiert – oder zumindest nur in der Vorstellung vieler seiner Besucher. Jungs im Teenageralter ziehen in ihren schwarzen Umhängen an uns vorbei. Vierjährige und Frauen mittleren Alters stehen zusammen vor den Geschäften und probieren Zauberstäbe aus. Zur Wahl des Restaurants hat Freddy eine klare Meinung: »Ich schlage vor, wir essen im *Three Broomsticks*. Im Buch schmeckt es dort köstlich.«

Die Schlange ist allerdings ganz schön lang, deswegen holen wir uns vor dem Eingang zur Winkelgasse Riesenhotdogs und gönnen unseren Füßen auf einer freien Treppenstufe eine Pause. Sogleich werden wir von einigen Touristen freundlich gebeten, wieder aufzustehen, weil sie ein Foto machen wollen, für das sie Hunderte von Kilometern angereist sind. Wie sich herausstellt, haben wir uns für unsere Mittagspause nichtsahnend die Stufen des Stadthäuschens von Harry Potters Paten Sirius Black am Grimmauldplatz Nr. 12 ausgesucht.

»Entschuldigen Sie«, sagt ein Mädchen mit Zahnspange und drückt sich an mir vorbei Richtung Aufgang. »Tut mir wirklich leid, aber ich muss einfach wissen, ob diese Tür irgendwohin führt.«

Wie könnte ich jemanden aufhalten, der sich so von seinem Bauchgefühl leiten lässt? Ich weiß, dass sie sich nicht öffnen lässt, nehme aber trotzdem meine Chipstüte beiseite. Die Kleine klopft, rüttelt dann beherzt an der Klinke. Nach zwei vergeblichen Versuchen grinst sie schulterzuckend, gesellt sich wieder zu ihrer Familie und verschwindet im Gewimmel.

So, wie meine Finger immer wieder ordnend und sortierend durch unsere Pässe und Ausweise gehen, versucht mein Gehirn, die Unwirklichkeit dieses Ortes Schicht für Schicht freizulegen. Überall sehe ich Quartetts, ähnlich wie wir. In vielen dieser kleinen Grüppchen sieht einer so aus, als ginge es ihm nicht gut: Sie funktionieren, doch in ihren Augen sieht man das Untergründige schwelen.

Als wir an diesem Nachmittag in Richtung Parkausgang stolpern, beträgt die Wartezeit für den Minions Ride 110 Minuten – ohne Expresspass.

»110 Minuten«, stöhnt John. »Das ist unglaublich.«

Er hat sich gegen die Xanax entschieden, sehnt sich aber danach, in ein Wassertaxi zu springen und zurück zum Hotel zu fahren – der unwiderstehliche Reiz eines Nachmittags abseits der Massen.

Ich war schon einmal hier, damals war ich ungefähr ein Jahr älter als Freddy jetzt. Nicht ganz genau hier, sondern in einem Vergnügungspark in der Nähe. Charlie saß noch im Kinderwagen. Auf dem Ausflug waren meine Eltern schon ein paar Jahre älter als John und ich heute – und sie kommen mir so viel erwachsener vor, als wir es sind: meine Mom, völlig gestresst und immer kurz davor loszubrüllen, weil sie die Reiseschecks oder die Restaurantgutscheine für das Disney Resort gerade nicht finden konnte. Die Katastrophe schien immer kurz bevorzustehen, und ständig kontrollierte sie ihren Gürtel mit dem versteckten Geldfach, als hätte sie eine Zwangsneurose. Es war so ähnlich wie auf unserer Reise nach Portofino.

In gewisser Hinsicht ist Reisen seit meiner Kindheit generell weniger stressig geworden – mit der Einführung von Bankkarten, E-Tickets, Handys und des Euros. Zumindest gibt es damit weniger Schrecksekunden auf dem Weg zum Flughafen. Aber wahrscheinlich bin ich auf Reisen generell lockerer als meine Mom.

Ich versuche gerade herauszufinden, wer ich bin. Ich würde gerne ein noch feineres Gespür dafür bekommen, wie mich meine Kinder als Mom in Erinnerung haben werden. Aber das ist nicht leicht: Ich bin erst dabei, ich zu werden. In manchen Situationen wäre ich gerne sanfter, in anderen dafür konsequenter. Eines Tages – und es ist nicht unwahrscheinlich, dass es gar nicht mehr so lange dauern wird – werden meine Jungs mit ihren eigenen Familien nach Orlando kommen –, ihre Köpfe voll mit Erinnerungen an unseren Ausflug. Und auch sie werden dabei irgendetwas über sich selbst lernen. Ihre eigenen Momente, ihre Arme um ihre eigenen Kinder gelegt, jenes Krankenhausbett auf der Kinderstation, wie der alte Transporter meines Dads auf dem Seitenstreifen des Highways.

Als wir an diesem Winternachmittag gemeinsam die Piazza von Portofino überqueren, steht die Sonne schon tief. Da kann ich spüren, wie wir alle – ich, John, die Jungs und irgendwie auch meine Mom –, die wir gerade noch so nahe beisammen waren, in unterschiedliche Richtungen streben – der Zukunft entgegen.

Später am Hotelpool nippen John und ich an echten Drinks, während die Jungs an einem künstlichen Sandstrand herumrennen. Wir stoßen mit speziellen, bruchsicheren Champagnergläsern an, wie mir der Kellner später erklären wird, als Freddy meines mit seinem Handtuch zu Boden reißt.

»Zumindest bin ich hier mit dir zusammen«, sage ich zu John – ein Running Gag in unserer Beziehung. *Zumindest bin ich hier mit dir zusammen*, ist eine Zeile aus einem Kinderbuch, das wir den Kindern ungefähr eine Million Mal vor dem Zubettgehen vorgelesen haben: »Auch ich finde Einkaufen ziemlich langweilig«, sagt Mama-Lama, nachdem Baby-Lama einen schlimmen Wutanfall im Lama-Einkaufszentrum hatte. »Aber zumindest bin ich hier mit dir zusammen.« In den vergangenen Jahren haben wir uns diesen Satz unzählige Male zugeraunt, entweder beschwichtigend oder als Ausdruck gegenseitiger Solidarität auf dem Schlachtfeld des Elternseins.

Was passiert mit kleinen Anspielungen wie diesen, wenn nur noch einer da ist, der sie versteht? Wozu soll ein Insiderwitz mit einem Toten gut sein?

»Ich will das alles hier mit niemand anders als mit dir erleben«, sagt John und legt mir den Arm um die Schulter.

Die letzten Sonnenstrahlen, die unsere Rücken wärmen, sind echt. Und Bennys Gelächter auf der riesigen Wasserrutsche, die wie die Ruine eines antiken Tempels aussieht, auch. Und die immer noch kleinen Körper meiner Jungs, wie sie in Handtücher eingemummelt auf unseren Schößen sitzen, zitternd und mit blauen Lippen, nachdem sie entschieden haben, dass der Tag nun zu Ende ist: Auch sie sind echt.

Ich werde nie mit meinen fast erwachsenen Söhnen durch Italien reisen. Das ist eine Tatsache. Genauso, wie sie – wahrscheinlich – niemals einen Espresso mit Lire bezahlen oder ohne Smartphone unterwegs sein werden, das ihren exakten Standort kennt und sie auf ihrer Küstenwanderung von Corniglia nach Manarola vor gefährlichen Sturmböen warnt. Diese Welt gibt es nicht mehr.

Stattdessen bahnen sich unsere Kinder auf gepflegten Pfaden ihren Weg durch wieder zum Leben erweckte Welten und solche, die es niemals gegeben hat. John und ich folgen ihnen – wie zwei Sklaven, die ihnen ins Ohr flüstern: *Denkt daran, dass ihr sterben müsst, dass wir alle sterben müssen.*

29. *Tumorlast*

Ein weiterer Krankenhausaufenthalt – dieses Mal sind es meine Lungen. Ich habe Probleme mit dem Atmen. Tests, Untersuchungen, Warten. Die Ärzte wollen einer Vermutung nachgehen: Millionen von bildlich nicht darstellbaren, mikroskopisch kleinen Krebszellen sind in die Lymphgänge meiner Lungen vorgedrungen. Das ist nicht gut.

»Die Tumorlast ist wahrscheinlich sehr hoch«, meint der Pneumologe, »und dadurch bekommen Sie nicht genug Sauerstoff.«

Tumorlast: Das hört sich an wie ein Rucksack, den man abnehmen, eine Sorge, die man teilen, ein Verbrechen, das man gestehen kann. Seit fünf Tagen bin ich nun hier: der nicht enden wollende Strom von Schwestern und Pflegern; das sich beständig drehende Ärzte-Karussell; Überwachung der Vitalfunktionen und immer wieder Alarm. Um drei Uhr morgens muss mich jemand ganz dringend wiegen. Irgendeine Anzeige schrillt laut.

Manchmal fühlt es sich so an, als würde die ganze Welt schrillen.

Draußen ist heute Tag der Amtseinführung. Ein trüber Januartag, der Helikopter am Himmel scheint mit Wolken drapiert zu sein, und es ist ungewöhnlich feucht-warm für die Jahreszeit. Gegen Mittag holt mich ein Pfleger für einen weiteren Lungenfunktionstest ab und schiebt mein Bett auf dem langen Gang in die Untiefen des Krankenhauses. Während meiner Fahrt flimmert mir aus Dutzenden von Krankenzimmern die grienende Fratze des neuen Präsidenten entgegen. Die Welt ist angespannt: Die Wolkenschicht über dem Abgrund hat sich gelichtet. Die Tumorlast ist überall hoch.

»Na, wie schlagen Sie sich heute?«, fragt mich der Diagnostik-Assistent in dem fensterlosen Raum.

»Alles gut überlegt?«

Ich habe keine Ahnung, worauf er anspielt. Wahrscheinlich weiß er es selbst nicht.

»Mir geht es gut«, antworte ich. »Und Ihnen?«

Er meint, es gehe ihm gut bis mäßig.

»Aber das antworte ich immer«, verrät er mir. »Weil es immer passt.«

Nach dem Test sagt er zu mir, »Bon Voyage, Madame«, und hält die Tür auf, damit mich der Pfleger wieder hinaus auf den Korridor schieben kann. »Hasta la vista, bis bald, einen schönen Tag noch!«

Zurück in meinem Zimmer entdecke ich neben meinem Bett ein Tablett mit dem Mittagessen. Ich hatte ganz vergessen, dass ich etwas bestellt habe. Schokoladenpudding mit einem Klecks Schlagsahne, wie eine Insel in einem braunen Ozean. Ein Schälchen mit Pfirsichen, die – obwohl in dickflüssigem Sirup eingelegt – fest und prall sind: Ihre Frische hat etwas Rebellisches, auf der Zunge aber schmecken sie süß und lieblich.

Auch John ist zurück. Er war ein paar Stunden bei der Arbeit und dann zu Hause bei den Kindern. Jetzt lümmelt er auf diesem unmöglichen Liegesessel am Fenster, auf dem er schon viele Nächte verbracht hat, und liest auf seinem Laptop seine E-Mails.

»Das ist wirklich bescheuert«, murmelt er und schlürft Kaffee aus seinem Thermosbecher.

Hinter John sehe ich von den Krankenhausdächern Dampfwolken aufsteigen und die wenigen Strahlen der Mittagssonne, die es schaffen, durch das Fenster im neunten Stock hindurchzuschimmern. Sie sind silbrig und schwach.

Alles ist so fremd – so anders als alles, das wir bisher gemacht haben. Und doch ist alles auch genau so, wie wir es uns vorgestellt haben.

30. Scrummle

»Weißt du, was scrummeln ist?«, fragt mich Benny, als wir am Abend vor einer weiteren Runde Chemotherapie zusammen im Bett kuscheln. Von unten ertönt das Klicken unserer neuesten Anschaffung: ein Sauerstoffgerät für zu Hause. Bisher komme ich ohne es aus.

Erfolglos durchforste ich Internetforen nach Erfahrungsberichten über das neue Chemo-Medikament, das ich bekommen soll. Irgendwann sehe ich ein, dass ich nicht fündig werden kann, weil die Leute, die es bekommen haben, längst mausetot sind. Anders als bei den ersten Chemo-Medikamenten beschwert sich jetzt nicht mehr Gott und die Welt über Haarausfall und einen metallischen Geschmack auf der Zunge.

»Nein, weiß ich nicht«, antworte ich. »Weißt du es?«

»Klar. Es ist ein geheimes Geräusch«, wispert Benny. »Ein Welpengeräusch. Nur Welpen können es hören. Und du und ich, wir sind Hundebabys, die ihre Augen noch geschlossen haben und nur scrummeln können.«

»Weiß MacDuff, wie scrummeln geht?«, frage ich ihn.

»Früher wusste er es«, erklärt mir Benny. »Wahrscheinlich hat er es inzwischen verlernt.«

»Jetzt, wo du es sagst«, meine ich, schließe meinen Laptop und schmiege mich unter der Bettdecke noch enger an ihn, »erinnere ich mich *doch* daran, wie scrummeln sich anhört, aus deiner Babyzeit.«

»Ja, das macht Sinn«, antwortet Benny. »Es ist ein Geräusch, das man hört, wenn man geboren wird.«

Kein Geräusch scheint mit ferner zu liegen als das des Geborenwerdens. Jetzt, da wir auf die 40 zugehen, erwarten einige meiner Freundinnen noch ein Baby. Meine beste Highschool-Freundin bekommt bald ihr viertes. Meine Cousine Bonnie und ihre Lebensgefährtin hecken gerade Schwangerschaftspläne aus. Als meine Mom genauso alt war wie ich, war sie mit Charlie schwanger. Es scheint mir undenkbar, dass jemand, der genauso alt ist wie ich, etwas beginnt, neues Leben vorbereitet, es bald wieder scrummeln hört – da sich meine ganze Welt ums Loslassen und Abwickeln dreht.

»Es ist ein Geräusch wie graben«, erklärt mir Benny. »Wie *scrum, scrum, scrum, scrum*. So als würde man irgendwohin gehen, obwohl man eigentlich auch da glücklich ist, wo man gerade ist.«

»Oh ja, ich kenne dieses Geräusch sehr gut«, meine ich. »Kann man es auch dann machen, wenn man kein neugeborener Welpe ist?«

»Nur, wenn man das Geheimnis kennt«, wispert er. »Dass man nicht wirklich weggeht. Man tut nur so als ob, vor jemandem, der nicht richtig aufpasst.«

31. Die helle Stunde

Laut Freddy ist der Tag der Apokalypse eingetreten. Er hat heute seinen zehnten Geburtstag – und ungeachtet meiner bisher konsequenten Ablehnung jeglicher Spielzeugwaffen haben wir ihm den Urvater aller Pistolen geschenkt: eine Nerf Strike Elite 2-in-1 Demolisher, eine halbautomatische, batteriebetriebene, Raketen und Darts abfeuernde Maschine, die so schwer ist, dass man sie an einem Schulterriemen tragen muss.

»Ernsthaft, Mom, das ist das Ende. Was ist aus dir geworden?«, jubelt Freddy, als er am Frühstückstisch sein Geschenk aus der Verpackung zerrt.

Zum ersten Mal seit meiner Rückkehr vom Krankenhaus lässt sich die Sonne blicken: warm, gesund machend, den Frühling ankündigend, wohltuend. Als die Kinder von der Schule zurück sind, schwänze ich die Hausarbeit (Geburtstag, Sonne). Die Jungs toben mit dem Demolisher und ein paar bescheideneren Waffen ausgestattet, schreiend und Schlamm schleudernd durch unseren weitläufigen Garten. Obwohl ich immer noch schwach und schnell außer Atem bin, setze ich mich in T-Shirt und Jogginghose auf die Stufen der Terrasse und genieße das Sonnenlicht auf meiner Haut. *Lasst uns sinnvoll umgehen mit unserer Zeit*, flüstert Montaigne.

»Was spielt ihr da, Jungs?«, frage ich die beiden, als sie keuchend eine kleine Pause bei mir einlegen.

»Ich bin der Anführer einer Bande, die einen furchtbaren, nuklearen Tsunami überlebt hat. Fast die ganze Weltbevölkerung ist dabei ausgelöscht worden«, erklärt Freddy. Er trägt seine schwarze Lederjacke von Halloween, Piloten-Sonnenbrille, eine selbst gebastelte Sturmhaube, Winterstiefel – und natürlich den Demolisher. »Benny ist mein wichtigster Gehilfe, und gemeinsam versuchen wir, zum Basislager oben im Baumhaus zu gelangen. Kameraden haben uns Signale gesendet, dass es dort einen Lebensmittelvorrat gibt.«

»Du lieber Himmel«, sage ich. »Das hört sich heftig an.«

Benny brüllt »Tsunami!«, springt neben mir von der Treppe und fuchtelt mit seinem Schwert in der Luft herum. Irgendwie schafft er es, in seiner anderen Hand ein Notizheft, eine weitere Nerf und einen Hundespielzeug-Truthahn zu halten.

Durch das offene Fenster kann ich hören, dass John von der Arbeit zurück ist. Er raschelt in der Küche herum, vielleicht mit dem Geburtstagskuchen.

»Ich bin auf der Veranda«, rufe ich ihm zu.

»Alles klar«, ruft er zurück. »Einen Moment noch, ich komme gleich.«

Irgendetwas in seiner Stimme – *einen Moment noch* – ein Hauch von Ungeduld oder Anspannung lässt mich an diese Nacht denken, kurz nachdem ich meine Diagnose bekommen hatte. Meine Stimme: *Ich muss diese Tage genauso lieben, wie ich jeden anderen Tag liebe.* Seine Stimme: *Ich habe solche Angst, dass es mir die Kehle zuschnürt.*

Und irgendwie schaffen wir es, trotz allem unseren Weg zu gehen. Wir sind atemlos, aber wir lieben jeden Tag. Jeder einzelne ist ein Versprechen. Die Tage sind die einzige Möglichkeit, von einer Nacht zur nächsten zu kommen.

Schon schlagen sich die Jungs wieder durch die Wildnis – brüllend, überlebend. Bald wird es dunkel. Das Licht an diesem warmen Winterabend hat etwas Unheimliches, Postapokalyptisches. Aber ich bin noch nicht so weit, sie nach drinnen zu rufen. Nichts auf dieser Welt bringt mich dazu, sie nach drinnen zu rufen.

Nachwort

Nina vollendete das Manuskript zu *Die Helle Stunde* Ende Januar 2017. Zu diesem Zeitpunkt wussten wir bereits, dass der Krebs massiv in ihre Lungen gestreut hatte. Ihre Prognose war niederschmetternd. Während sie die letzten Änderungen am Buch vornahm, wurde sie immer schwächer, und selbst in Ruhe fiel ihr das Atmen schwer. Am 16. Februar wurde sie ins Duke University Hospital eingewiesen. Nach einem Gespräch mit ihrer Onkologin über ihre verbleibenden Optionen entschied Nina noch in derselben Woche, die Behandlung abzubrechen und in ein Hospiz in Greensboro zu gehen, nur fünf Minuten von unserem Zuhause entfernt. Die aggressive Chemotherapie schien ihr Leben eher zu verkürzen, als es zu verlängern.

Als am 25. Februar die Sonne unterging, fuhren Jennie und Bonnie mit den Jungs zum Abendessen nach Hause. Sie sagten Nina Gute Nacht, nicht Auf Wiedersehen. Nach Mitternacht veränderte sich Ninas Atmung. Ich rief ihren Vater und Bruder an, und zusammen hielten wir die ganze Nacht lang an ihrem Bett Wache. In meiner Trauer schossen mir wie im Wahn Bilder von Nina durch den Kopf, wie sie vor zehn Jahren mit Freddy in den Wehen lag.

Der Morgen war immer Ninas liebste Tageszeit gewesen. Als sie noch nicht krank war, sprang sie beim ersten Sonnenstrahl aus dem Bett und bestand stets darauf, abends die Jalousien oben zu lassen, selbst als wir in der Wüste in einem Hotel, dessen Zimmer nach Osten gingen, schliefen. Es passte, dass sie am 26. Februar um 6 Uhr morgens starb, kurz bevor die Sonne aufging.

John Duberstein, März 2017

Danksagung

Nina war es sehr wichtig, mitzuerleben, wie *Die Helle Stunde* in Druck geht. Obwohl sie ihr Buch nicht mehr in Händen halten konnte, starb sie in dem Wissen, dass es bereits in der Herstellung war. Nina war den vielen Menschen, die an seiner Realisierung beteiligt waren, zutiefst dankbar.

Brettne Bloom, Ninas Agentin bei The Book Group, ist ein überwältigend freundlicher, talentierter, warmherziger und zupackender Mensch. In Brettne fand Nina die Schwester, die sie niemals hatte. Manchmal können lebenslange Freundschaften leider nicht gelebt werden, doch das, was Nina und Brettne miteinander verband, war das Fundament einer solchen Freundschaft.

Auch ihrer Lektorin bei Simon & Schuster, Marysue Rucci, wollte Nina danken. Als wir damals Brettne und Marysue in Greensboro kennenlernten, konnte ich es kaum fassen, dass Nina das große Glück hatte, mit diesen beiden Frauen zusammenarbeiten zu dürfen. Ich denke, es macht Sinn, dass Ninas Traum-Agentin die Traum-Lektorin für sie ausgesucht hat. Nicht nur, dass Marysue das Manuskript einer todkranken Frau mit all den damit verbundenen Risiken annahm (etwa, dass es nicht vollendet würde) –, sie gab Nina während des Schreibprozesses immer das Gefühl, genauso lebendig wie jeder andere Autor auch zu sein, egal ob krank oder gesund. Mit beiden verband Nina etwas, das weit über ein normales Arbeitsverhältnis hinausging.

Als Nina Simon & Schuster in New York einen Besuch abstattete, wurde sie vom Verlags-Team gefeiert, obwohl sie das Buch noch nicht einmal zu Ende geschrieben hatte. Marysue hatte den Grundstein gelegt, und eine ganze Mitarbeiterschar trieb das Projekt weiter voran: Carolyn Reidy, Jonathan Karp, Richard Rhorer, Cary Goldstein, Sarah Reidy, Dana Trocker, Ebony LaDelle, Martha Schwartz, Carly Loman, Jackie Seow, Thomas Colligan und Lisa Rivlin. Großer Dank gebührt Zack Knoll von Simon & Schuster und Dana Murphy von The Book Group für deren wunderbare Arbeit hinter den Kulissen.

Nina wollte Samantha Hahn für ihre großartige Covergestaltung danken sowie Jenny Meyer, die sich um die Auslandsrechte kümmerte. Auch ihren Verlegern im Ausland war Nina unsagbar dankbar, allen voran Michael Heyward und seinen reizenden Kollegen bei Text Publishing, Australien, deren Ermutigung und Feedback Nina während des Schreibprozesses sehr zu schätzen wusste. Erwähnt sei auch Michelle Weiner von CAA.

Dank Dan Jones von der New York Times erschien Ninas Text »Wenn eine Couch mehr als nur eine Couch ist« in der Kolumne Modern Love. Mit dieser Publikation ging ein Traum Ninas in Erfüllung, zugleich nahm die Idee, ein Buch zu schreiben, Gestalt an. Ninas Dank gilt Drew Perry, dessen einfühlsame Anmerkungen sie fast ausnahmslos in ihr Buch einfließen ließ. Tita Ramirez, Melissa und Adam Tarleton, Heidi Levine, Amanda Moore lasen die Vorentwürfe zu *Die Helle Stunde*. Cristina Henriquez half Nina von Anfang an dabei, ihr Buchprojekt zu planen. Nina war schon immer von einem engen Kreis vertrauter Menschen umgeben, die sie auch während ihrer Krankheit unterstützten: meine Schwester Jennie Duberstein, Ninas Cousine Bonnie Dundee, Eliza Harrington Myers, ihre beste Freundin seit der Highschool, ihr Bruder Charlie Riggs, seine Frau Amelia und ihr Vater Peter Riggs, der mit seiner freundlichen, hilfsbereiten, ruhigen und kompetenten Art der beste Vater ist, den sich ein Mädchen wünschen kann, und außerdem einer der besten Menschen, den ich je getroffen habe. Mit ihrer Mutter Jan Riggs, die im August 2015 verstarb, konnte sich Nina nicht mehr über *Die Helle Stunde* austauschen. Doch Ninas Entschlossenheit und Klarheit im Umgang mit ihrer tödlichen Krankheit sind eine unausgesprochene Hommage an ihre Mutter, die Nina im Angesicht der Endlichkeit stets Kraft spenden konnte.

Unglaublich dankbar war Nina Dr. Cavanaugh und Dr. Rosenblum am Duke Cancer Center. Nina hatte auf ihrem Weg immer wieder mit diesem Typ Frau zu tun, kompetent und knallhart. Und weil wir gerade bei kompetenten, knallharten Frauen sind: Ihrer Freundin Virginia Darden Meeks, kurz Ginny, gilt Ninas besonderer Dank. Bei Ginny wurde ungefähr zum selben Zeitpunkt wie bei Nina dieses beschissene dreifach negative Mammakarzinom diagnostiziert; sie starb drei Tage vor Nina, die zu dem Zeitpunkt schon im Hospiz lag. Als ich Nina die Todesnachricht überbrachte, brach die Welt für sie zusammen. Ginny war ein leidenschaftlicher, lustiger und liebenswerter Mensch. Sie hinterlässt nicht nur zwei wunderbare Kinder, sondern hat zwischen unseren Familien auch Freundschaften entstehen lassen – ein großes Geschenk. Sie zu kennen, machte es für Nina so viel leichter, diesen steinigen Weg mit metastasiertem Brustkrebs zu gehen.

Und zu guter Letzt, obwohl wir darüber gesprochen haben, dass *Die Helle Stunde* Ninas Vermächtnis an unsere Kinder Freddy und Benny sein soll – und ich hoffe, dass es ihnen beim wiederholten Lesen dabei helfen wird, Nina kennenzulernen und die Liebe zu begreifen, die sie für sie empfand –, bin ich sicher, dass Nina den beiden und mir danken wollte. Wir sind ein eingeschworenes, kleines Team. Ninas Arbeit bestand wohl vielmehr darin, die Samen unseres zukünftigen Glücks zu säen, als zu schreiben. Zum Glück ist ihr beides gelungen. Nichts in der Welt kann beschreiben, wie sehr ich sie liebe und vermisse, doch bin ich auch dankbar für alles, das sie getan hat, um uns auf diesen fürchterlichen Verlust vorzubereiten. Und alles, das sie hinterlassen hat, besonders dieses Buch und unsere beiden Kinder.

John Duberstein, März 2017

Literaturverzeichnis

Annie Dillard: *Pilger am Tinker Creek. Naturkunden Bd 28.* Berlin: Matthes & Seitz Verlag 2016.

Ralph Waldo Emerson: *Essays.* Zürich: Diogenes 1982, S. 42, 47, 233.

Ralph Waldo Emerson: *Natur.* Zürich: Diogenes 1988, S. 16/17, 86.

Ralph Waldo Emerson: *Repräsentanten der Menschheit. Platon, Swedenborg, Montaigne, Shakespeare, Napoleon, Goethe.* Zürich: Oesch-Verlag 1987.

Ralph Waldo Emerson: *Die Tagebücher.* Stuttgart: Alfred Kröner-Verlag 1954, S. 106.

Ralph Waldo Emerson: *Literary Ethics. An Oration delivered before the Literary Societies of Dartmouth College.* 24. Juli 1838.

Jorie Graham: *Erosion.* 1983.

James Joyce: *Die Toten.* Zürich: Diogenes 1966, S. 143/144.

Michel de Montaigne: *Essais I–III, Essais I.* Zürich: Diogenes 1996, S. 107, 112, 114, 119/120, 131.

Michel de Montaigne: *Essais I–III, Essais II.* Zürich: Diogenes 1996, S. 409.

Michel de Montaigne: *Essais I–III, Essais III.* Zürich: Diogenes 1996, S. 338, 352–354, 380, 388, 415/416, 436.

Die Autorin bezieht sich vornehmlich auf amerikanische Quellen. Zitate, für die kein Quellennachweis vorliegt, wurden von den Übersetzern übertragen.

Die amerikanische Originalausgabe erschien 2017 unter dem Titel
The bright hour. A memoir of living and dying
bei Simon & Schuster, New York.

FSC www.fsc.org
MIX
Papier aus verantwortungsvollen Quellen
FSC® C014496

Verlagsgruppe Random House FSC® N001967

1. Auflage

Covergestaltung: semper smile, München, nach einem Entwurf
von Samantha Hahn
Coverillustration: © Samantha Hahn
Autorenfoto: Toni Tronu
Satz: Uhl + Massopust, Aalen
Druck und Einband: GGP Media GmbH, Pößneck
Printed in Germany
ISBN 978-3-442-75743-5

www.btb-verlag.de
www.facebook.com/btbverlag